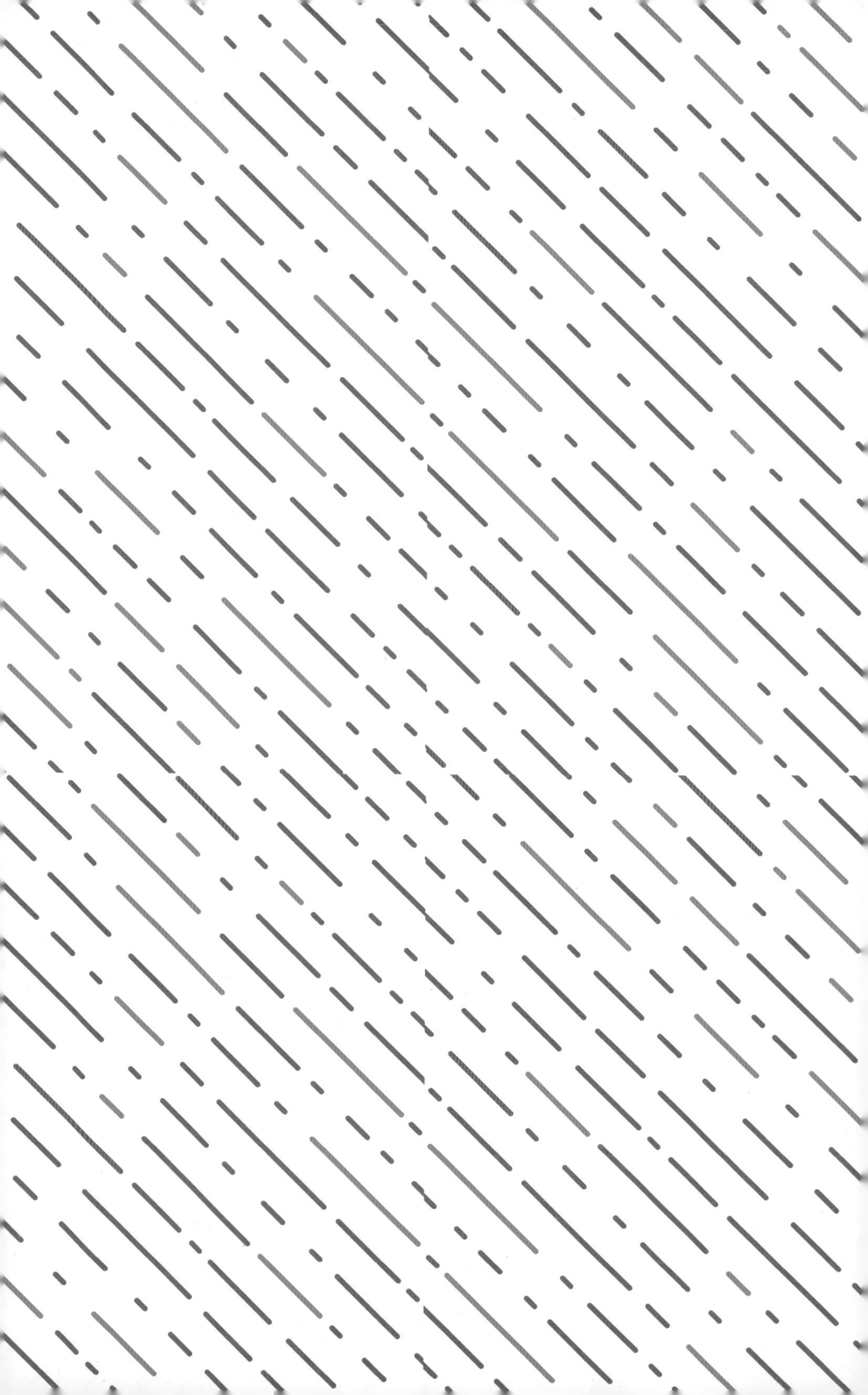

자연 속에서 새로운 삶을 찾는
드라마틱한 인생 이야기

# 나는 자연인이다

자연 속에서 새로운 삶을 찾는
드라마틱한 인생 이야기

나는 자연인이다 3

초판 1쇄 발행 2020년 5월 20일

지은이 MBN 〈나는 자연인이다〉 제작팀
펴낸이 곽철식
펴낸곳 ㈜다온북스컴퍼니
주 소 서울시 마포구 토정로 222 한국 출판콘텐츠센터 313호
편 집 이소담 구주연
디자인 박영정
정 리 김나연
인쇄와 제본 ㈜M프린트

ISBN 979-11-86182-72-7 (13510)

자연 속에서 새로운 삶을 찾는
드라마틱한 인생 이야기

# 나는 자연인이다 3

MBN <나는 자연인이다> 제작팀 지음

DAON BOOKS COMPANY

# 언젠가는 나도 자연인처럼

처음 자연인을 만나러 가던 날이 생각난다. 그 날은 태풍이 내륙지방을 관통해 강원도를 한바탕 휩쓸고 지나간 때였다. 비바람에 맞서며 산중에 사는 자연인을 찾았던 기억이 〈나는 자연인이다〉와의 강렬한 첫 대면이었다. 역시 자연은 만만치 않은 상대였다. 그리고 쉽게 그 속내를 보여주지 않는 자연인과 자연은 그렇게 서로를 닮아 있었다.

산속에 홀로 살아가는 독특한 사람들이라고만 생각하고 그들에게 다가갔던 나는 이내 내 생각이 틀렸음을 깨달았다. 그들이 외롭거나 심심할 거라 막연하게 추측했던 것과 다르게 자연인들은 누구보다 부지런하게 살아가는 사람들이었다.

사시사철 변화무쌍한 계절의 움직임에 따라 자연인들은 때론 알차게 때론 느긋하게 자연의 움직임에 맞춰 하루하루를 부지런하게 살아가고 있었다. 그런 자연에서의 시간은 도시에서만 살아온 나에게도 또 다른 즐거움이 되었다.

쉽게 마음을 내줄 것 같지 않았던 자연인들도 투박하지만 정감어린 손길을 내밀어주었기 때문이다. 자연에서 살기 때문일까? 계산하지 않고 다가오는 그들에게서 따뜻한 마음을 느낄 수 있어서 행복했다. 내가 위로를 해드려야 할 것 같았던 자연인들에게서 오히려 내가 배우고 감동을 받으면서 힐링이 되는 것을 느꼈다.

아무것도 가진 게 없지만 욕심 부리지도 않는 삶의 자세, 그렇다고 나태하지도 서두르지도 복잡하지도 않은 그들의 생활이 시간에 쫓겨 살고 있는 나에게 자신을 돌아보는 기회를 주고 '행복한 삶은 무엇인가?'라는 물음을 던지게 했다. 이 책을 통해 내가 느낀 자연의 위대한 힘과 자연인들의 넉넉한 마음을 독자 여러분과 나눌 수 있어 기쁘다.

아직은 현실 생활에 미련이 남아 있어 다 놓지 못하고 이 도시에 남아 있지만 언젠가는 나도 이분들처럼 자연인으로 살아갈 날도 있지 않을까. 그런 삶을 한 번쯤 꿈꿔보았을 많은 이들과 이 책을 통해 공감과 감동을 나누고 싶다.

**_윤택**(개그맨)

# 힘들어서 좋다!

어느덧 〈나는 자연인이다〉 프로그램에 출연한 지 7년이 넘었다. 그동안 사람들에게서 가장 많이 들은 소리가 아이러니하게도 "힘들겠다." 와 "좋겠다." 였다. 어떤 사람에게는 도시인이 산에 가서 생활하는 것 자체가 힘들어 보일 테고 또 다른 사람들에게는 산속에서 모든 것을 잊고 힐링할 수 있어서 좋아 보이기도 하나보다. 그렇다면 한 달에 두 번씩 자연을 체험하며 얻은 나의 답은… "힘들어서 좋다."이다.

많은 사람들이 자연 속에서의 삶을 상상한다. 하지만 상상은 현실과 다르다. 그들은 그저 '경치 좋은 곳에서 편안히 쉬고 좋은 공기 마시면 정말 좋겠다.'라고 막연히 생각하겠지만 이런 생각으로 자연에 가면 이틀이나 삼일, 아니 하루 정도 좋다가 후회가 밀려올 수도 있다. 자연에서의 현실과 부딪히기 때문이다.

우리는 알게 모르게 도시의 삶에 익숙해 있다. 최첨단 기술로 뭐든지 다되는 생활에 젖어 있기에 자연의 삶이 과히 편하기만 하지는 않을 터이다. 나 역시 처음에 〈나는 자연인이다〉 프로그램을 한다고 했을 때 '자연 속에서 맑은 공기마시며 힐링이나 하고 와야겠다.' 고 생각했다. 하지만 막상 나가보니 너무 힘들었다. 늦여름이었는데 전기도 없었고 전기가 없으니 냉장고도 없고 형광등도 없고 도시에서 누리던 모든 것들이 사라졌다. 심지어 처음 간

곳은 전화도 터지지 않았다. 더운 여름에 산길을 계속 헤매야 했다. 자연이라 좋기는커녕 불편하고 힘들기만 했다. 에어컨 있는 집이 그리워졌다. 먹는 것도 입맛에 맞지 않았다. 두 번째 세 번째 촬영도 마찬가지였다. 계속 할까 말까를 고민하기도 했다.

하지만 시간이 흐르고 회를 거듭하며 여러 자연인들을 만나게 되고 그 분들의 다양한 생활을 체험하면서 점점 자연의 매력에 빠져들어 갔다. 자연 속에서 생활을 하려면 자연의 현실과 부딪혀야 한다. 예를 들어, 겨울에는 나무를 해서 장작을 패야 하는데 사실 이것조차도 쉽지가 않다. 하다못해 맨손으로 나무를 집으면 가시에 찔리기 마련이고 첫 도끼질은 조준도 잘 안 된다.

자연은 인간에게 호락호락한 상대가 아니다. 쉽게 베풀어주지 않는다. 음식도 먹으려면 텃밭을 가꿔야 하는데 이 또한 만만치 않다. 몇 번의 시행착오를 거쳐야 텃밭이 먹거리를 선물한다. 또 약초나 산나물을 얻으려면 산에 올라서 한참을 헤매야 한다. 매일 한참을 헤매다 보면 자연은 비로소 우리에게 먹을 것을 내어준다. 처음에는 다 똑같은 풀로 보였던 것들이 그제서야 뭐가 뭔지 보이기 시작한다. 이렇듯 실제 자연 속에서 산다는 것은 생각보다 훨씬 어려운 일이다. 하지만 자연에 적응하는 힘든 과정을 거치고 나면 진짜 자연을 느낄 수 있다. 이때쯤 되면 '힘들어서 좋다.'는 말이 이해가 될 것이다.

나는 아직 갈 길이 멀다. 더 느껴야 할 게 많다. 단순히 경치 좋고 공기 좋고 물 좋아서 자연을 좋아할 수도 있지만 그보다 더 깊은 자연의 신비함과 힘을 느끼게 되면 자연을 더 오래 사랑하고 제대로 자연을 즐길 줄 알게 될 것 같다. 물론 오랫동안 자연에 머무르며 먼저 느낀 '자연인'이라는 스승들이 있기에 가능한 일이다. 아직도 더 느껴야 할 것들이 많기에 오늘도 나는 짐을 싼다.

**_이승윤**(개그맨)

차례

## 김형태

# 산에 행복을 그리다

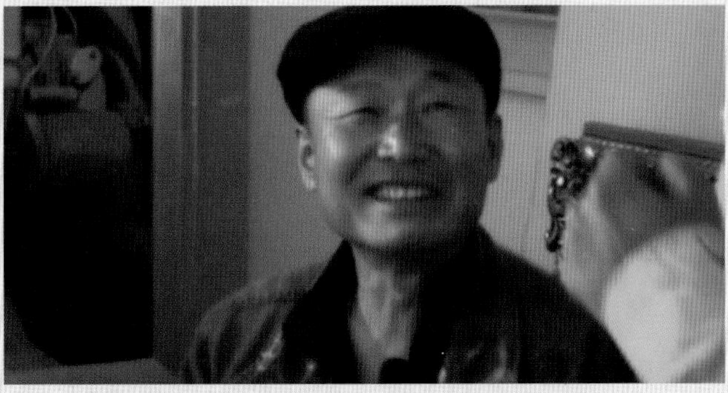

# 자연을 화폭에 담는 법

자연 생활 Tip

① 표고목 키우기

② 화덕 만들기

자연인 레시피

① 민들레 항암 밥상

② 다슬기 된장국

③ 산나물 장아찌

④ 닭개장

# 1일차

여러 가지 빛깔로 물들이는 삶이 더 조화롭고 아름답다. 수많은 생명들이 만들어낸 눈부신 계절. 한층 더 짙어진 세상에 또 어떤 수많은 이야기를 품고 있을까. 하루가 다르게 변하는 자연의 신선함을 만끽하며 산에 오른다.

울창한 나무숲을 헤치며 성큼 다가온 여름을 실감하는데, 거대한 나무 사이로 누군가 지나간다. 어깨에 커다란 통나무를 이고 가는 남자. 깊은 산중에서 베레모를 쓰고 점잖게 인사를 건네는 그는 표고목을 옮기고 있다. 산에서 보기 드문 스타일을 가진 산중 생활 4년 차의 자연인 김형태 씨다.

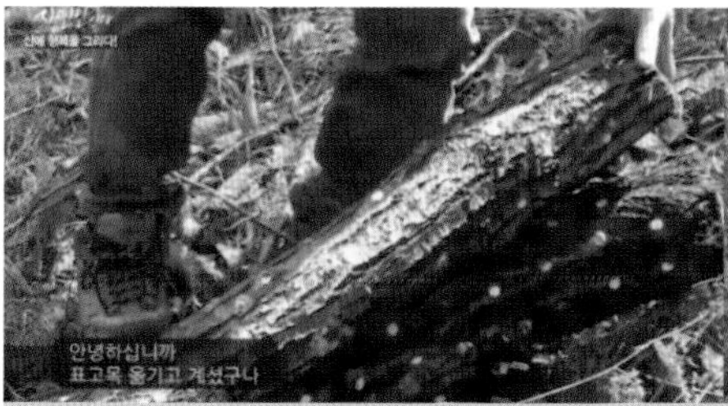

쌓여있는 표고목

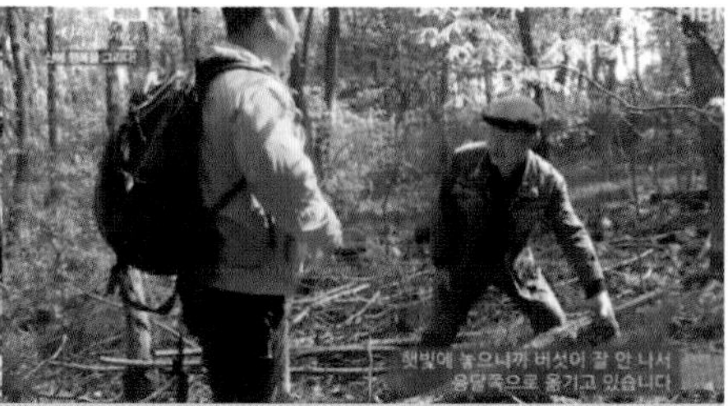

자연인과 만난 이승윤

구멍이 송송 난 자연인의 옷은 30대 부터 입던 것이다. 오히려 빈티지의 느낌이 풍기는 청바지와 청자켓은 가장 편안하고, 가시넝쿨에 걸려도 찢기거나 가시에 찔리지 않기 때문에 즐겨 입는다고 한다. 산에서 입다 보니 튼튼한 것도 최고라 이 스타일을 고수하는데 산골 멋쟁이가 따로 없다.

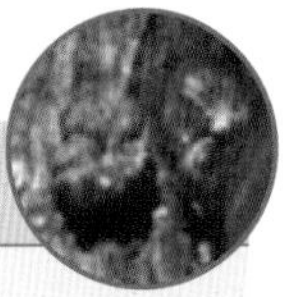

## 자연인 천연 먹을거리 보감

**표고버섯의 효능**

표고버섯은 지방이 낮고 식이섬유가 풍부해 혈관 기능을 개선시켜 항암효과가 있다. 또한 변비와 다이어트에도 효과적이다.

**복용 방법**

- 볶음, 구이, 탕, 부침 등으로 이용한다.
- 콜레스테롤이 많은 돼지고기 섭취 시 표고버섯을 함께 먹으면 식이섬유소가 콜레스테롤의 흡수를 지연시키는 역할을 한다.

짧은 인사를 나눈 자연인은 표고목 작업에 나선다. 햇빛을 받고 잠든 종균을 깨울 겸 적당한 그늘로 옮긴다. 그를 따라 자연 생활 중 일상인 표고목 작업을 함께 해본다.

## 자연 생활 TIP

### 표고목 키우기

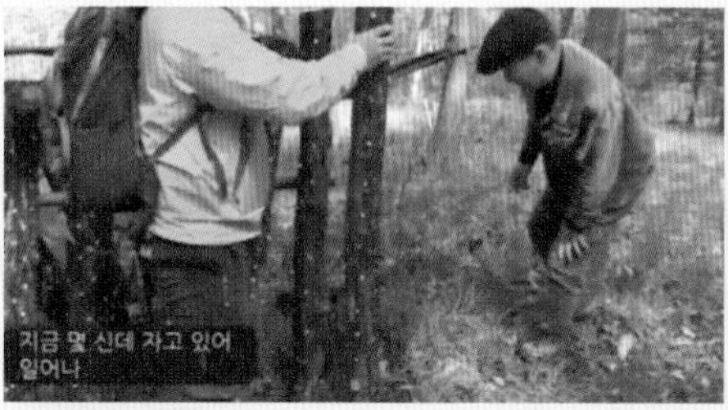


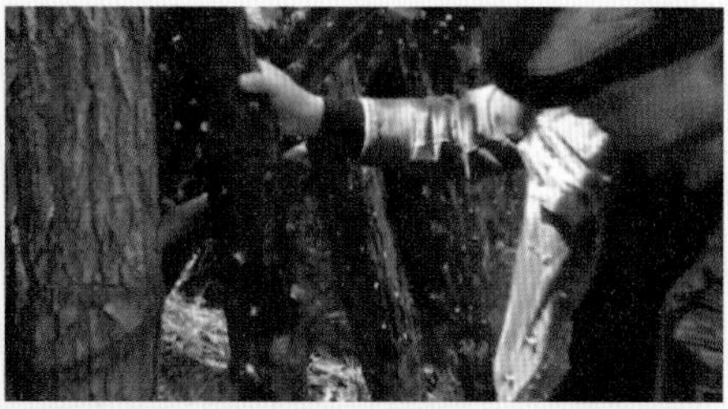

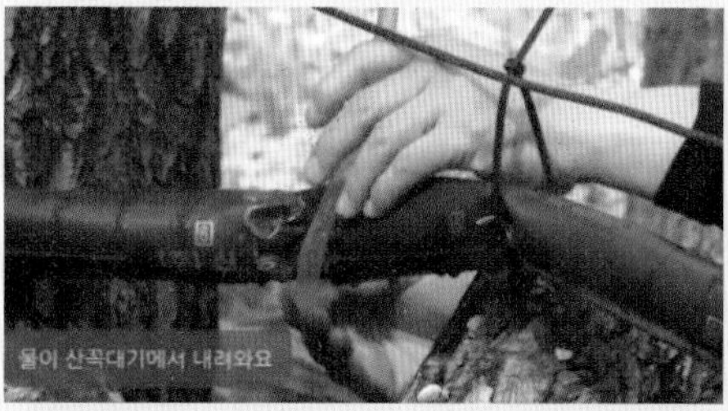


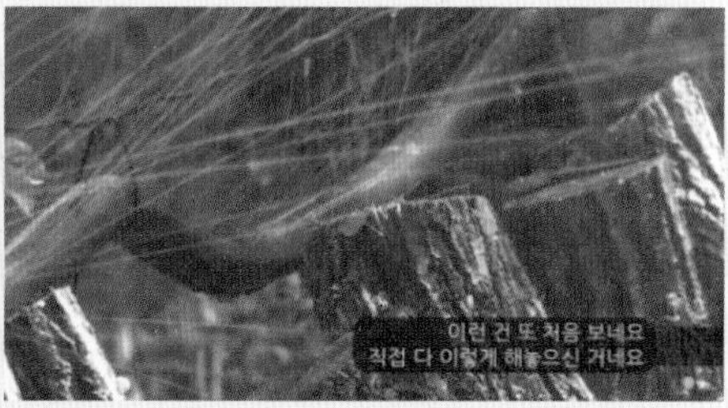


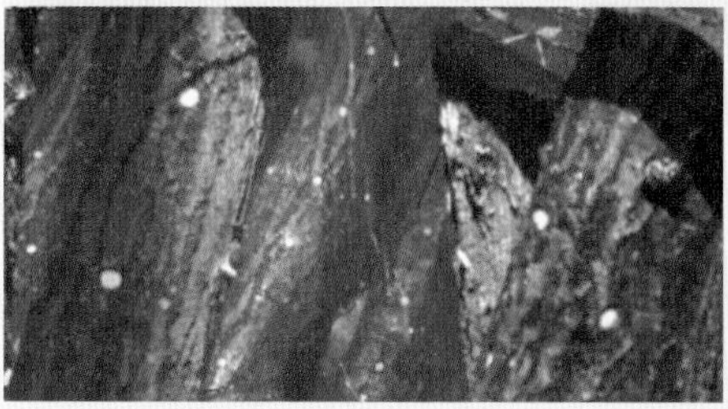

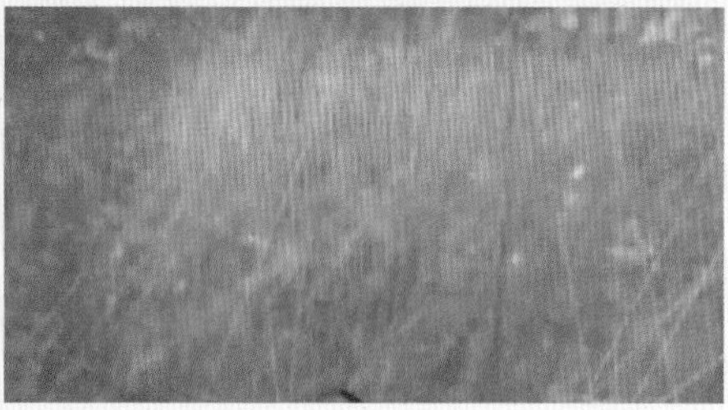

- 참나무에 구멍을 뚫어 9~14cm 간격으로 종균을 접종한다.
- 종균이 퍼질 때까지 일주일에 한 번씩 물에 담가 주거나 수분을 공급한다.
  표고목으로 사용되는 나무 : 참나무류, 상수리나무, 졸참나무, 신갈나무, 굴참나무 등
- 자외선을 쬔 표고목을 통풍이 잘되고 바람이 적은 그늘로 옮긴다.
- 표고목을 살짝 내리쳐 충격을 준다.
- 충격으로 종균을 깨운 후 지지대에 60~80도 기울기로 하나씩 앞뒤로 세워둔다.
- 표고목에 물을 주기 위해 산꼭대기에서 내려오는 물을 연결한 호스에 구멍을 뚫어 수분을 공급한다.
- 호스를 통해 3일 정도 물을 준다.

청정의 물과 햇빛이 어우러져 신비로운 풍광을 선사하는 곳. 그가 여기에 사는 이유는 진짜 이것만으로도 충분해 보인다. 마을에서 2km 떨어진 산 속에 고즈넉이 자리 잡은 집 한 채는 1년을 헤맨 끝에 찾은 자연인의 보금자리이다.

"자연의 색을 아무리 똑같이 만들려고 해도
비슷한 거지, 같을 수 없어요."

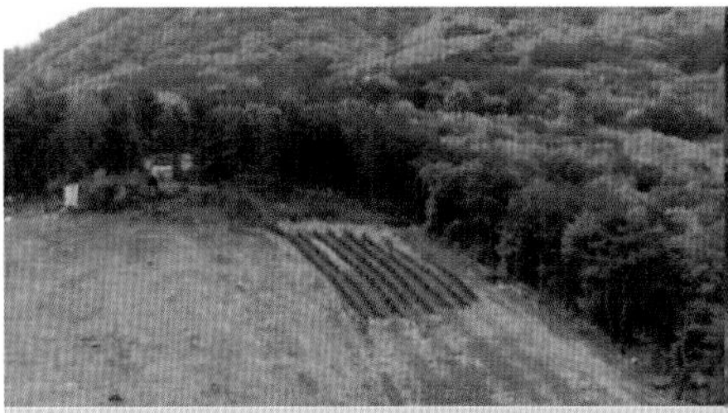

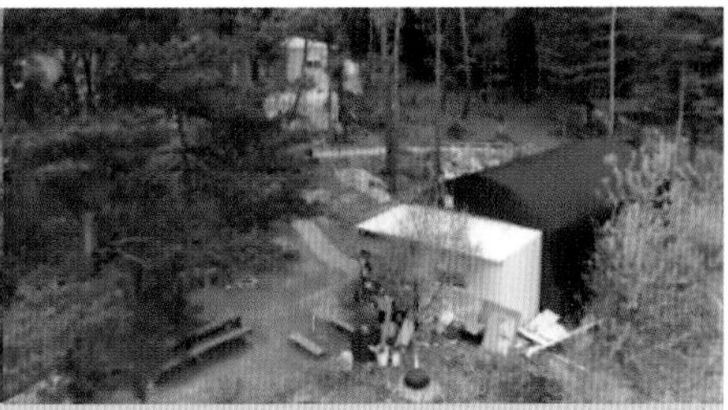

자연인 집터가 보이는 전체 풍경

자연인 집터

아늑하면서도 탁 트인 전경은 도시에서의 답답함으로부터 한 순간에 해방 시켜주었다. 자연인을 따라 집으로 가는 길목에 수십 점의 화려한 그림들이 즐비해 있다.

마치 자연 갤러리를 연상시키는 그림들의 정체는 바로 자연인이 직접 그린 그림들이다. 겨울 내내 창고에서 잠들다 먼지가 가득 쌓였다. 생기가 가득 담긴 캔버스에 담긴 그림은 마침 볕이 좋아 내놓은 것이다.

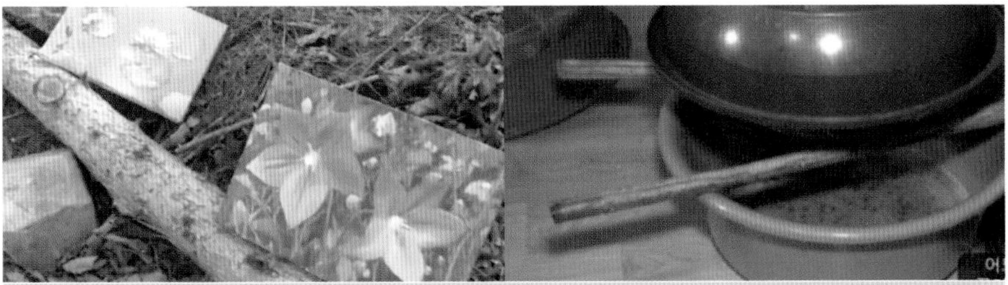

자연인이 직접 그린 그림들을 먼지를 털어내고 햇볕에 자연 살균 중이다

산에 오기 전까지 20년 넘게 화실을 운영했다는 자연인은 서양화가로 활동하면서 여러 번의 개인 전시회는 물론, 미술협회 임원까지 역임했다. 그가 산에서 사는 이유가 더 특별할 것 같다.

한차례 자연 전시장을 지나 집 방향으로 더 들어가 본다. 그림에 이어 발길을 멈추게 한 것은 바로 솟대이다.

소나무에 생긴 혹인데 부엉이가 방귀를 뀌면 그 자리에서 큰 혹이 생긴다는 이야기에서 유래된 것이다. 집에 두면 행운이 온다고 해서 솟대로 만들었다고 한다.

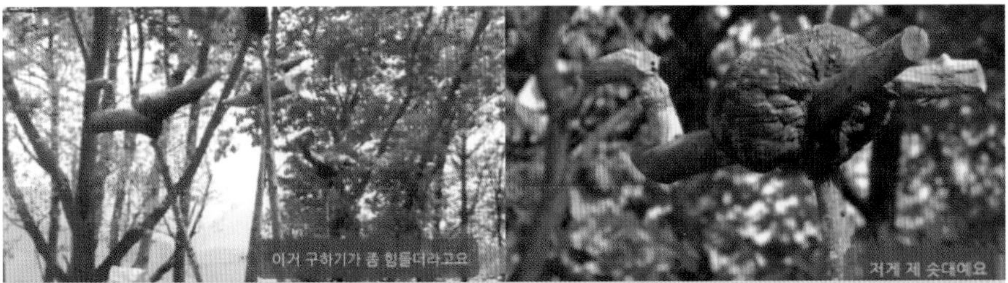


자연인 집 앞에는 여러 가지 솟대가 세워져 있다

자연 너머에 살고 있는 가족을 향해 고개 돌린 하나의 솟대와 뭉쳐 있는 네 개의 솟대들은 그리운 가족들을 생각하며 자리 잡아 놓은 자연인의 마음이 느껴진다.

나무를 단 한 그루도 베지 않기 위해 가장 소박한 집을 택했다는 자연인. 혼자서 한 달 만에 지은 집이다. 그렇게 오롯이 자연과 어우러져 사는 삶을 위해 매일 매일 정성으로 가꾼 소중한 보금자리다.

비닐하우스로 보이는 자연인 집의 외관. 벽으로 쓰이는 판넬과 넓은 창문들, 그리고 지인들이 버린 자재와 각종 살림살이까지 모두 재활용으로 재탄생 되었다. 천장은 단열을 위해 15cm로 두껍게 만들고, 무엇보다 창문을 넓게 만들어 자연 채광과 통풍까지 신경 썼다.

허술해 보여도 견고하게 지어진 자연인의 보금자리. 과거 인테리어 사업 30여 년의 경력이 자연에서도 빛을 발한 것이다.

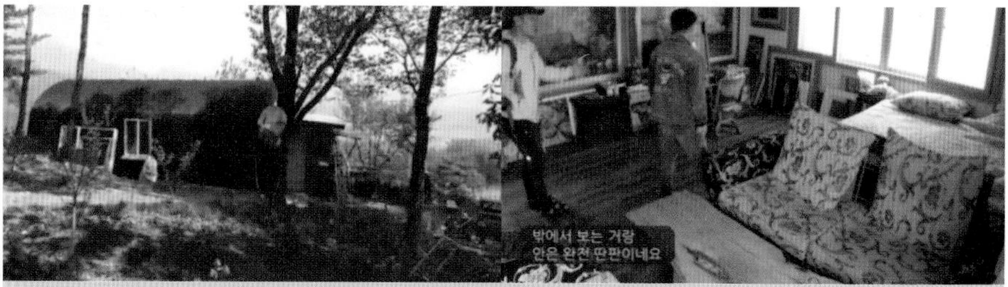

자연인의 보금자리 외부와 내부 모습

그리고 집 안은 자연인의 그림들로 가득하다. 인테리어와 그림은 뗄 수 없는 사이인 만큼 사업을 시작하고 3년이 지난 후에 그림을 배웠다고 한다. 일에 도움이 되려고 시작한 그림인데 각종 미술대회에서 수상하며 화가로도 인정받았다.

그리고 집 안을 채운 자연인의 그림들로 가득하다. 인테리어와 그림은 뗄 수 없는 사이인 만큼 사업을 시작하고 3년이 지난 후에 그림을 배웠다고 한다. 일에 도움이 되려고 시작한 그림인데 각종 미술대회에서 수상하며 화가로도 인정받았다.

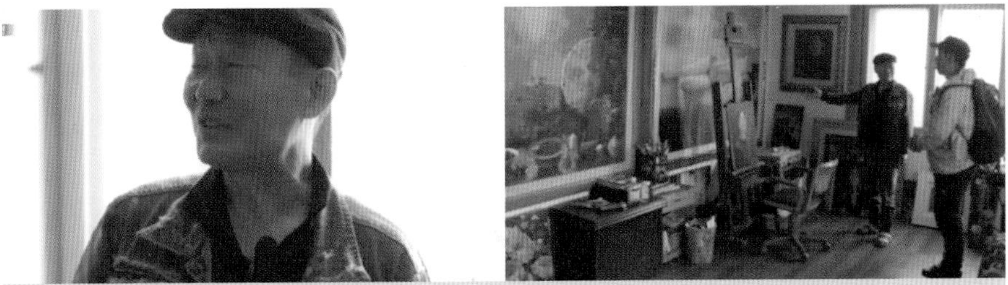

그림과 집 내부에 대해 이야기하는 자연인

어느것 하나 흠잡을 데 없는 자연인의 그림 실력에 감탄을 금치 못한다. 그림들 중에 아름다운 여인의 인물화가 눈에 띈다. 바로 아내를 그린 초상화다.

19살에 시집와 평생 고단한 인생길을 함께 걸어준 아내이다. 홀로 산에 가겠다는 남편을 선뜻 허락해 주었다. 당신이 행복해야 가족도 행

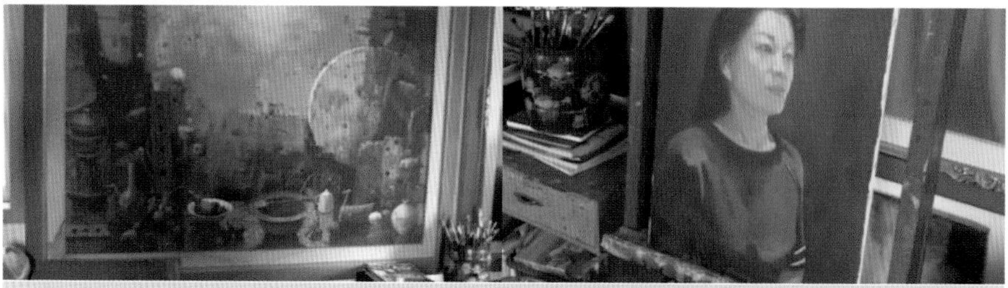

작품명 <윤회>와 아내의 초상화

복할 거라고 응원까지 해주었다. 그런 아내를 향한 마음으로 그렸지만 다 담기지 못할 만큼 가장 애착이 가는 그의 작품이다.

덕분에 흐르는 자연의 시간에 속도를 맞추고 이곳에서 진짜 인생을 살고 있다는 자연인. 그가 느끼는 자연의 참맛을 이제부터 제대로 맛볼 참이다.

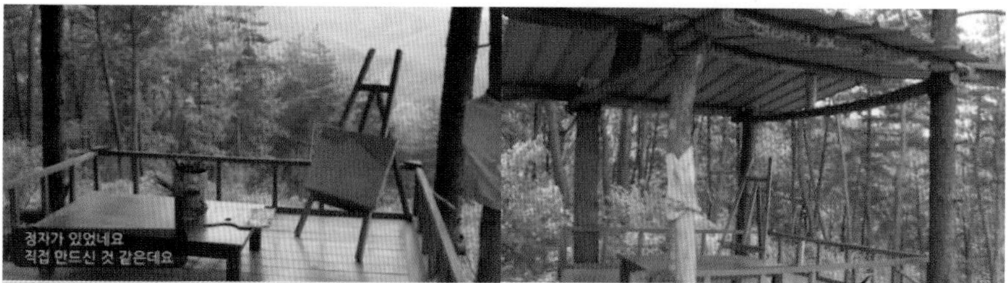


살아있는 나무를 훼손하지 않기 위해 죽은 나무를 주워 견고하게 만든 정자

자연인 레시피
01

# 민들레 항암 밥상

자연인의 멋진 그림을 감상하고 출출한 배를 채운다. 산에 온 후 항상 챙겨 먹는다는 민들레가 점심 식사의 주재료다. 자연인이 즐겨 먹는 민들레 밥과 함께 민들레 겉절이가 오늘의 메뉴이다. 항암효과에 좋은 민들레는 10년 전 위암 수술로 위를 잃은 그에게 최고의 약이다. 또한 직접 재배한 아로니아 가루를 넣어 더욱 건강한 밥상을 준비한다.

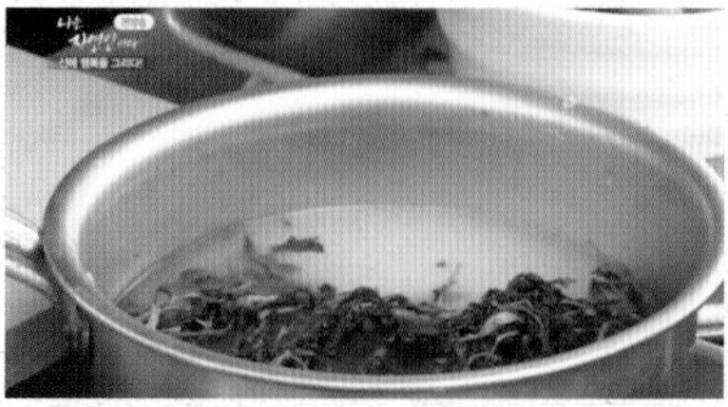
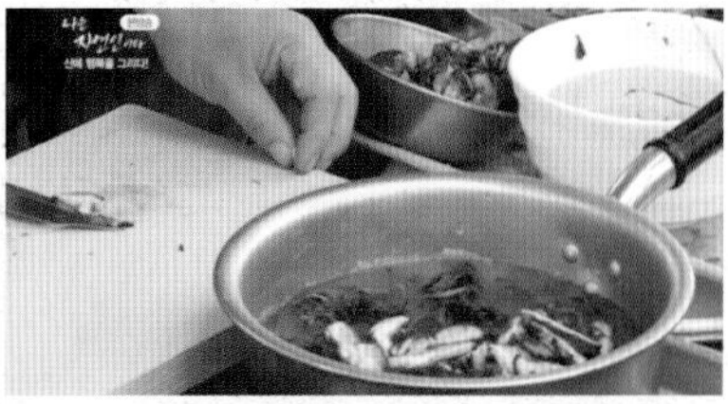
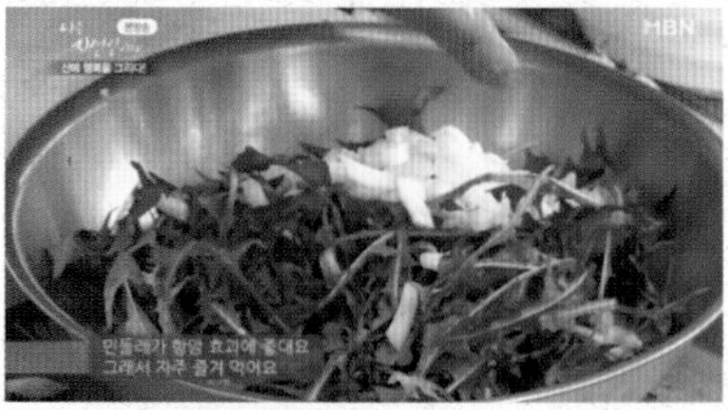

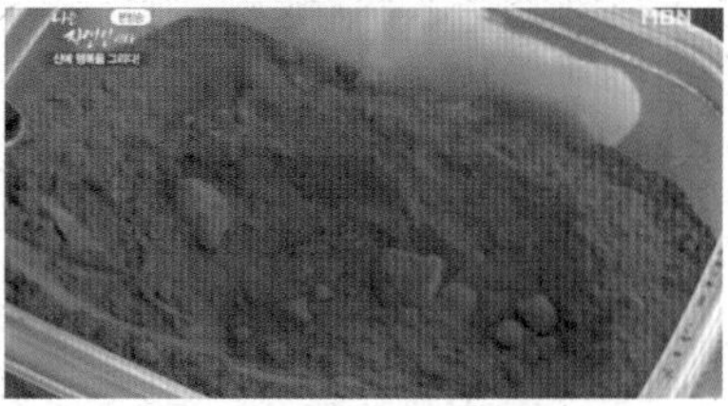

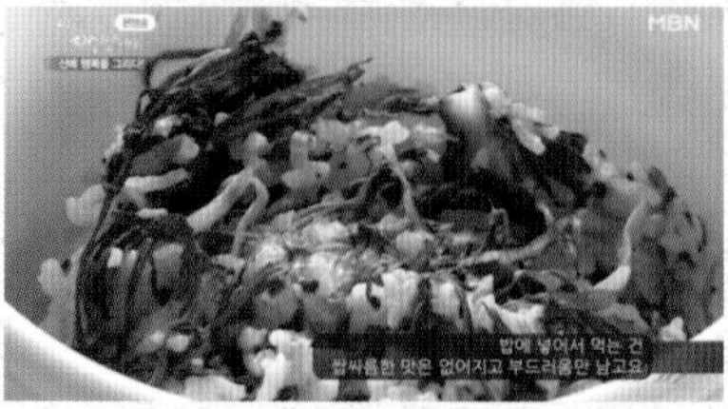

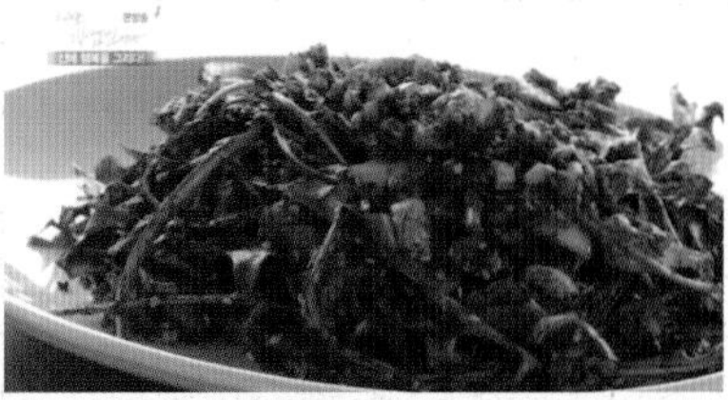

- 씻어 놓은 쌀에 말린 민들레와 표고버섯을 넣어 밥을 짓는다.
- 채취한 민들레에 양파를 썰어 넣는다.
- 수확한 아로니아 가루와 참기름을 넣어 무친다.

## 자연인 천연 먹을거리 보감

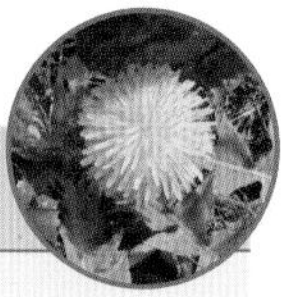

**민들레의 효능**

민들레에는 이눌린, 팔미틴, 세로틴 등 특수성분이 함유되어 되어 있어 간 보호에 효능이 있다. 동의보감에 따르면 '포공영'이라는 이름으로 열독을 풀고 악창을 식히며 만약 체했다면 그 증상을 없앨 수 있다고 쓰여 있다.

**복용 방법**

○ 민들레의 잎사귀를 양념장에 무쳐 나물로 먹는다.
○ 민들레 잎은 국으로 끓여 먹기도 하고 장아찌로 담가 먹기도 한다.
○ 민들레 뿌리와 꽃을 넣고 소주를 부어 한 달 정도 두어 담금주로 먹기도 한다.
○위염이 있을 경우 위 건강을 해칠 수 있으므로 섭취에 주의한다.
○ 데이지 알레르기 반응을 보이는 사람은 민들레 알레르기 환자일 가능성이 높으므로 주의한다.

## 자연인 천연 먹을거리 보감

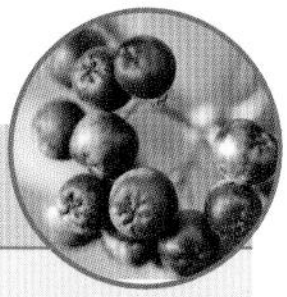

**아로니아의 효능**

오늘날 세계 10대 슈퍼푸드 중 하나로 알려진 아로니아. 아로니아에는 안토시아닌과 폴리페놀 카테킨이 다량 함유되어 있어 노화방지에 탁월하다. 게다가 암세포가 스스로 자멸하게 하는 효능이 있어 암환자에게도 좋다.

**복용 방법**

○아로니아는 하루 20~30알 섭취하는 것이 적당하다.
○ 열매는 분말, 원액, 차로 다양하게 섭취한다.
○ 아로니아는 꼭지를 떼지 않고 용기나 지퍼백에 넣어 냉장, 냉동 보관하는 것이 좋다.

자연의 넓은 품에 안겨 민들레의 향기 가득한 건강식 밥상은 사철을 먹어도 향이 좋아 질리지 않는다. 맛도 건강도 듬뿍 담아 겨울에 잃었던 입맛을 살려주고 몸에 기운을 불어 넣는 자연인만의 최고 항암 만찬이다.

산에서 건강한 삶을 살고 있는 자연인은 지난날 무엇이 암에 걸리게 할 만큼 힘들게 했던 걸까?

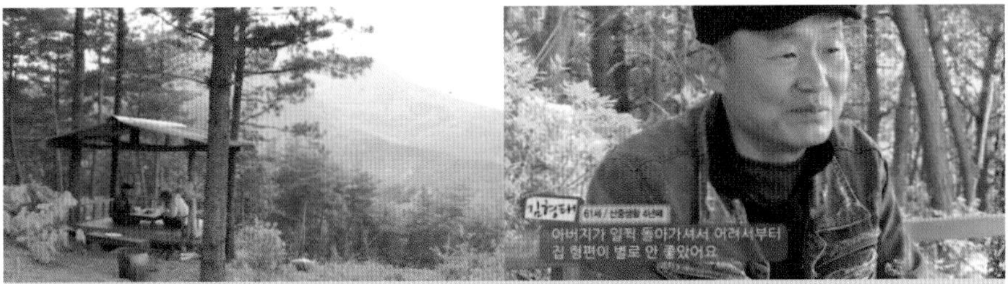


직접 만든 정자에 앉아 과거를 얘기하는 자연인

아버지가 일찍 돌아가시고 어려서부터 집안 형편이 좋지 않았던 자연인. 그의 당시 16살 이였다. 아버지는 5남매를 두고 간암이라는 지병으로 세상을 떠났다. 5남매 중 장남인 그는 늘 학교에 다녀오면 지게를 지고 꼴을 한 짐 베어야 집안일을 끝낼 수 있었다. 자신의 임무가 끝나면 등잔불 밑에서 머리 태워가며 공부를 했지만, 기름도 아껴 써야 했기에 그마저도 어려운 형편이었다.

그는 또 어머니와 함께 장남으로서 동생들을 책임져야 했다. 농사는 겨우 밥이나 챙겨 먹을 뿐, 동생들을 공부시킬 수 없었다. 손재주가 좋았던 그는 고등학교 졸업 후 인테리어 기술을 배웠고, 밤낮없이 현장을 뛰어다닌 27살에 가게를 차렸다.

인테리어 사업을 시작할 무렵, 교복이 사라지며 의류 시장이 활기를 띠웠고 새로운 브랜드들이 쏟아져 나왔다. 의류업체들의 매장 인테리어를 도맡아 하며 사업은 그야말로 승승장구 했다. 그리고 더 많은 벌이를 위해 그는 외식 업체 인테리어까지 사업을 확장했다.

그렇게 잘 나가던 그의 발목을 잡은 건 IMF 외환위기였다. 외식 업체 광고비며 분양받기 위해 시작한 대형공사는 은행이자가 줄어들지 않아 막막했었다. 공사만큼은 끝내야 더 큰 문제를 막을 수 있다 생각하여 아내 카드까지 써가며 마무리를 지었다. 하지만 외환위기 여파는 너무도 냉정했다. 분양을 하면 돈을 갚을 수 있다 여겼지만 아무도 입주를 하지 않았던 것이다. 그렇게 무너지는 건 한순간이었다.

게다가 친구에게 써준 백지어음 3장마저 부도가 나며 그는 모든 걸 잃었다. 아내와 중학생이었던 두 아이와 함께 어머니까지 모시고 살던 집에서 조차 빈손으로 쫓겨나야 했다.

자연인의 가슴을 무너뜨린 냉정한 현실이었다. 어느 날 아이들의 책상, 컴퓨터에 붙인 빨간 딱지. 아버지로서 가족들에게 까지 시련을 안겨줬다는 비참함. 눈을 뜨면 아침마다 찾아와 대문을 두드리며 독촉한 사람들. 새벽부터 그를 잡으려 기다리는 사람들이 날마다 대문 앞에 자리 잡고 있었다

"왜 나한테만 이런 일이 있나. 문득 그런 생각이 드는 거예요."

결국 극단적인 선택까지 했던 그는 천만다행이도 하늘은 쉽게 자연인의 목숨을 거두지 않았다. 그동안의 스트레스로 앓게 된 위암 수술을 마치고 어느 정도 회복된 후 인생을 돌아보며 자연의 삶을 소망했다.

우울증으로 약을 먹어야 했고, 유일한 위로였던 그림으로 학생들을 가르치며 생활비를 벌었다. 하지만 마음의 병은 몸까지 병들게 했다.

"지금은 어쩌면 나 자신을 위해서 사는 거죠,"

돌이켜 보면 마음을 다스려야 했던 쯤, 자연에 안 긴 후 비로소 무거운 인생의 짐을 조금씩 내려놓을 수 있었다.

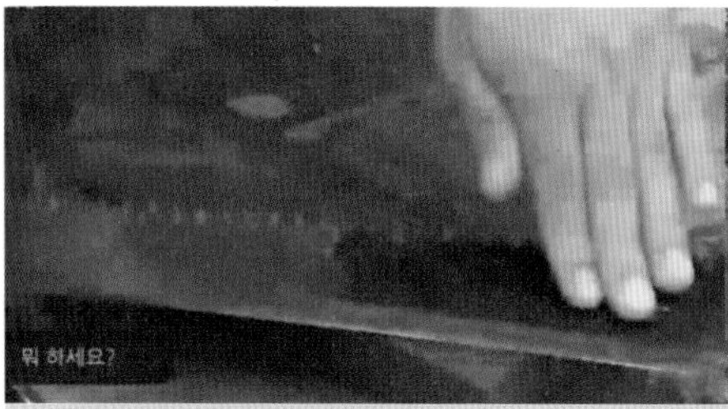

자연인이 정글 칼이라 칭하는 칼

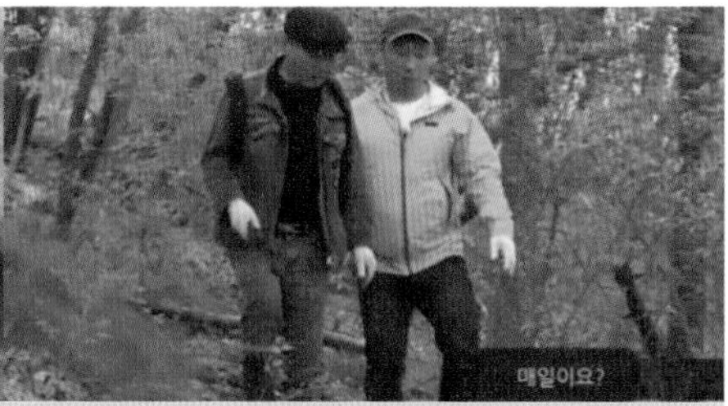

산에 오르는 자연인

봄 향기가 가득한 식사를 마치고 산행에 나선 자연인 김형태 씨. 위암 수술 후 약해진 체력과 면역력을 매일 산행을 하며 회복했다고 한다. 덕분에 이 산에서 나는 약초에 대해 아주 잘 알게 되었다. 자연인을 따라 깊은 산으로 들어가던 중에 발견한 약초들은 그의 자연 생활을 건강하게 하는 비결 중 하나이다.

이맘때면 만날 수 있는 약초들이 점점 많아지기 때문에 산행을 하는 시간이 길어진다. 산에서 얻는 귀한 약재료들 뿐 아니라 겨울잠에서 깬

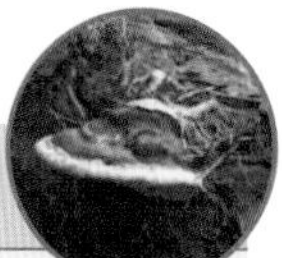

## 자연인 천연 먹을거리 보감

**소나무 잔나비 버섯의 효능**

죽은 소나무에서만 나는 소나무 잔나비 버섯은 생김새가 상황버섯을 닮고 항암효과도 뛰어나 소나무 상황버섯이라고도 불린다. 또한 위암, 심장병, 항종양, 간암, 콜레스테롤 배출에 효과가 있으며 특히 당뇨병과 췌장암, 알레르기 질환, 아토피 피부염에 좋은 버섯이다.

**복용 방법**

◦ 건조한 버섯 50g에 물 2L를 넣고 끓이다가 물이 끓으면 약불로 줄여 물이 절반 정도 될 때까지 끓인다.

독사들까지. 날씨가 좋은 낮에는 체온 유지를 위해 바위 층이나 낙엽이 많은 곳에도 뱀이 있으니 특별히 조심해야 한다. 오염되지 않은 깊은 산중에는 또 어떤 생명이 숨어있을지, 그를 따라 좀 더 올라가 본다.

"봄에는 땅만 잘 보고 다니면 다 보물이 숨겨져 있어요."

그래서 봄에는 보물찾기 하느라 더 부지런해지고 산행의 재미는 더욱 쏠쏠하다는 자연인. 몸에 맞는 약초와 나물이 지천이니 이곳이 그가 살기엔 아주 딱 좋은 곳이다.

험한 산 속을 헤치며 자연이 내어준 보물을 발견하는 기쁨. 거기에 산행의 지친 마음을 풀어주는 물소리와 먹을 거리는 덤이다.

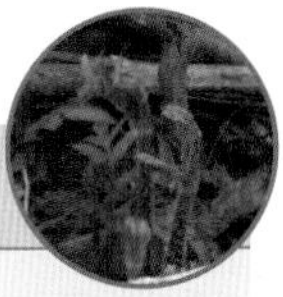

## 자연인 천연 먹을거리 보감

**땅두릅의 효능**

땅에서 나는 두릅. 참두릅보다 향이 강하고 특히 간 기능에 좋다. 독활이라 불리지만 독이 없으며 맵고 쓴 맛이 나며 따뜻한 성질이 있다. 때문에 두통이나 편두통, 신경통, 류머티즘 등 각종 통증을 완화하는 효능이 있다. 또한 혈관확장 작용, 호흡중추를 흥분시키는 작용을 한다.

**복용 방법**

- 살짝 데쳐서 초고추장에 무치거나 찍어 먹는다. 데친 나물을 쇠고기와 함께 꿰어 두릅적을 만들거나 김치, 튀김, 샐러드로 만들어 먹는다. 오래 보관하기 위해 소금에 절이거나 얼리기도 한다.

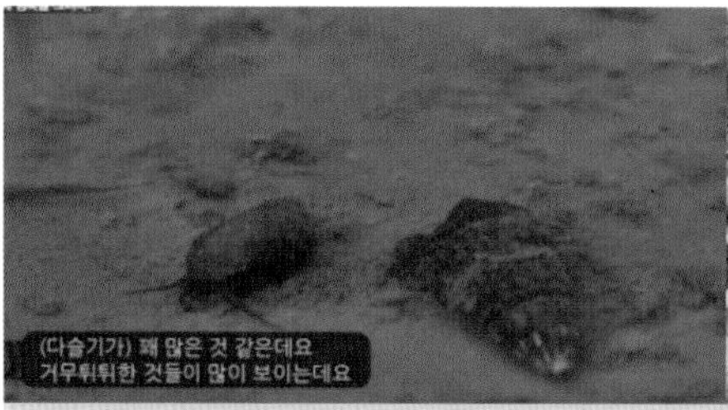

물속에 있는 다슬기

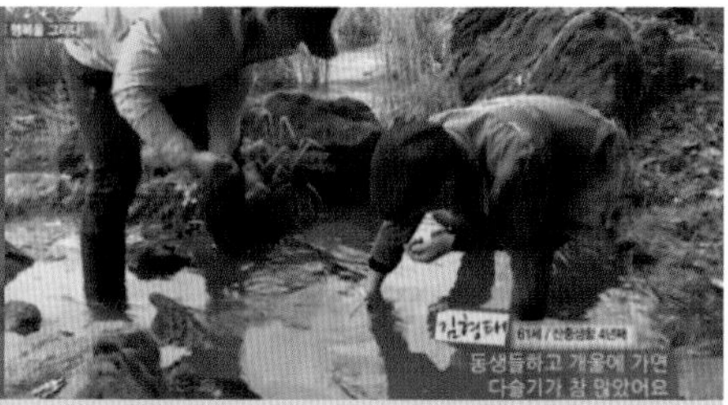

다슬기 잡는 자연인과 이승윤

저녁거리가 될 만한 것을 챙긴다는 자연인. 흐르는 물로 향한 그가 줍기 시작한 것은 다슬기다. 바쁘게 사느라 잊었던 추억들도 하나둘 떠오르며 행복이 넘쳐나는 자연의 품. 그가 어렸을 때부터 좋아하던 다슬기 요리가 있다고 한다.

자연인 레시피
02

# 다슬기 된장국

산 너머로 가는 노을빛과 함께 오늘의 추억도 진한 여운으로 물드는 저녁. 산행하며 채취한 다슬기로 추억의 음식을 만든다. 자연인이 어렸을 때부터 좋아해 일주일에 3~4번 먹은 구수한 다슬기 된장국이다.

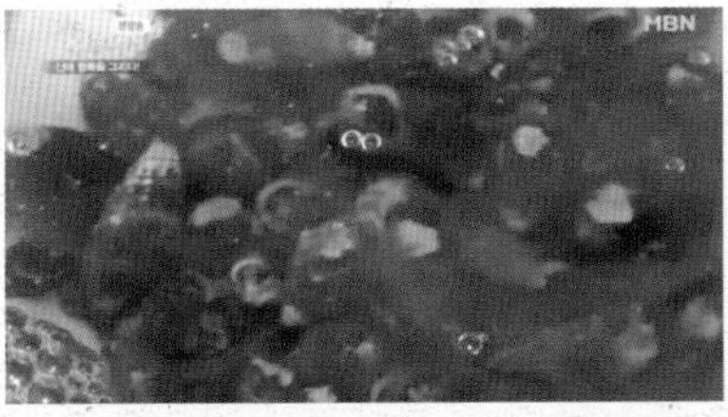
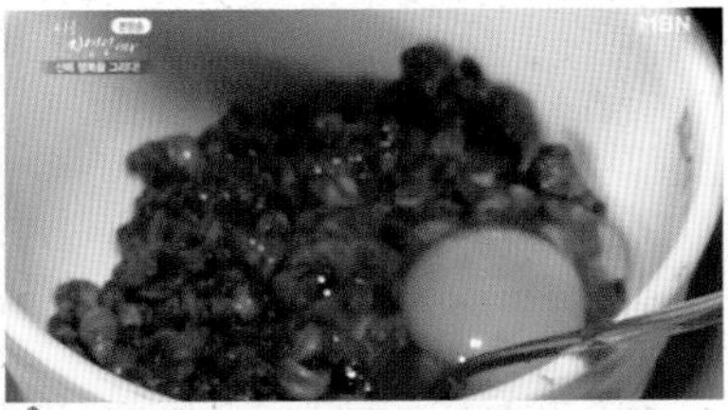
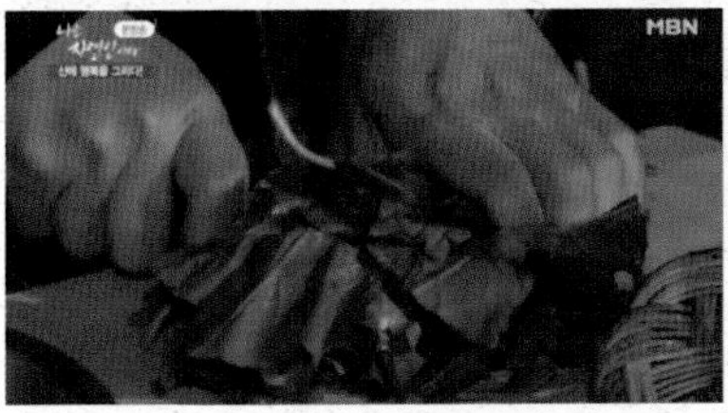
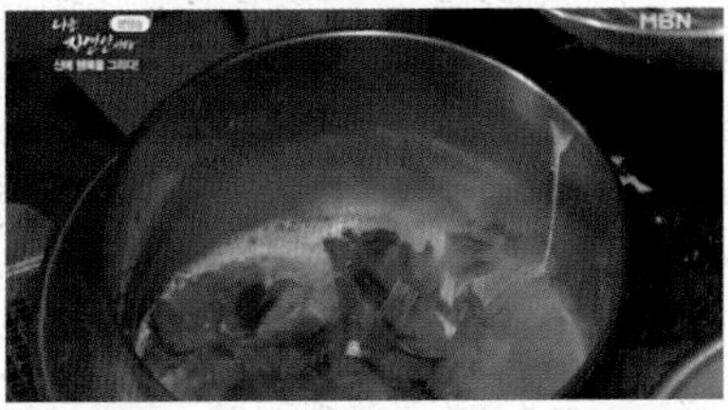
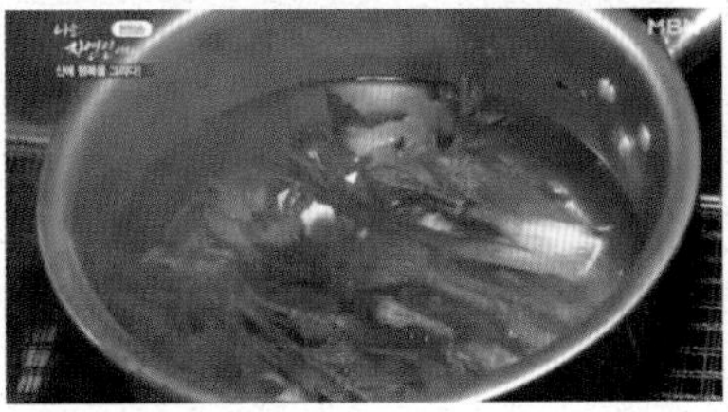
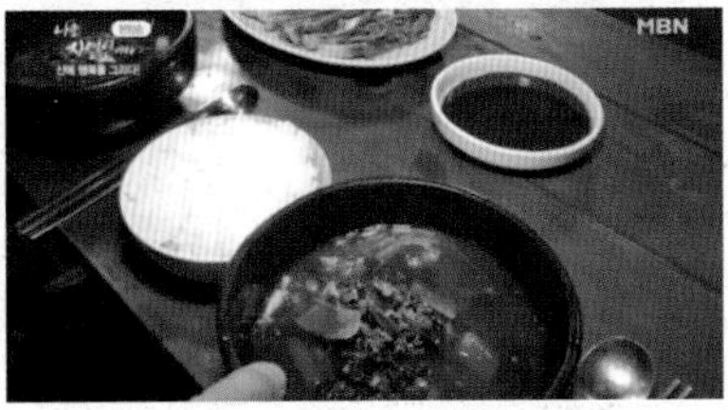

- 끓는 물에 다슬기를 넣고 된장을 한 숟가락 풀어 넣고 삶는다.
- 다슬기에 된장 맛이 베어 나면 건져내 살을 발라낸다.
- 발라낸 다슬기 살에 달걀 하니를 넣어 섞는다.
- 아욱을 먹기 좋은 크기로 썰어 된장국에 아욱과 다슬기 달걀 물을 넣고 끓인다.

보기 힘든 자연산 땅두릅에 구수하게 퍼지는 다슬기 된장국이 있는 저녁. 투박해서 더 담백한 저녁 식사. 좋은 음식을 먹을 때면 아내는 밥은 먹었을까 늘 마음이 쓰인다는 자연인. 평생 그를 믿어준 아내는 자연인에게 있어 더 각별하다.

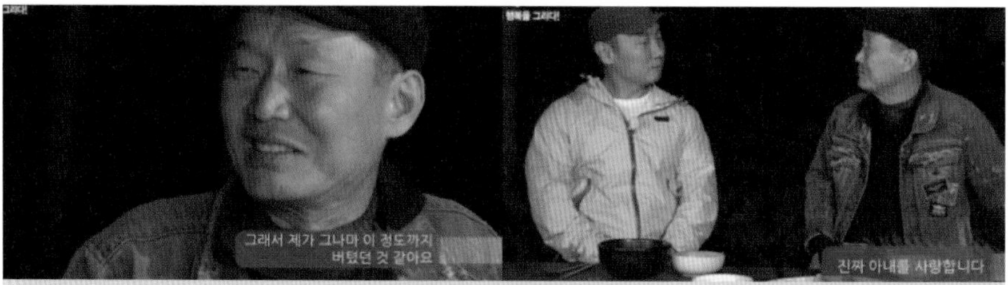

아내 이야기를 나누는 자연인

힘들게 살았어도 항상 자연인에게 위로를 해주는 고마운 아내. 자연인이 버틸 수 있는 힘은 아내다.

젊은 시절에 청년회장을 하며 신앙생활을 열심히 했던 자연인. 그런 자신을 아내가 많이 좋아했고 부부는 그렇게 사랑을 키웠다.

평생 지켜주겠다 약속했지만 지금껏 단 한 번도 지켜주지 못했다. 사업이 잘 될 때는 며칠씩 집을 비우는 날이 허다했고, 바쁜 남편의 몫까지 시어머니와 아이들을 챙기느라 하루도 마음 편할 날 없었다. 사업이 망해서 모든 걸 잃었을 때도 아내는 말없이 그의 손을 잡아줬다.

"한참 좋아야 할 때고 애들도 키워야 할 때
그렇게 망가졌으니까 그때 제일 미안했죠."

절망하고 흔들리는 가족을 꼭 끌어안았던 아내. 일 한번 해보지 않았던 아내는 봉제공장에 나가야 했다. 그가 위암 수술을 받을 땐 밤늦게 까지 일하고 와서도 음식을 만드느라 늘 새벽잠을 잤다.

그런 아내와 가족에게 차마 내색 할 수 없었던 고통은 미안함이다.

"부도가 났을 때 아이들은 어려서 잘 모르잖아요.
그래서 저는 항상 출근하는 시간에 나갔다가 퇴근 시간에 집에 들어가고 애들한테 만큼은 내색을 안 했어요."

그는 이제 안다. 비록 지난날이 많이 힘들고 아팠지만 함께 해준 아내가 있어서 결코 실패한 인생이 아니라고 말이다.

"이제 건강도 되찾았으니까
앞으로 우리 가족을 위해서 열심히 살아야죠."

그리고 가족이 있어 그는 단 한 번도 외롭지 않았다는 것도 잘 안다.

# 2일차

산골에 햇살이 내리고 생명들도 다시 찬란한 빛으로 아침을 맞이한다. 그 생동감을 느끼며 자연인은 아침도 어김없이 산을 오른다. 위암 수술 후 약해진 관절 때문에 처음 이 곳에서 할 수 있는 유일한 운동이 산을 오르는 것이었다. 그리고 건강과 함께 자연에 널린 선물을 매일 만끽한다.

잠깐의 산책만으로도 몸에 좋은 나물이 가득이니, 그는 이튿날 아침도 모든 것이 풍요로운 산골살이를 제대로 느껴본다. 불소리를 들으며 나무가 내뿜는 신선한 기운도 깊게 마실 수 있어서 산행 후에는 늘 계곡에서 쉬어간다.

나물은 흙만 털어 내면 최고의 반찬이 되고, 아픈 후로는 식사를 거르지 않다보니, 가끔 밥과 고추장 도시락으로 한 끼를 해결한다.

마치 봄 소풍 나온 듯 자연에서의 한 끼. 간소하지만 아쉬울 것 없는 자연을 한 입 가득 넣으니 저절로 건강해지는 기분이다. 역시 힐링에는 자연만한 게 없다.

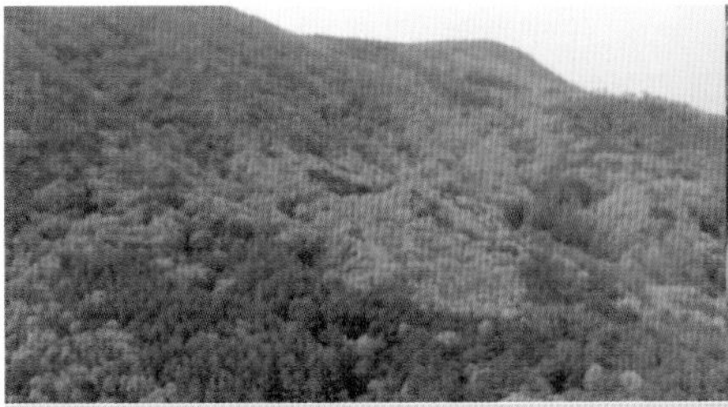

아침 햇살 맞는 산 풍광

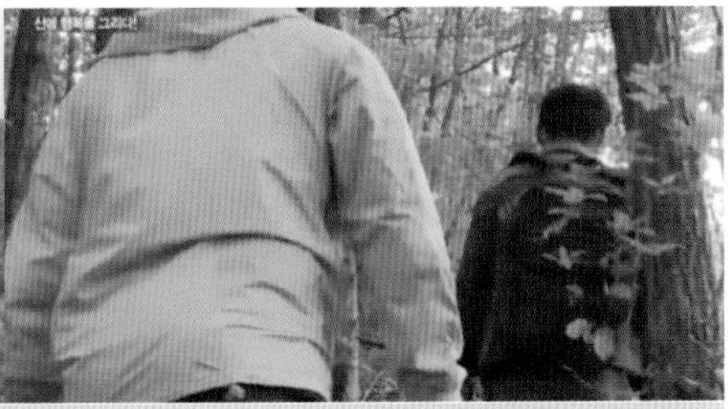

산에 오르는 자연인과 이승윤

자연인만의 노하우로 담근 장아찌에 자신이 생겨 작년부터는 가족들에게도 보내주고 있다. 해줄 것이 있어서 산에 사는 즐거움도 더욱 커졌다.

가족들에게 줄 보람을 뒤로하고 자연인이 이 산중에서 가장 정성스럽게 가꾸는 곳으로 따라간다. 바로 아로니아 밭이다. 일교차가 크고 해발이 높은 곳일수록 효능이 좋다고 해서 산에 온 이듬해에 심었다고 한다.

새순을 따서 차를 끓여 먹으면 항암에도 좋고 특히 중년 여성들에게 좋다고 해서 아내를 위해서 심었다. 또 이렇게 새순을 따면 자연스레 전지도 되어 1석 2조의 효과도 볼 수 있다.

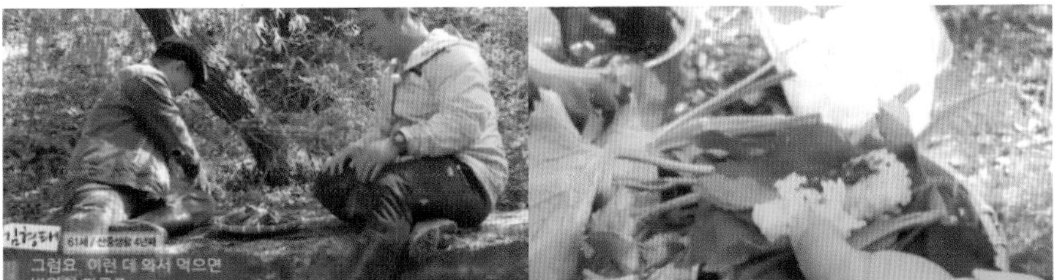


바위에 자리 잡아서 싸온 밥과 고추장, 나물을 먹는다

## 자연인 천연 먹을거리 보감

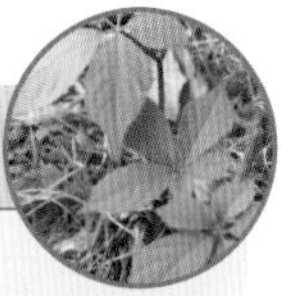

**산삼의 효능**

산삼은 열보다는 냉기에 강하다. 산삼의 효능은 원기를 북돋아 힘을 내게 하고, 혈액순환과 피의 생산을 왕성하게 해서 폐 기능 강화는 물론 당뇨, 고혈압에 빠질 수 없는 약재로 사용되어 왔다. 항암효과도 탁월하다.

**복용 방법**

- 생으로 먹는 경우: 산삼의 주성분인 사포닌을 제대로 흡수하기 위해 생으로 먹는 것이 가징 바람직하다.
- 갈아서 먹는 경우 : 생으로 먹기 불편한 경우 요구르트나 요플레와 함께 넣고 갈아 마시면 좋다.
- 또한 약탕기에 달여서도 먹고, 술로 담궈서도 복용한다

## 자연인 천연 먹을거리 보감

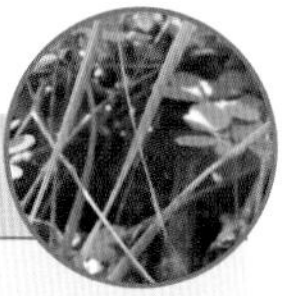

**산부추의 효능**

산부추에는 식이섬유가 풍부해 포만감을 주기 때문에 다이어트에 탁월하다. 또한 몸을 따뜻하게 하는 효능이 있어 몸이 차가운 사람에게 효과적이다. 부추의 알릴 성분이 혈액순환을 돕기 때문이다.

## 자연인 천연 먹을거리 보감

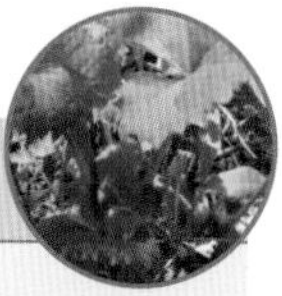

**취나물의 효능**

취나물은 칼륨의 함량이 대단히 많은 알카리성 식품으로 체내의 염분 배출에 효능이 있다. 또한 열량이 낮아 다이어트에도 효과적이다.

**복용 방법**

취는 나물로 볶아 먹고 꽃을 튀겨 먹기도 하며, 즙을 내거나 달여 마시고 가루로 빻아 복용하기도 한다. 또한 술을 담가 약주로 마시기도 한다.

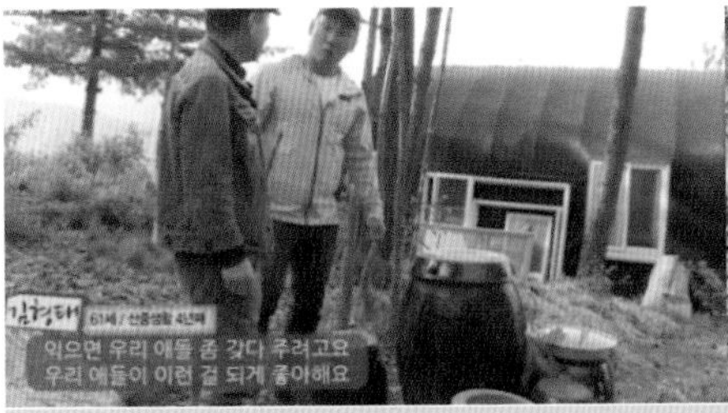

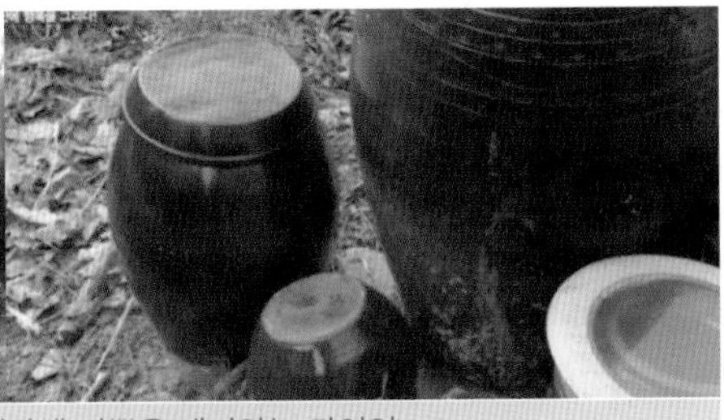

가족들에게 보내줄 장아찌 생각에 기쁨을 얘기하는 자연인

산과 들이 주는 자연의 선물은 그가 이곳에 사는 힘이 된다.

계절에 따라 쉴 틈 없이 몸을 움직이게 하는 자연 생활. 겨울에 화덕이 무너져 새로운 화덕을 만드는 자연인. 화덕은 집 주변에 있는 황토와 뚝배기를 이용해 만든다. 뚝배기는 직접 가열해도 깨지지 않기 때문에, 식당을 그만 두는 지인에게서 얻어온 것이다.

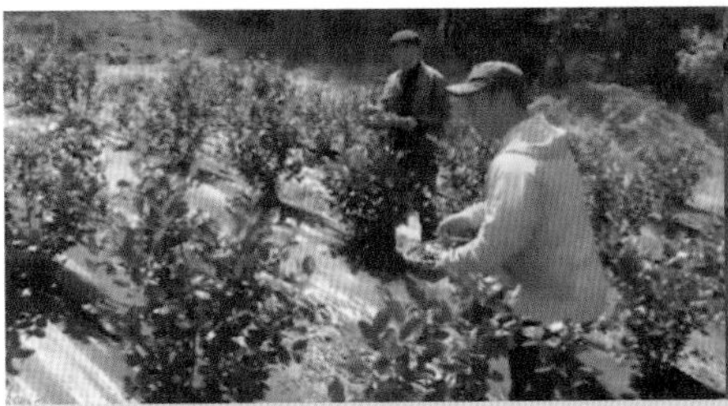

아로니아 새순을 따는 자연인과 이승윤

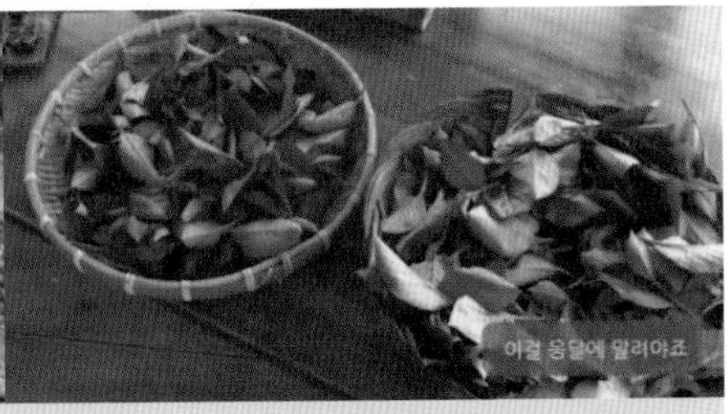


정자에서 말리는 새순

자연인 레시피
03

# 산나물 장아찌

한바탕 여유를 부리고 다시 몸을 움직이는 자연인. 며칠 먹다 남은 산나물로 장아찌를 담근다. 흔히 우리가 알던 방법과 달리 소주를 넣어 장아찌를 담근다. 소주를 넣으면 곰팡이가 피지 않고 물러지지도 않아서 아삭아삭한 장아찌 맛을 그대로 유지하며 끝까지 먹을 수 있다. 산나물을 좋아하는 자연인의 산중 생활 노하우다.

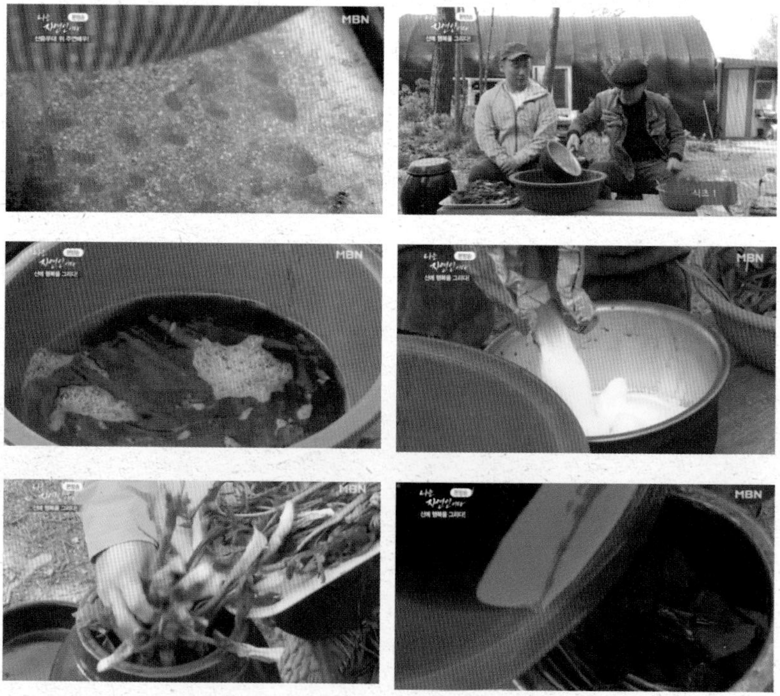

- 냄비 계량으로 3분의 1로 소주, 식초, 간장, 설탕을 넣고 잘 희석되도록 젓는다.
- 씻어둔 산나물을 항아리에 넣고 희석시킨 간장을 넣어준다.
- 돌을 넣어 3일 후 알코올이 다 날아가면 먹기 좋은 장아찌가 완성된다.

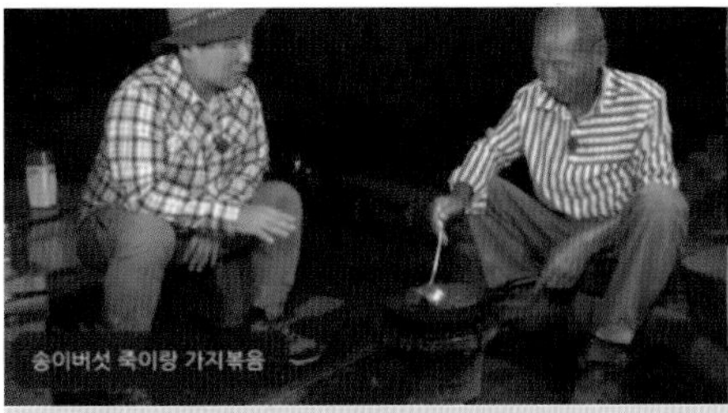

낮에 만든 땅두릅 장아찌를 반찬으로 먹는다

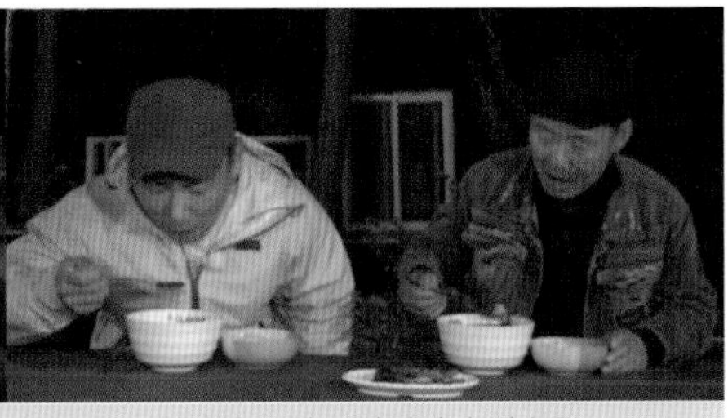
식사하고 있는 자연인과 이승윤

그림 솜씨 못지않게 음식도 건강한 예술로 탄생시키는 자연인의 따뜻한 저녁 밥상. 그 어떤 재료보다 자연인의 정성이 듬뿍 들어간 만큼 부족할 게 없는 한 끼 식사다.

저녁을 준비하며 더욱 생각나는 사람이 있다, 바로 아내이다. 형편이 어려워지고 아이들에게 고기도 넉넉히 사줄 수 없을 때. 아내는 돈이 생기면 닭 한 마리를 사와서 온 가족이 함께할 닭개장을 끓여주곤 했다. 힘들어도 닭개장 한 그릇에 마냥 행복했던 추억. 지금 이 순간 그는 이곳에 또 어떤 행복을 그리고 있을까.

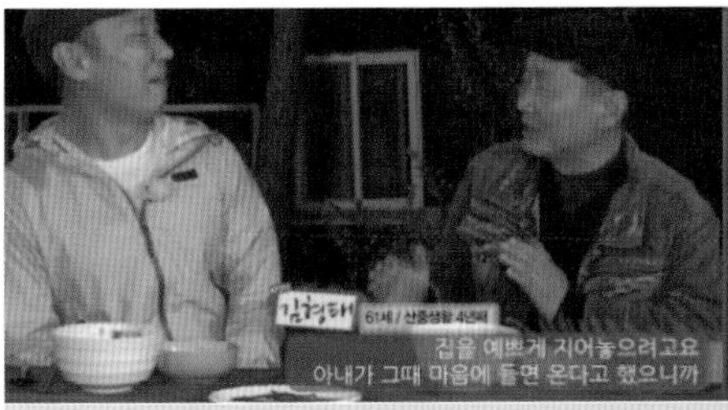

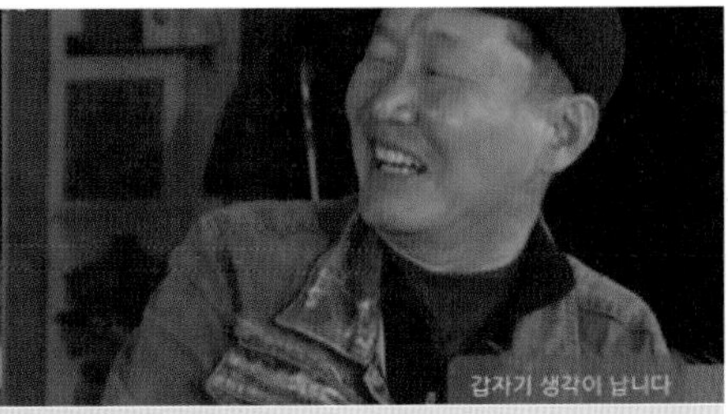

아내 이야기하며 수줍게 웃는 자연인 김형태

# 자연 생활 TIP

## 화덕 만들기

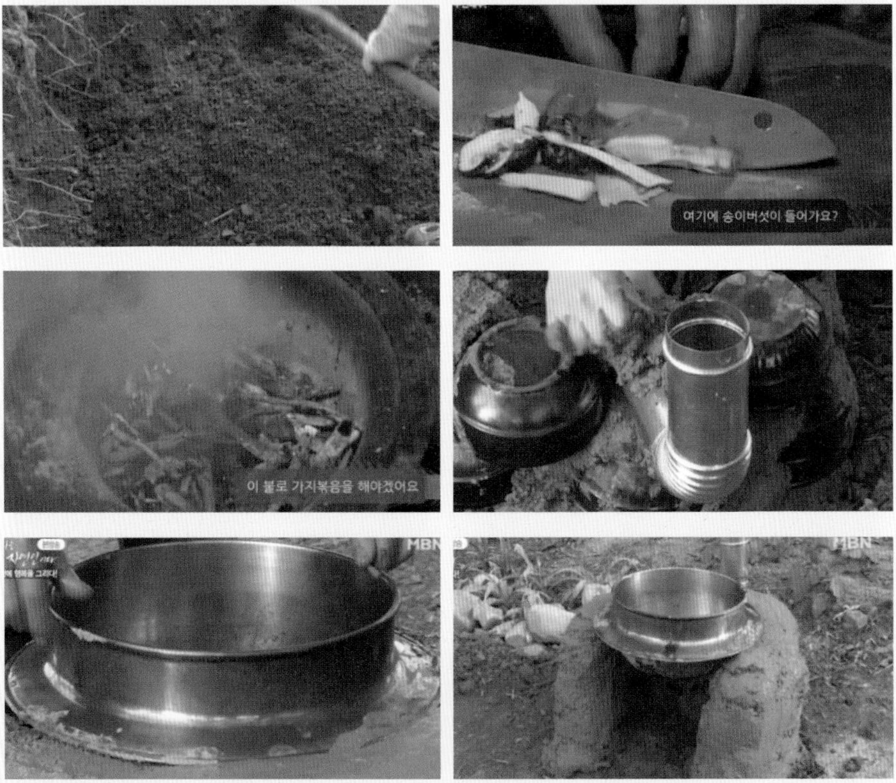


- 집 주변에 있는 황토를 퍼 담고, 아궁이를 만들 자리의 땅을 깬다.
- 화덕 모양으로 둥그렇게 만들어 아궁이와 비슷한 방식으로 만든다.
- 그 위로 황토를 발라 내구성과 단열을 높인다.
- 뚝배기를 여러 단으로 쌓아 올려 황토를 바른다.
- 굴뚝과 솥을 올리고 황토를 다듬어 일주일 정도 마른 후 사용한다.

자연인 레시피
04

# 닭개장

많은 이야기를 남기고 산에는 어둠이 내린다.

저녁 식사로 고기를 즐겨 먹지는 않지만 여름을 대비한 보양식을 준비하는 자연인. 직접 잡은 닭과 자신만의 비법으로 닭개장을 끓인다.

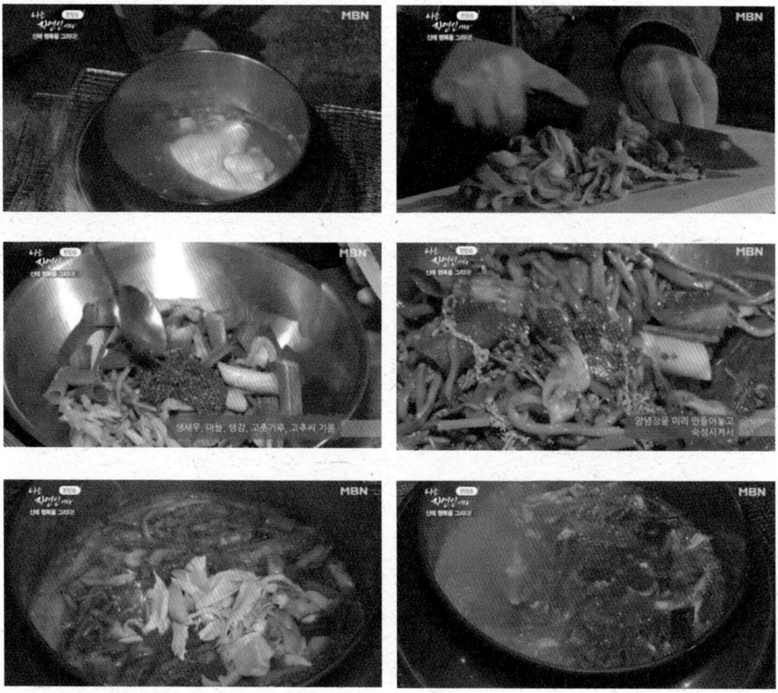


- 닭과 파, 고사리, 토란대를 준비한다.
- 솥에 물이 끓으면 닭을 넣고 삶는다.
- 자연인의 특급 비법인 생새우, 마늘, 생강, 고춧가루, 고추씨 기름을 한 움큼씩 넣고, 숙성된 된장 한 숟가락을 넣어 양념장을 준비한다.
- 닭이 삶아지면 건져내고 국물에 양념장을 넣어 끓인다.
- 잘 삶아진 닭을 먹기 좋게 찢어 솥에 넣어 끓인다.

앞으로 집을 예쁘게 지어놓을 생각이 가득한 자연인. 사랑하는 아내가 마음에 들어 산에 오고 싶도록 만들고 싶다고 한다. 아내랑 같이 살며 등산도 하고, 약초도 캐러 다니고 싶은 소소한 바램이다.

여전히 아내 생각, 아내 이야기에 수줍은 미소가 퍼지는 자연인 김형태 씨. 누구보다 아주 폼 나고 멋지게 그의 따뜻한 행복이 자연에 물들고 있다.

# 자연인 에필로그

여러분은 지금 인생의 도화지에 어떤 그림을 그리고 계신가요?

그림을 망쳤다고 포기하고 있지는 않으신가요?

다시 시작할 수 있습니다.

인생은 수많은 선택의 연속이고

그 안에서 행복과 불행은 늘 함께하니까요.

조금씩 자연을 닮아가는 삶.

그는 이곳에 또 어떤 행복을 그려나갈까요.

이석진

# 나를 다시 살게 한 자연

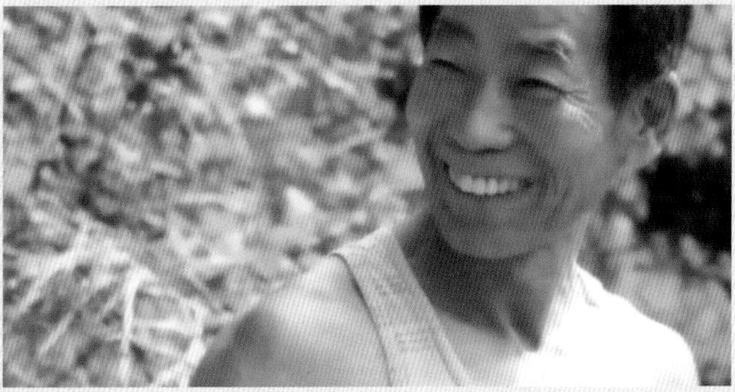

# 건강을 되찾은 기적

자연 생활 Tip

① 벌통 만들기

② 식수원 관리하기

③ 산나물 저장 보관하기

자연인 레시피

① 산나물 된장무침과 표고 된장국

② 죽순 무침과 대통 밥

③ 말벌 꿀 섞인 천년초 선식

④ 약초 물에 끓이는 꿩 백숙

# 1일차

총천연색 초록의 향연이 그저 감탄을 자아내는 실록의 계절. 촉촉이 내리는 봄비 덕에 그 청량한 빛깔이 더욱 진하다. 넘치는 자연 속의 에너지를 누리며 살아갈 자연인을 찾는 발길이 더욱 바빠진다.

자연인을 찾아 발견한 집터. 질척이는 땅을 넘어 드디어 자연인을 만난 것 같은데, 어딘가 음산한 기운이 뿜어져 나온다. 사람이 살기엔 낡고 녹슨 지붕과 굳게 닫힌 철문. 그리고 그 앞에 세워진 팻말엔 등골이 더욱 오싹하게 만드는 글귀가 적혀있다.

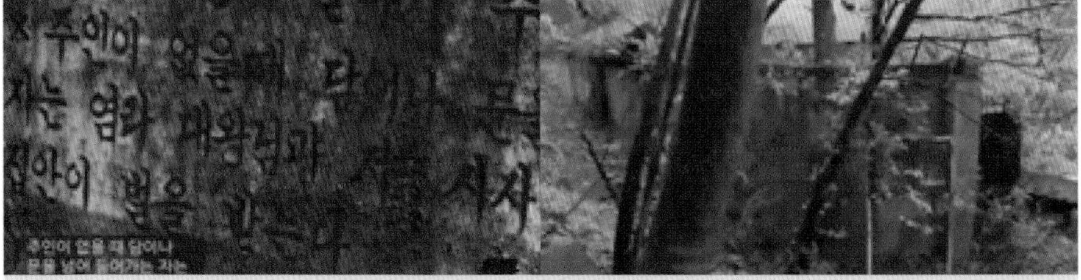

자연인을 찾다가 발견한 폐가

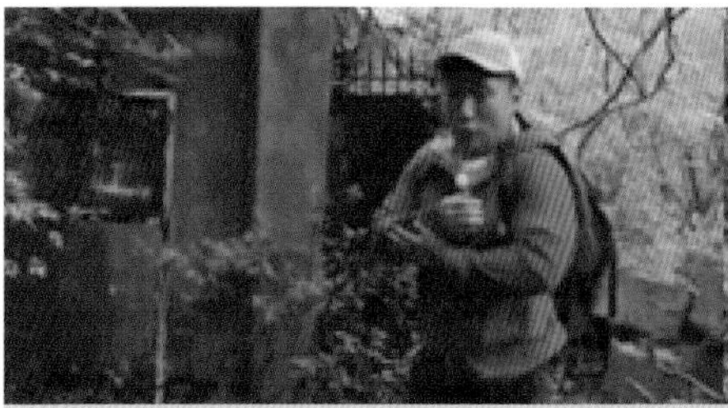

폐가 앞에서 오싹해 하는 이승윤

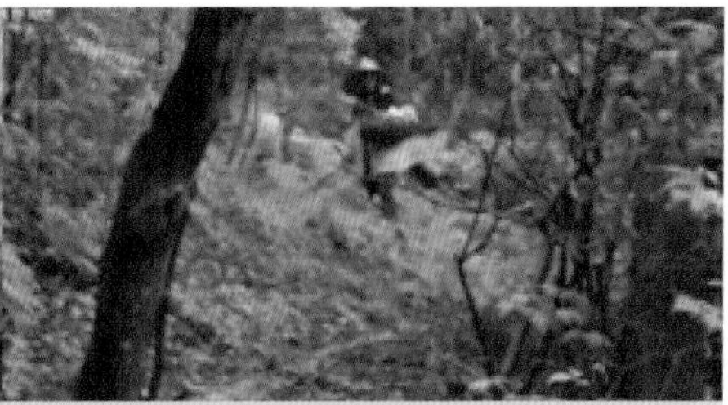

폐가 뒤 모습을 드러낸 자연인

'주인이 없을 때 담이나 문을 넘어 들어가는 자는 염라대왕님과 저승사자님의 철퇴로 그 집안이 벌을 받는다'

추적추적 내리는 비와 함께 마주한 폐가에 몸이 움츠러드는 그때 폐가 옆에 모습을 드러낸 바로 애타게 찾던 자연인이다.

비 내리는 깊은 산중에 찾아온 방문객에 반가움의 미소를 지어주는 자연인. 이곳에서 5년 째 산중 생활 중인 이석진 씨다. 먹을거리 채취를 위해 산행 중이었다던 자연인. 사람의 발길이 드문 이곳에서 만나 따뜻한 손을 맞잡으니 오싹했던 마음도 한결 녹아 내린다.

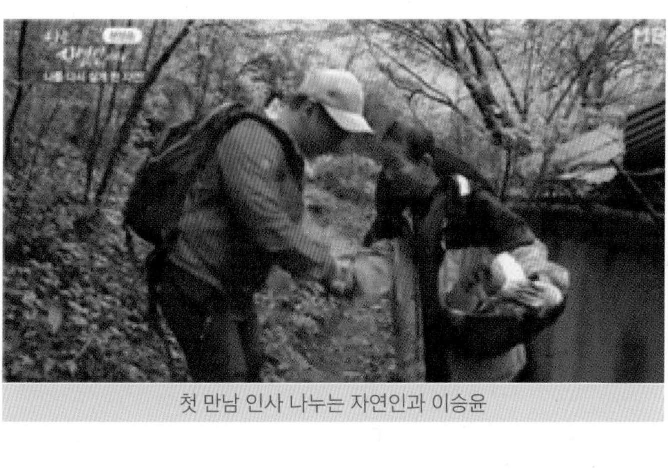

첫 만남 인사 나누는 자연인과 이승윤

## 자연인 천연 먹을거리 보감

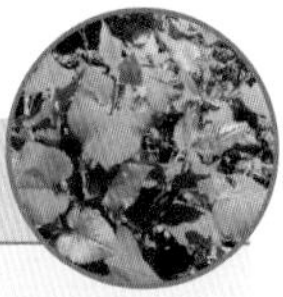

**취나물의 효능**

취나물은 칼륨의 함량이 대단히 많은 알카리성 식품으로 체내의 염분 배출에 효능이 있다. 또한 열량이 낮아 다이어트에도 효과적이다.

**복용 방법**

취는 나물로 볶아 먹고 꽃을 튀겨 먹기도 하며, 즙을 내거나 달여 마시고 가루로 빻아 복용하기도 한다. 또한 술을 담가 약주로 마시기도 한다.

비를 맞고 봄내음을 풍기는 산나물이 그의 바구니에 가득이다. 그리고 봄비와 함께 찾아온 손님 때문인지 그의 입가엔 미소가 떠나지 않는다. 웃음이 매력적인 자연인이 깊은 산 속에 들어온 이유는 무엇일까? 그와 함께 할 2박 3일이 더욱 기대가 된다.

방문만 열어도 구름 걸린 산봉우리들이 그림처럼 펼쳐지는 곳. 풍광 좋은 곳에 가파른 산자락을 다져서 층층이 집이며 너른 마당, 텃밭까지

## 자연인 천연 먹을거리 보감

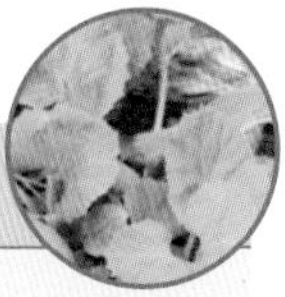

**머위의 효능**

머위는 늦겨울이 지나고 초봄을 알리는 나물로 특유의 쌉싸래한 맛이 난다. 머위에는 비타민A가 다량 함유되어 있어 눈을 보호해 주고 백내장, 간암 예방에 도움이 된다. 또한 칼륨 성분도 많아 혈관 건강에 좋으며 뇌질환 예방, 항암 효과에도 뛰어난 효능이 있다.

**복용 방법**

볶음, 조림, 장아찌, 정과 등으로 조리하기도 한다. 또한 10~15g을 달이던가 또는 짓찧어 낸 즙을 복용한다.

## 자연인 천연 먹을거리 보감

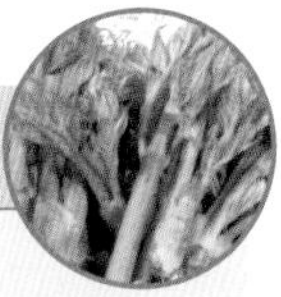

**두릅의 효능**

두릅에는 쓴 맛을 나게 하는 사포닌 성분이 있어 혈액 순환을 돕고, 혈당치를 낮춰줘 당뇨병, 신장병, 위장병에 좋다.

**복용 방법**

살짝 데쳐서 초고추장에 무치거나 찍어 먹는다. 데친 나물을 쇠고기와 함께 꿰어 두릅적을 만들거나 김치, 튀김, 샐러드로 만들어 먹는다. 오래 보관하기 위해 소금에 절이거나 얼리기도 한다.

---

만들어져 있는 자연인의 보금자리. 집이라기보다 창고의 느낌이 강하다.

작은 양봉장과 각종 연장 등을 정리해 놓은 자연인만의 보물창고 자리다. 건강에 좋은 꿀도 얻어먹고 약간의 생활비도 얻을 수 있도록 10개의 벌통을 관리하고 있다.

유독 건강에 신경 쓰는 듯한 자연인. 누구나 살면서 제일 우선으로 하는 건강관리지만, 이곳에 터를 잡게 된 이유도 모두 건강 때문이라고 한다.

겸손한 미소를 띠는 자연인이 살고 있는 보금자리는 창고 옆 높이

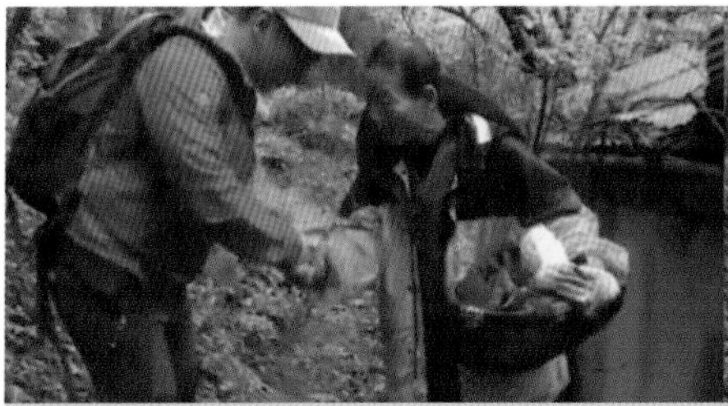

이야기 나누는 이승윤과 자연인

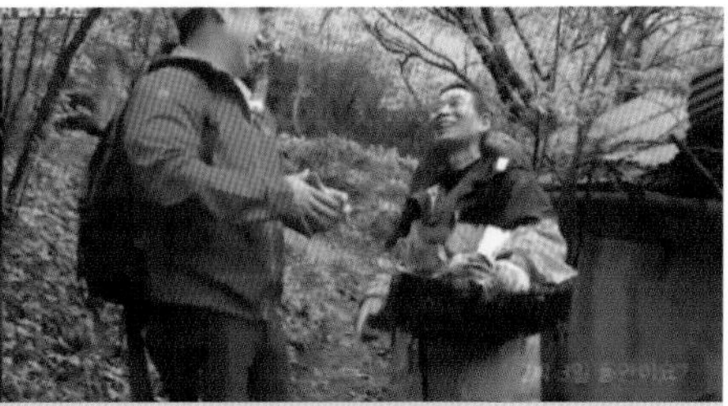

웃는 자연인 이석진

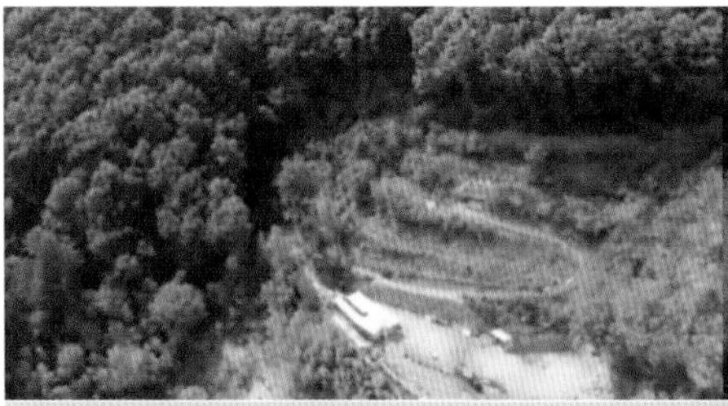

풍광 좋은 자연인 집터 드론샷

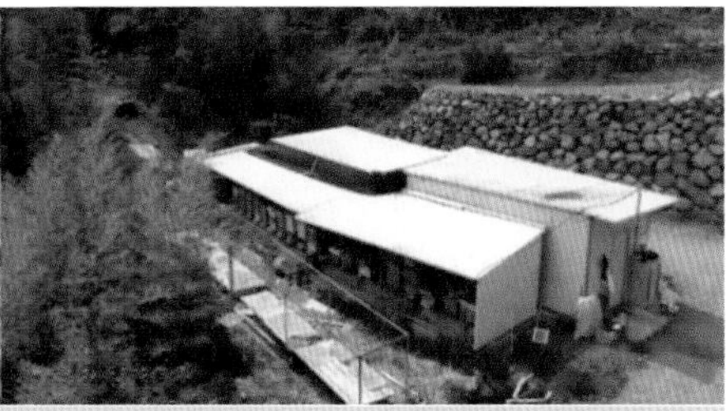

자연인 집 전체 모습

쌓아진 돌담을 따라 가면 된다. 그런데 돌담의 높이가 성인 남자 2명이 서야할 정도다. 자연인이 직접 쌓아 돌담의 위쪽을 밭으로 만들기 위해 쌓아 올린 것이다. 가파른 산비탈에 비가 오면 무너질까 위험 방지를 위해 쌓은 것도 있다고 한다.

이 축대를 쌓는데 걸린 시간은 6개월이 넘는다. 험한 산속에 터전을 만드느라 흘린 땀과 노력이 그대로 보인다.

옛 정취가 물씬 풍기는 토굴 황토집. 산에 정착하기 전에 간경화로 건강에 적신호가 켜지고, 언젠가는 산에서 살겠단 꿈을 갖고 단 돈 5만 원으로 15년 동안 틈틈이 오가며 완성한 공간이다. 토굴집이라 여름엔 시원하고 겨울엔 따뜻한 자연인의 보금자리이다. 말 그대로 산에 안겨

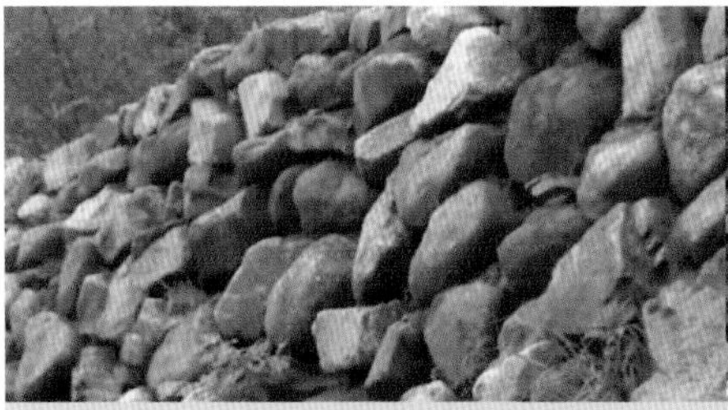

자연인이 쌓아올린 돌담

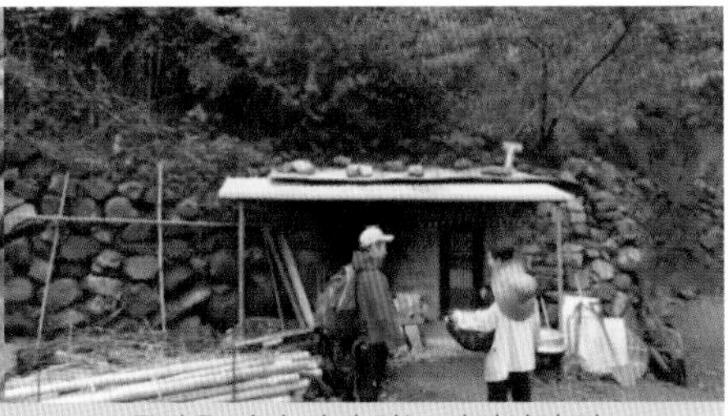

돌담을 따라 가면 있는 자연인의 집

## 자연 생활 TIP

### 벌통 만들기

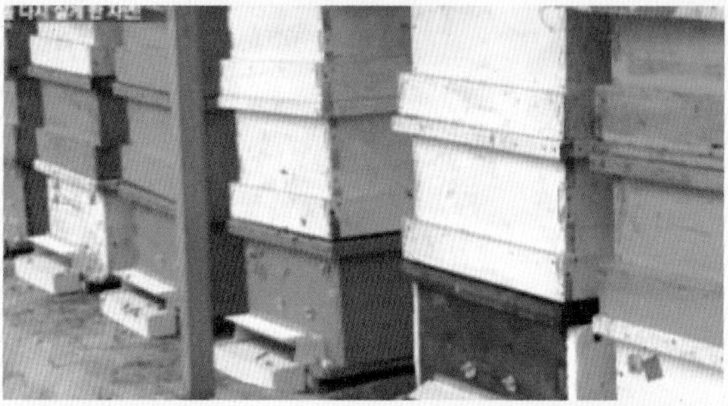

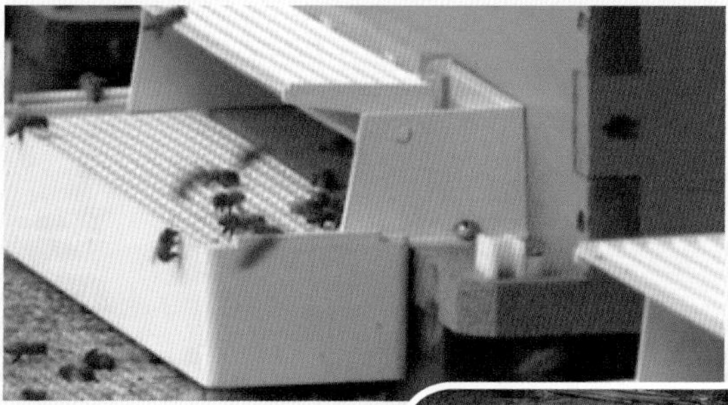

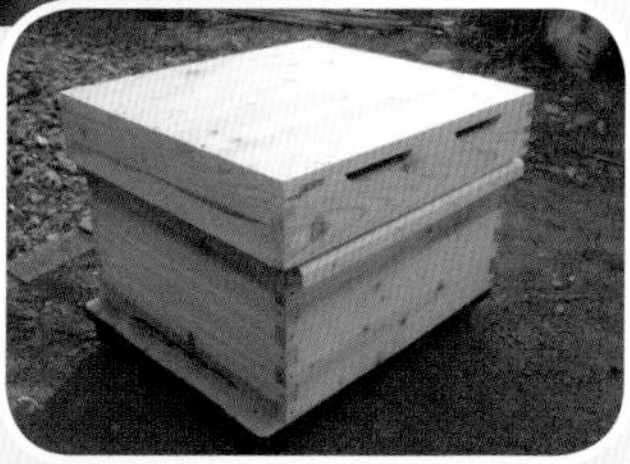

- 나무판자를 사각형 구조로 만들어 양옆과 바닥을 고정한다.
- 나무가 자칫 갈라지거나 깨질 수 있으므로 유성페인트로 겉면을 칠한다.
- 최소 2번의 도색을 해주어야 비바람에도 오래간다.
- 벌은 노란색과 녹색을 구분하므로 두 가지 색상 중 하나를 선택해 칠한다.

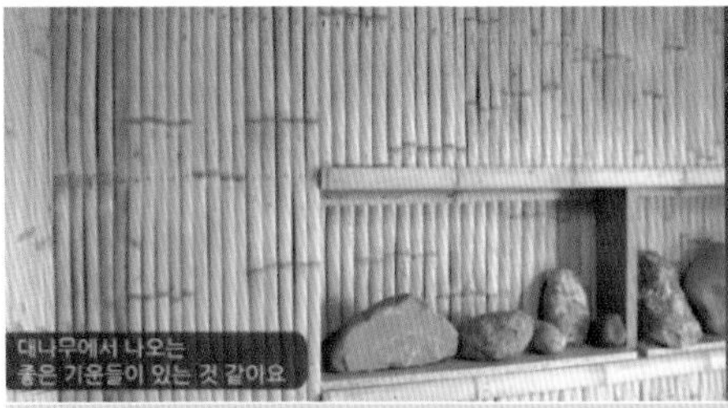

토굴집 특유의 습기를 관리하는 환기구

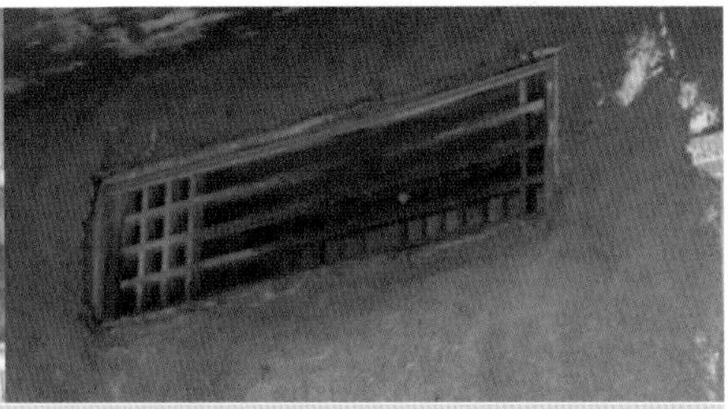
대나무의 편안함이 좋아 도배한 내부

사는 자연인이다.

어디에서도 볼 수 없는 가장 전통방식의 집을 짓고 사는 자연인. 어릴 적 시골에서 어른들이 집짓는 모습을 어깨 너머로 본 기억이 있어 지었다고 한다. 아무리 혼자 산다고 하지만 어딘가 다소 좁아 보인다. 돌담을 따라 올라가면 더 큰 집이 있다고 한다.

건강하지 않은 몸으로 좁은 황토방에 살다보니 답답한 마음이 들었고, 3년 간 운동 삼아 천천히 돌을 옮겨 좀 더 넓고 튼튼한 집을 만들었다.

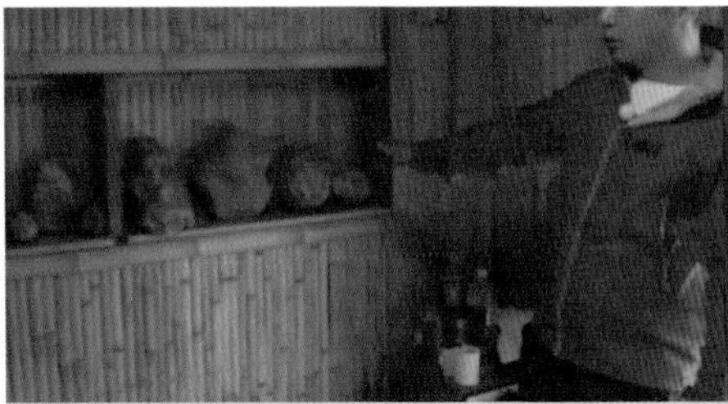
자연인 집에 있는 기가 뿜어져 나오는 돌

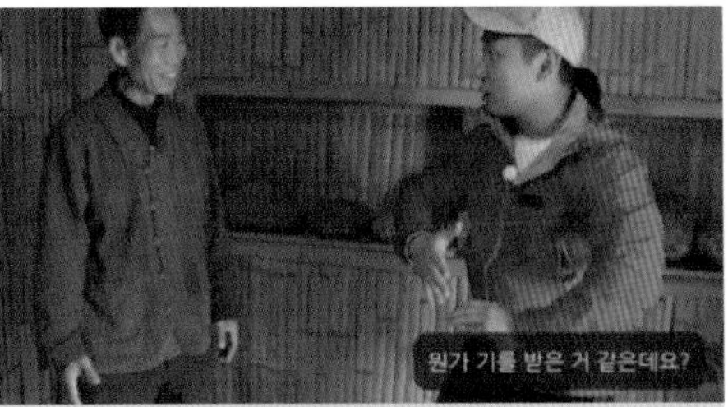

기를 받은 이승윤의 퍼포먼스

오로지 자연 재료들로 지어진 자연인의 보금자리이다. 인근의 대나무 밭을 산책할 때 느낀 편안함이 좋아 집안도 대나무로 도배되어 있다. 대나무에서 풍기는 은은한 죽향에, 좋은 기운까지 느껴져 잠시 머물기만 해도 건강이 좋아질 것 같다.

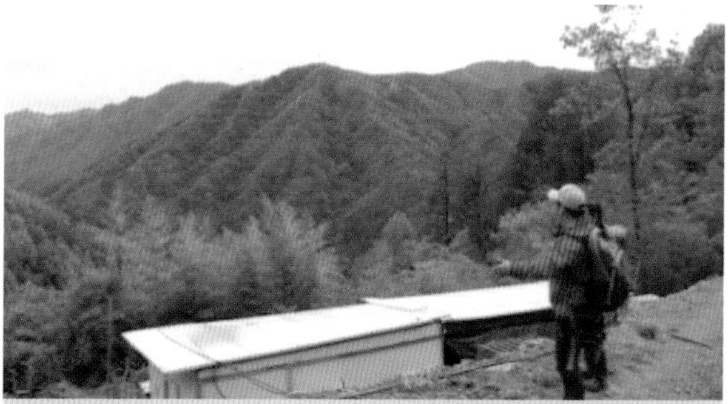

돌담 따라 오르다 본 풍경

해발 700미터 고지에 자리 잡은 자연인의 토굴집들. 탁 트인 자연 속에서 좋은 공기를 마시며 바라보는 풍광은 한 폭의 수묵화 같다. 간이 좋지 않았던 자연인이 자리 잡은 이유에 고개가 절로 끄덕여지게 한다.

한차례 멋진 자연인의 건강함을 뽐어내는 토굴집 구경을 끝내고 점심 식사를 위해 뒷산으로 오른다. 부엌이 아닌 산에 오르는 자연인. 점심 재료를 위해 오른 이유는 바로 그가 키우는 표고목 때문이었다.

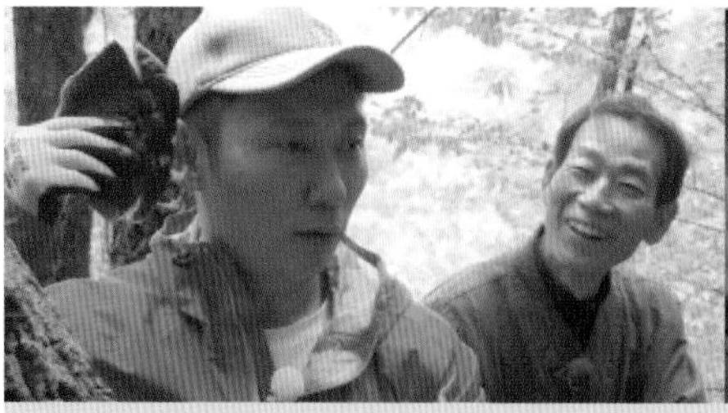
커다란 표고를 코끼리 귀라며 흉내 내는 이승윤

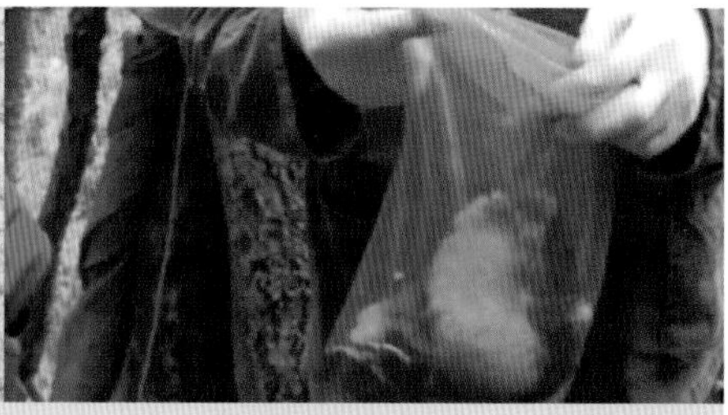
버섯을 담은 망

점심 식재료인 표고를 높은 곳에서 키우고 있었다. 고지대 일수록 오염되는 게 없어 일부러 높은 곳에 두고, 자연산처럼 비도 눈도 맞게 해 놓았다. 게다가 수시로 산을 오르게 되니까 따로 운동할 필요도 없고 품질 좋은 표고도 얻고 일석이조다.

몇 개 따지도 않았는데 자루에는 금세 먹을 게 가득하다. 이렇게 딴 표고로 먹게 될 메뉴는 과연 무엇일까?

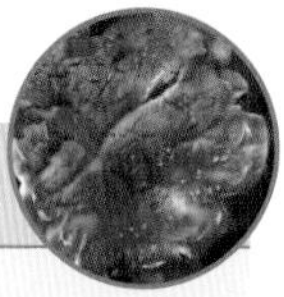

## 자연인 천연 먹을거리 보감

**표고버섯의 효능**

표고버섯은 지방이 낮고 식이섬유가 풍부해 혈관 기능을 개선시켜 항암효과가 있다. 또한 변비와 다이어트에도 효과적이다.

**복용 방법**

볶음, 구이, 탕, 부침 등으로 이용한다.
콜레스테롤이 많은 돼지고기 섭취 시 표고버섯을 함께 먹으면 식이섬유소가 콜레스테롤의 흡수를 지연시키는 역할을 한다.

자연인 레시피
01

# 산나물 된장 무침과 표고 된장국

먹음직스러운 빛깔이 도는 유근피물 밥부터 쫄깃한 표고가 가득 들어간 된장국까지. 거기에 산에서 갓 따온 봄나물이 어우러져 건강하고 든든한 한 끼이다. 어느 것 하나 버릴 것 없이 상에 오른 모든 재료가 자연이 내어준 대체 불가 보약 밥상이다.

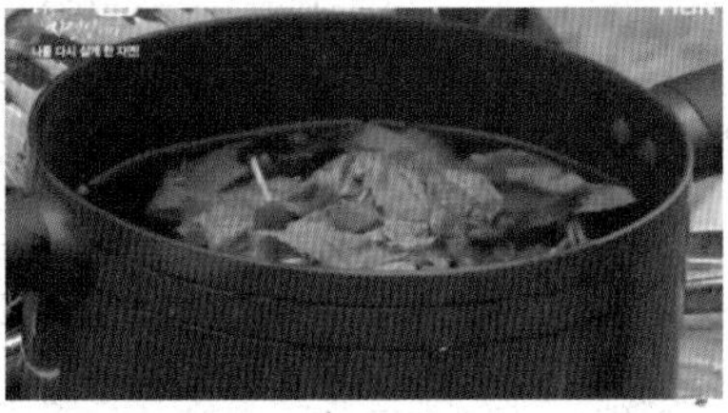
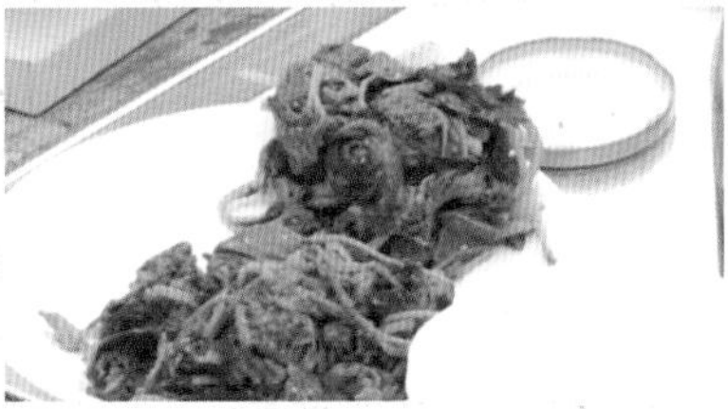

### 산나물 된장 무침 만들기

- 끓는 물에 채취한 산나물을 살짝 데쳐 준 후 찬물에 담가준다.
- 나물에 열기가 빠지면 물기를 꼭 짜고 볼에 담는다.
- 파를 송송 썰어 함께 넣어준다.
- 양념으로 참기름, 된장을 한 숟가락 씩 넣고 깨를 조금 뿌리고 무친다.

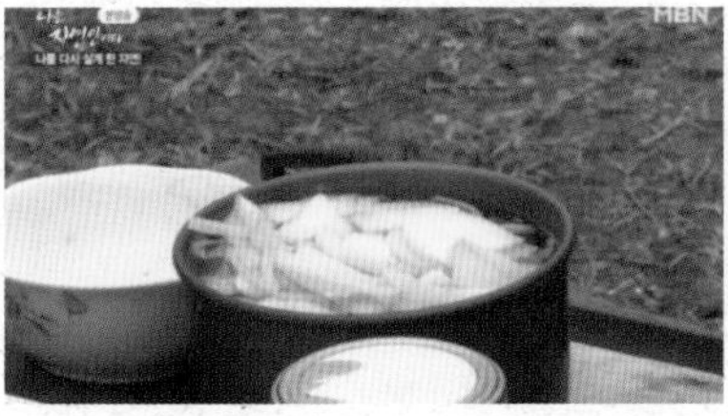

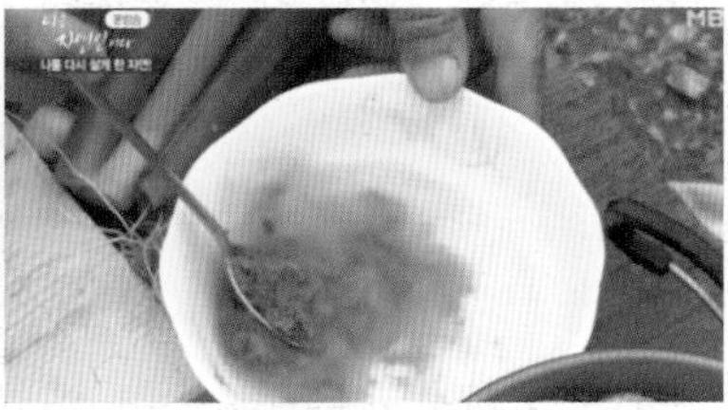

### 표고버섯 된장국 만들기

- 냄비에 2/3 정도 물을 넣고 양파, 파를 먹기 좋은 크기로 썰어 넣는다.
- 한 차례 물로 헹군 표고버섯을 한입크기로 썰어 냄비에 넣는다.
- 된장 한 숟가락 듬뿍 뜬 후 다른 그릇에 담아 물에 풀어준 후 냄비에 넣어 끓인다.

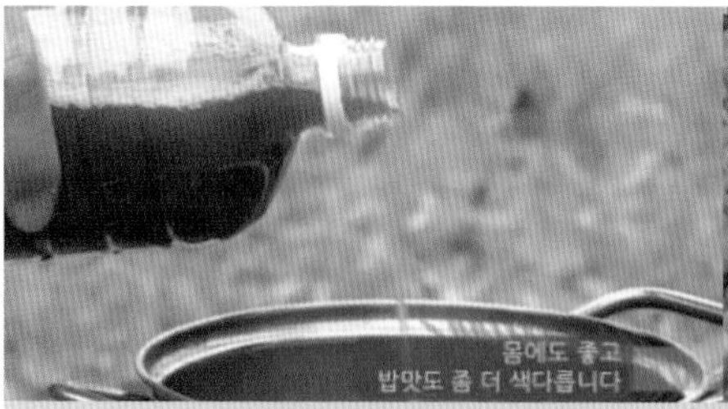

유근피 달인 물을 살짝 넣어 밥을 짓는

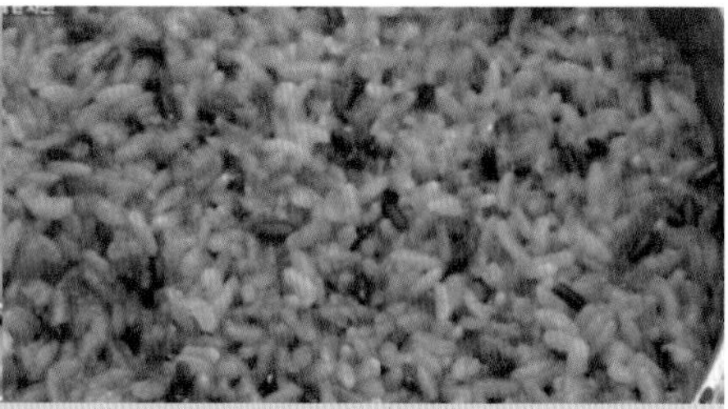
찰지게 잘 지어진 유근피 밥

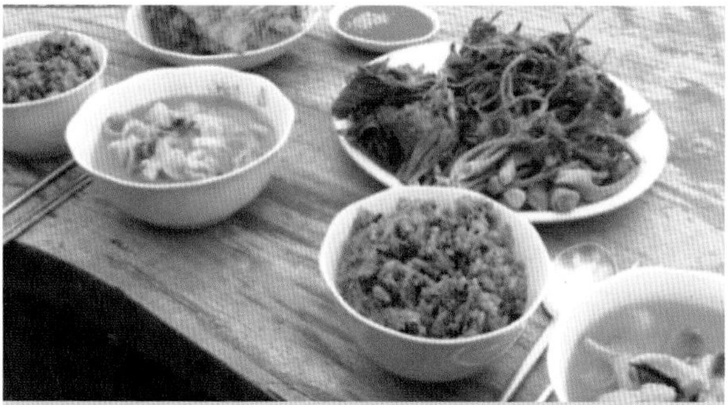
완성된 유근피 밥, 표고 된장국, 산나물 무침 밥상

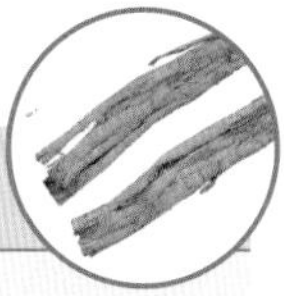

## 자연인 천연 먹을거리 보감

### 유근피의 효능

느릅나무 뿌리의 껍질로 채취되는 양이 적고 약성이 좋은 유근피. 유근피는 비염 및 코질환, 위질환, 염증 치료에 특효가 있다. 또한 피부질환, 항암 효과, 혈액 순환에도 도움을 주며 해열, 진통을 완화시켜 주는 효과도 있다.

### 복용 방법

- 유근피 30g을 물 2L에 넣고 끓이고, 약불로 줄인 후 25~30분 정도 충분히 우려내 차로 마신다.
- 위가 허하거나 속이 찬 사람은 적은 양을 복용해야 하며, 설사를 자주 하는 사람도 섭취 시 주의해야한다.
- 간에 부담을 줄 수 있으므로 세 달간 꾸준하게 복용하며, 1~2달 쉬었다 먹는 것이 좋다.

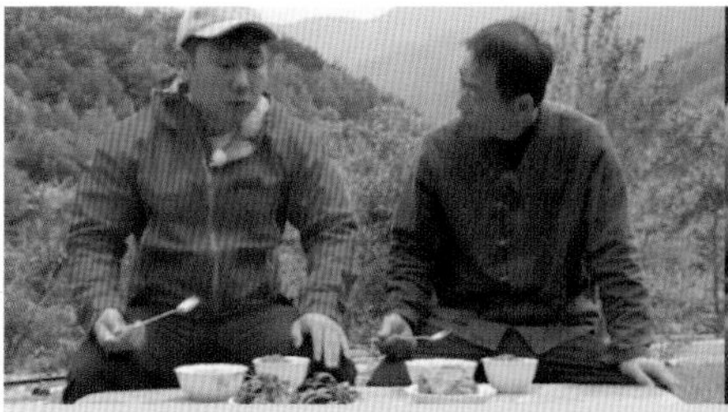

함께 식사하는 이승윤과 자연인

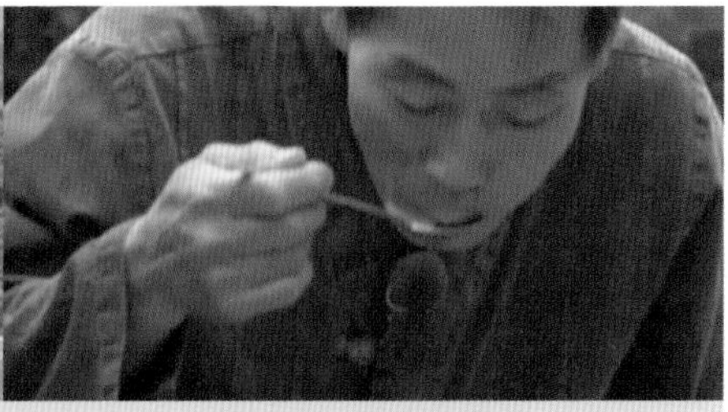

식사하는 자연인 이석진

초록이 만연해진 계절. 건강한 밥상에 자연 치유로 부러움을 자아내는 자연인의 지난 도시 생활이 문득 궁금해진다. 자연에서 누릴 수 있는 특혜를 아주 풍족하게 누리며 살지만 간경화를 겪어야 했었다.

시골에서 태어나 초등학교를 졸업하고 부산에서 야간 중학교를 다녔다. 이후 생계를 위해 섬유계통 모직회사에 입사했다. 어려운 형편에 남들보다 빨리 사회생활을 시작했다. 열일곱이라는 어린 나이부터 일을 시작해서, 한 달에 15만 원이라는 박봉을 받으면서도 알뜰히 돈을 모아 결혼을 한 자연인. 좀 더 안정적인 수익을 얻기 위해 귀금속 가게에 관심을 가졌던 그는, 10년간의 공장 생활을 접고 자신의 금은방을 열었다.

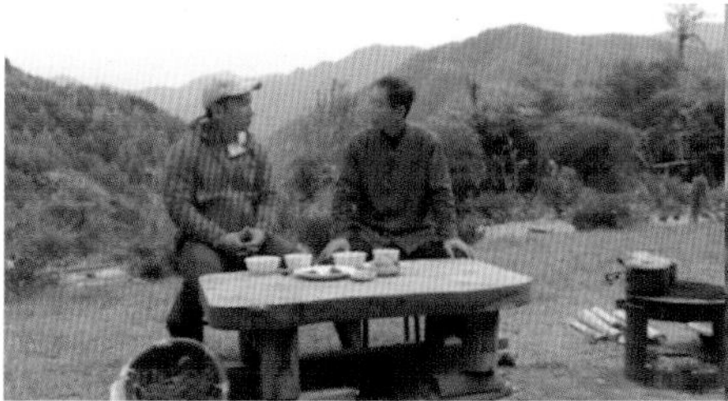

이야기 나누는 이승윤과 자연인

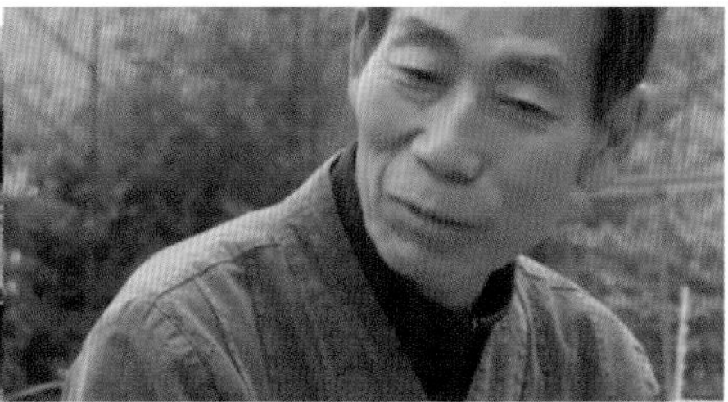

지난 과거에 대해 이야기하는 자연인

금은방 사업을 시작하며 조금씩 자리잡아가는 수입에 안경점 사업까지 확장했다. 일본과 프랑스에 가서 직접 안경을 수입해 도매상에 납품까지 했다. 때문에 승승장구하며 안정적인 생활을 했던 자연인. 하지만 90년대 후반, 결국 그는 부도를 맞고 말았다. 당시 누구도 피할 수 없었던 큰 위기. 바로 IMF였다.

당시 모두 현금으로 거래를 하며 받은 어음은 모두 휴지장이 됐고, 결국 7억 원이라는 피해액이 생겼다. 갑작스런 부도로 가진 재산 전부를 정리하고도 빚을 갚을 수 없어서 형제들에게 손을 벌려야 했다. 인생의 성공가도를 달리다 갑작스럽게 닥친 큰 실패가 원망스러웠다. 하지만 중학생인 두 딸을 위해 주저 앉을 수 없었다.

마땅히 할 것도 없고 나이는 들어 어딜 가도 받아주는 곳이 없어 형의 중장비 공장에서 다시 일을 시작하였다. 힘들어하는 동생을 그냥 둘 수 없어 조금이나마 보탬이 되기 위해 거두어준 고마운 형이었다.

하지만 그래서인지 직원들 사이에서 좋지 않은 시선과 갈등이 늘 그를 따랐다. 그럼에도 아버지로서 책임을 위해 이를 악물어야 했던 자연인. 중장비 지식에 대해서 아는 것 없이 들어간 형님의 회사. 동료들과 가까워지기 위해 작은 술자리도 빠지지 않고 야근도 마다하지 않고 노력했지만, 그를 찾아온 건 간경화였다.

"간경화는 10명 중 9명 정도는 간암으로 발전하여
사망률이 아주 높은 암입니다."

뒤늦게 찾은 병원에서 큰 차도도 없어 망연자실하였다. 마냥 무너질 수 없어 스스로 병을 고치겠다는 강한 마음으로 산을 찾았다. 사업 실패로 고생시킨 가족들에게 아픈 몸까지 짐이 되기 싫어 병까지 숨긴 채 자연을 찾았다.

"나도 노력을 했지만 지금 생활을 보면

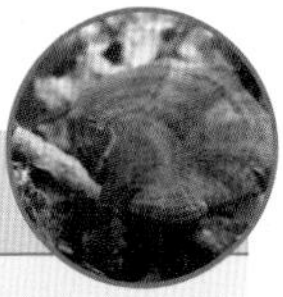

## 자연인 천연 먹을거리 보감

**영지버섯의 효능**

십장생의 하나로 성인병 예방에 효과가 뛰어난 영지버섯. 칼륨, 칼슘, 인 등이 풍부하며 불포화지방산이 많아 현대의 불로초라 불릴 정도로 항암 효과가 뛰어나다. 게다가 저칼로리에 식이섬유소가 풍부해 변비를 개선하고 비만을 예방한다.

**복용 방법**

- 양파망처럼 통풍이 잘되는 망에 넣어 그늘에 보관하고, 흐르는 물에 솔로 닦아 이물질을 제거한 후 차로 달여서 마신다.
- 감초와 같이 달여 마시면 쓴맛을 어느 정도 제거할 수 있다.

**√자연인의 tip**

: 나무를 보고 찾는 영지버섯. 나무가 죽고 나서 3, 4년이 돼야 영지가 나온다.

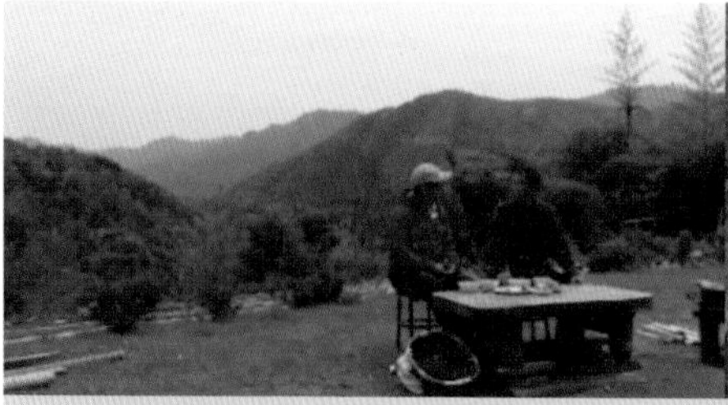

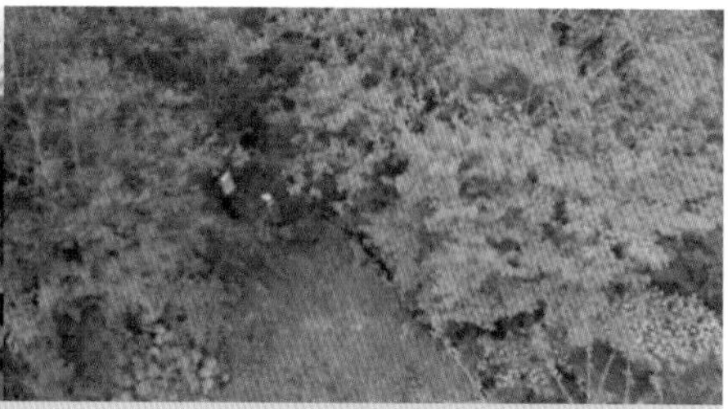

풍광을 배경으로 이야기 나누는 모습　　　　계곡으로 가기 위해 산을 오르는 모습

기적 같다고 생각하고 있습니다."

오로지 건강 회복을 위해 꾸려온 자연 살이. 산 생활 곳곳에 녹아든 그의 노력이 궁금해진다.

식수원도 1km 위 계곡에 설치해 둘 만큼 산 속 생활에서 먹는 것과 운동에 가장 많이 신경 쓴 자연인. 가파른 경사도 가뿐이 오르는 길도

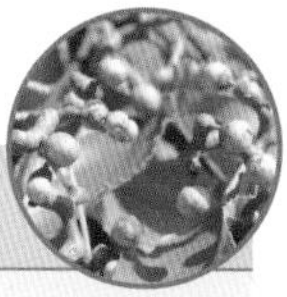

## 자연인 천연 먹을거리 보감

**헛개의 효능**

헛개는 혈중 알코올 농도를 낮춰 주는 효과가 입증되어 숙취에 의한 갈증을 풀어주는 것으로 알려져 있다. 간 건강은 물론, 관절염 개선, 피로회복, 변비 개선, 이뇨 작용 등에도 효능이 있으며 소화기능을 향상시켜주고 근육긴장 완화, 황달 치료에도 도움이 된다.

**복용 방법**

- 채취한 잎을 깨끗이 씻어 그늘에 물기를 완전 건조해준 후, 덖음차로 음용한다.
- 헛개나무 7kg과 황설탕 9kg을 켜켜이 재어두고, 1~2년 발효 시켜 하루 2잔 복용한다.

자연인에겐 일상이다. 그리고 자연인을 따라 가다보면 그가 처음 산에 들어올 때부터 심어둔 헛개나무와 자연이 내어주는 건강한 약재들이 가득하다.

물청소 하러 가는 길에 운동도 시켜주고 건강한 보약들이 사방에 가득한 자연이다. 자연인의 건강이 회복될 수밖에 없는 기적과도 같은 곳이다.

몇 해 전, 가뭄이 들어 계곡 물이 말라 불편을 겪었다. 물 나오는 곳까지 찾아 올라가다 보니 1km 높은 곳에 위치하게 됐다고 한다.

계곡까지 오르느라 흘린 땀도 시원하게 적셔주는 물줄기가 반갑다. 너른 마음으로 한껏 내어주는 자연의 선물과도 같다. 힘들었던 순간도 모두 씻어주는 계곡 물 한 모금에 또 한 번 기운을 얻는다.

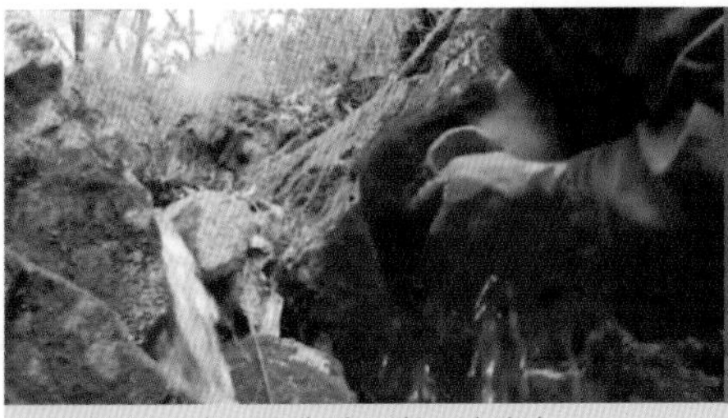
계곡 물에 세수하는 자연인

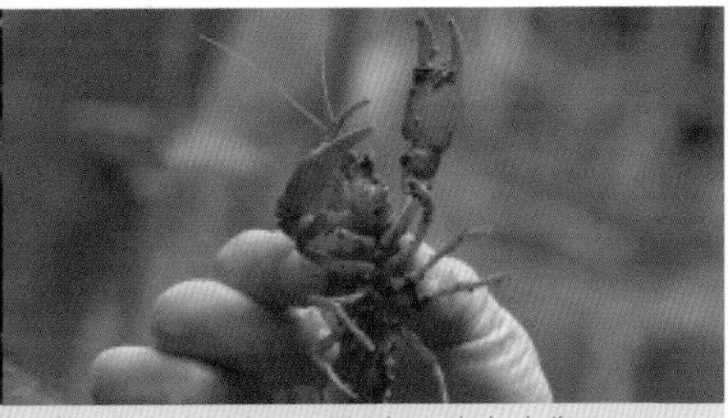
식수원 호스를 막고 있던 가재

# 자연 생활 TIP

## 식수원 관리하기

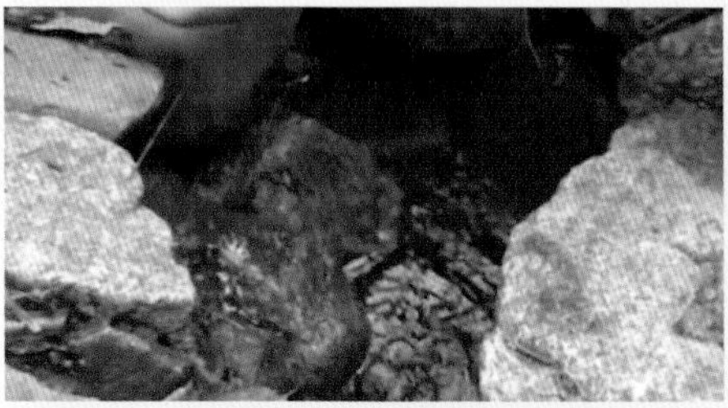

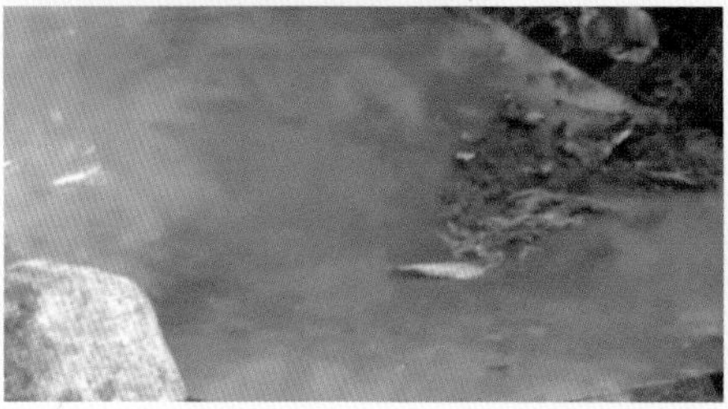

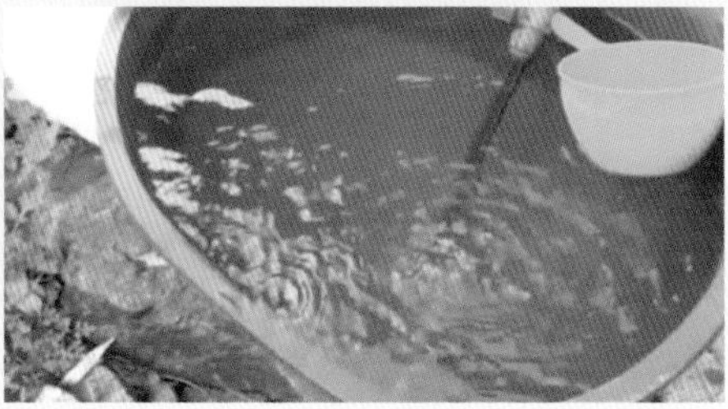

- 물이 흐르는 계곡 아래 돌을 쌓아 물통이 들어갈 웅덩이를 만든다.
- 물통 아랫부분에 불순물이 걸러지도록 윗부분 양쪽을 뚫어 호스를 연결한다.
- 한쪽 호스는 계곡 웅덩이에서 물통으로, 반대편 호스는 다른 호스들과 연결해서 집까지 끌어낸다.
- 고무 뚜껑으로 물통을 닫고 뚜껑이 열리지 않도록 돌을 올려준다.

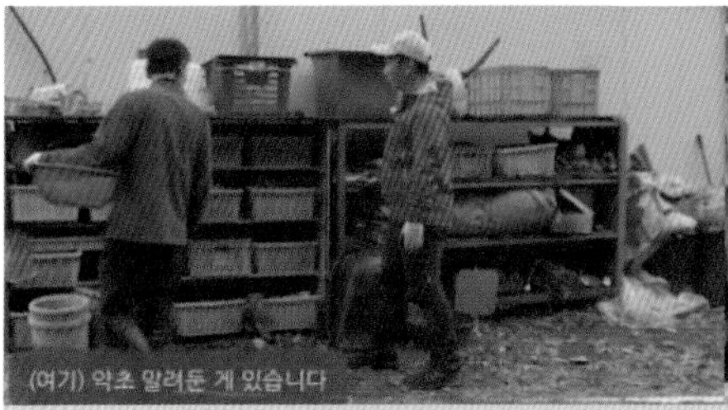

자연인이 말려둔 약재 창고

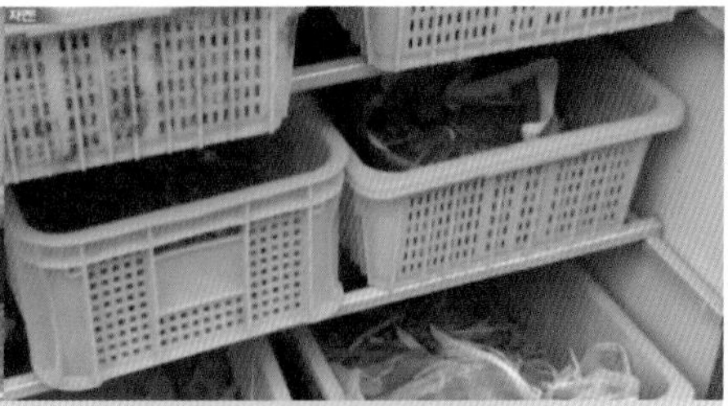
말려둔 약재들

알을 품은 가재들이 숨어있던 식수원 호스를 청소한 후, 펑펑 쏟아지는 물과 가재가 살만큼 깨끗한 물로 약초물을 달여 본다. 수시로 마시는 것은 물론, 찌개 육수나 밥물로도 활용하기 때문에 약초물은 늘 떨어지지 않게 끓여 두어야 한다.

시원하게 뻗은 대나무 줄기와 은은하게 퍼지는 죽향이 마음을 가라앉게 만든다. 장갑과 톱을 챙겨 저녁 재료를 찾으러 나선다. 집 근처에 대나무 밭이 있어서 시험 삼아 만들어 본 대통 밥에 반해서 일주일에 2번 이상은 해먹을 정도로 좋아하는 밥이다.

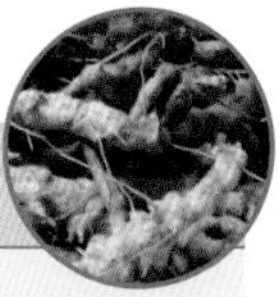

## 자연인 천연 먹을거리 보감

**토복령(망개뿌리)의 효능**

토복령은 열을 내리는 작용을 하며 몸의 습한 기운을 없애준다. 관절통, 악성 종기를 가라앉히는 효능이 있으며 성병, 수은중독 치료에도 효능이 있다.

**복용 방법**

토복령 10~15g을 물 1L에 넣어 약한 불로 물이 반 정도 줄어들 때까지 달여 마신다. 하루 식전 3번 마시는 게 좋으며, 평소 몸이 찬 사람이나 과다 섭취할 경우 설사와 같은 증상이 나타날 수 있다.

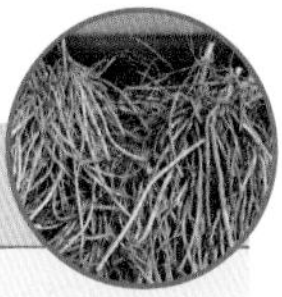

## 자연인 천연 먹을거리 보감

**우슬 뿌리의 효능**

우슬에는 엑크디손 성분이 있어 염증을 일으키는 효소 성분의 분비를 억제하는 효과가 있다. 게다가 고혈압 등에도 도움이 되며 특히 뼈와 근육을 튼튼하게 해주어 관절염 등에 특효가 있다.

**복용 방법**

- 우슬 뿌리 한줌에 물 2L를 붓고 약불에 40분간 끓여 차로 복용한다.
- 우슬 뿌리와 닭발을 넣고 4시간 고아낸 다음 국물을 따로 냉장 보관해 우계묵으로 섭취한다.

자연의 모든 것으로 집도 짓고 밥도 해먹고, 그만의 다양한 방법으로 자연을 만끽하며 산다.

자연인의 건강을 책임지는 약초 물이 푹 달여지기를 바라며, 저녁

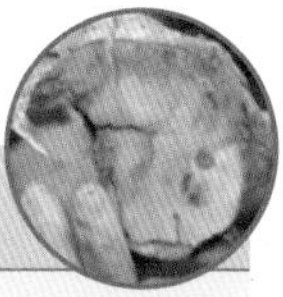

## 자연인 천연 먹을거리 보감

**오갈피의 효능**

오갈피나무는 잎이 다섯 갈래로 갈라진 인삼이란 뜻의 오가삼(五加蔘)으로 부른다. 신경쇠약, 식욕부진, 건망증, 불면증, 고혈압, 저혈압 등의 치료 및 자양강장제, 피로회복제로 사용한다. 학습력, 성기능 향상, 면역력 강화, 항 알레르기 효과, 해독, 결핵 치료, 혈당 및 콜레스테롤 저하, 혈전 제거, 항암 치료에 효과가 있다.

**복용 방법**

- 여름, 가을철에 채취한 오갈피의 근피를 벗겨 햇볕에 말려 차나 술의 향료로 쓰인다.
- 오갈피의 어린 순은 4.5~9g을 달여서 차로 복용하거나, 술에 담가 복용한다.

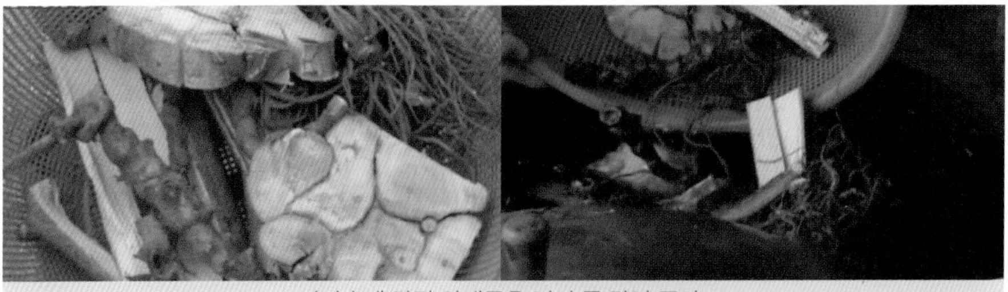

가마솥에 말린 약재들을 넣어 푹 달여 준다

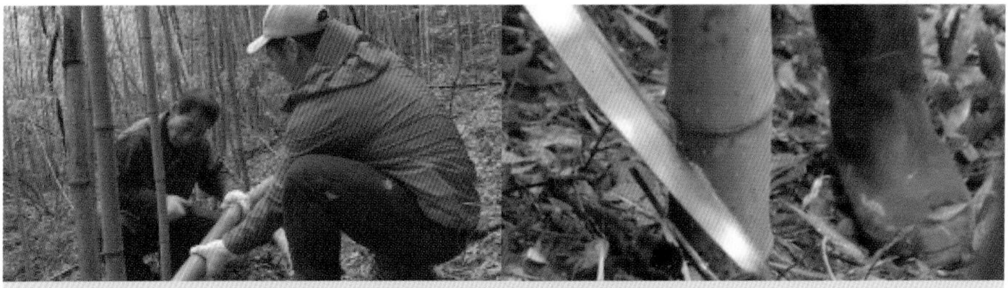

대나무 자르는 자연인과 이승윤

준비에 나선 자연인. 금방 어둠이 찾아오는 산이기에 조금 일찍 저녁을 챙긴다고 한다. 그가 선사할 풍성한 보약 밥상이 기대된다.

달콤하고 고소한 고명들이 가득 들어있는 대통 밥. 자연인표 오디 양념으로 맛을 낸 죽순무침. 새콤달콤한 맛이 입안을 자극하고 씹으면 씹을수록 죽순 특유의 맛이 어우러진다. 자연에서 얻은 재료로 가득한 밥상에 건강은 물론 신선함이 그대로 담겨있는 건강 밥상이다.

자연인 레시피
02

# 죽순 무침과 대통 밥

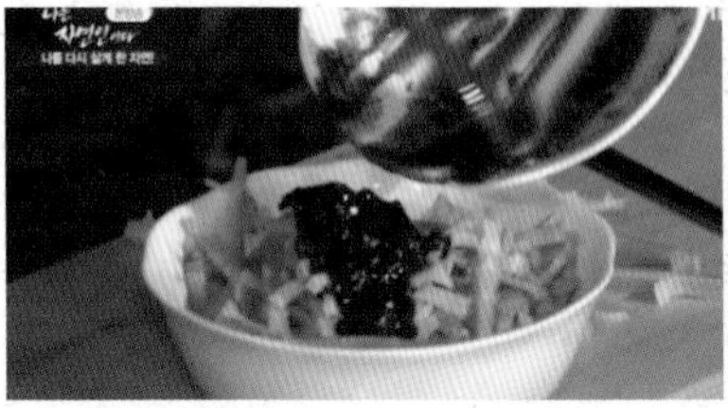

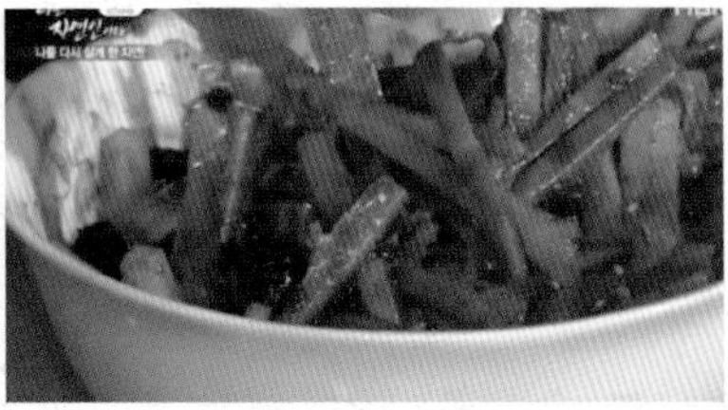

## 죽순 무침 만들기

- 죽순의 껍질을 벗겨 물에 씻어준 후 끓는 물에 죽순이 연해질 때까지 삶는다.
- 삶은 죽순을 찬물에 담가 식감을 살린 다음 먹기 반으로 갈라 채 썰듯 썰어준다.
- 양념장으로 참기름, 고추장, 깨를 넣는다.
- 설탕과 식초 대신 오디 발효액도 넣어 섞어준 후 썰어둔 죽순과 함께 무친다.

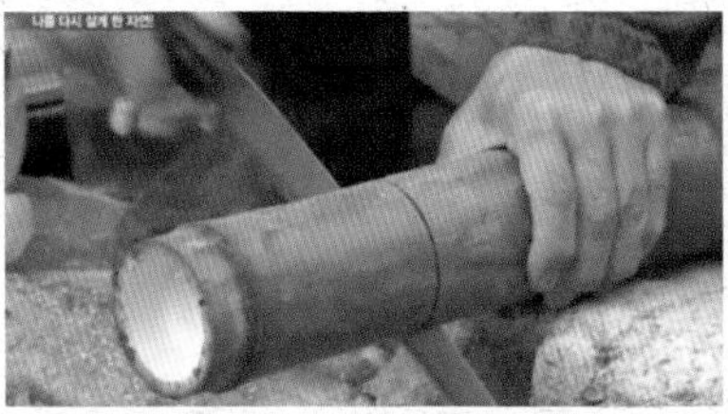

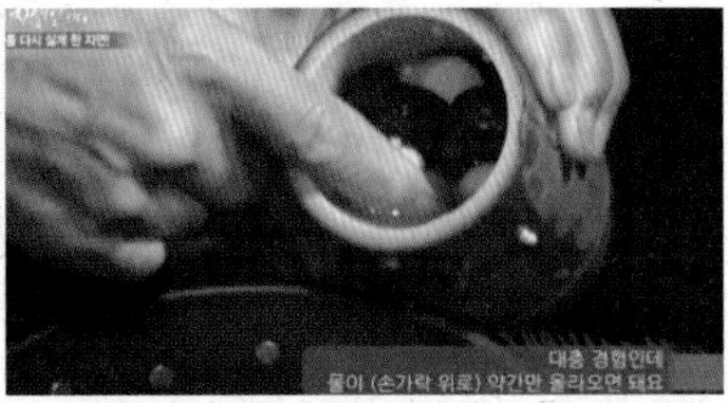


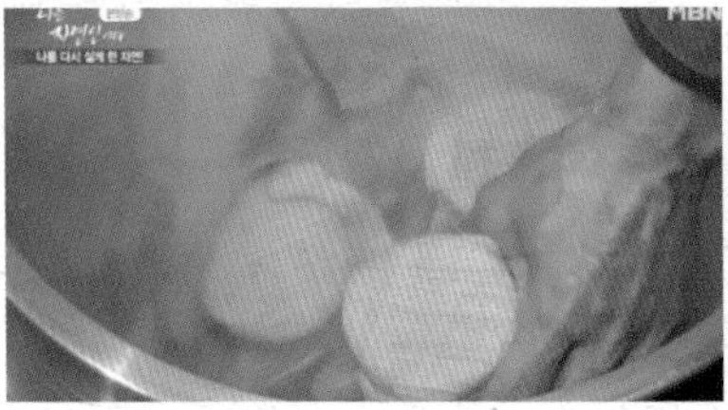

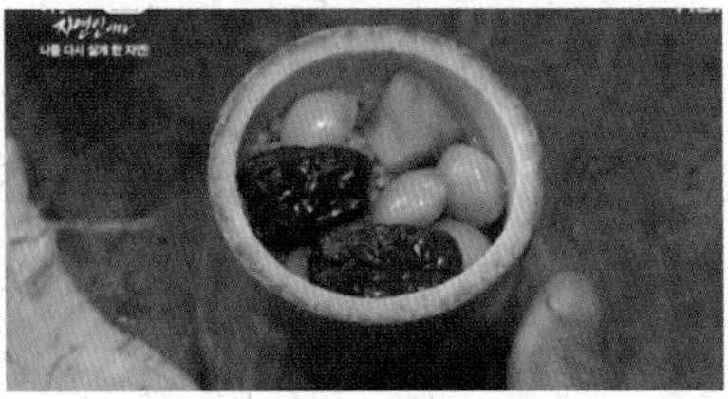

## 대통 밥 만들기

- 쥐눈이콩을 넣은 쌀을 미리 불려 놓는다.
- 대통 높이가 10cm 정도 되도록 절단해준 다음 물에 씻어준다.
- 불려 놓은 쌀과 대추, 밤, 은행을 2/3 정도로 채워 넣는다.
- 손가락 한마디나 고명이 잠길 정도로 물을 붓는다.
- 천으로 입구를 막아주고 솥에 넣고 40분가량 쪄준다.

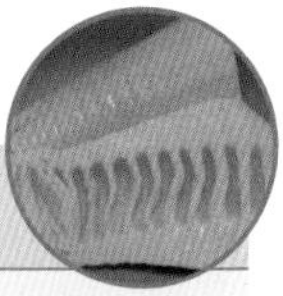

## 자연인 천연 먹을거리 보감

### 죽순의 효능

봄철이 제철인 죽순. 콜레스테롤을 저하시켜주는 죽순은 열량이 낮아 다이어트에도 도움이 된다. 또한 당질과 단백질, 섬유소질이 많아 비만 예방에도 효능이 있으며, 칼륨이 함유되어 있어 혈압이 높은 사람에게 특효가 있다.

### 복용 방법

- 죽순은 시아노겐이라는 독성을 품고 있어 물에 삶아 익히거나 우려내서 독성을 제거해야 한다.
- 죽순은 차가운 성질이 있기 때문에 체질적으로 손발이 냉한 사람, 위궤양, 만성 신염, 비뇨기 결석이 있는 사람은 섭취하지 않는 것이 좋다.

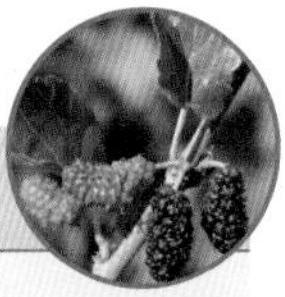

## 자연인 천연 먹을거리 보감

### 오디의 효능

당분이 들어있어 새콤달콤한 신선한 향기가 나는 오디. 포도당과 과당, 스트르산 등을 비롯한 비타민, 칼슘, 인, 철 등이 함유되어 있어 간장과 신장 기능 개선에 효과가 있다. 게다가 갈증 해소, 관절염, 알코올 분해 등에도 효과가 있으며 불면증과 건망증에도 효능이 있다. 게다가 류머티즘 치료에도 사용되며 혈당과 콜레스테롤 저하에도 도움이 된다.

### 복용 방법

- 오디는 날로 먹거나 술 또는 주스로 담가 먹을 수 있다.
- 매실주나 석류주와 섞어 마시면 맛과 향을 더해 준다.
- 오디 농축액을 밀가루 반죽과 섞어 과자를 만들거나 저온으로 말려서 가루를 내어 먹기도 한다.

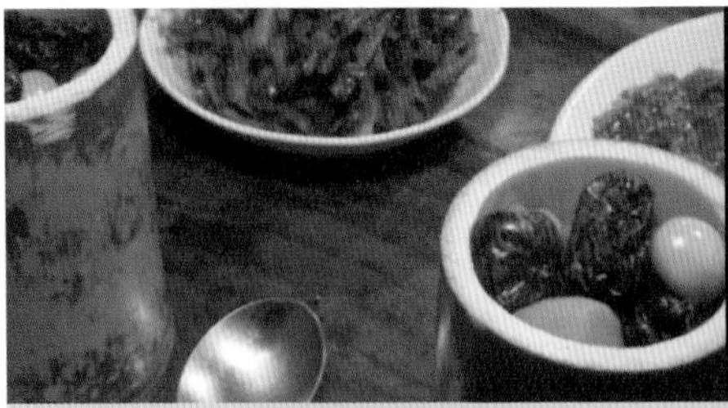

완성된 대통 밥과 한상

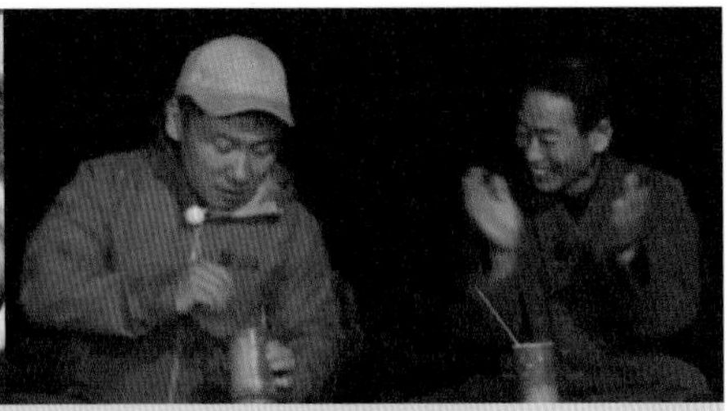

밥 먹으며 이야기 나누는 모습

"내 건강은 내가 지켜야지 절대 남이 지켜주는 게 아니거든요."

이렇게 풍족하고 여유로운 곳에 두 발을 디디고 산다는 것 자체가, 건강한 삶이고 또 힐링이지 않을까.

따뜻하고 건강한 밥상을 마주할 때면 피어오르는 장작불처럼 생각나는 가족. 도시에서 그가 책임지기 위해 애썼던 자연인의 두 딸은 어느덧 가정을 꾸려 살고 있다. 이제는 걱정이 없어도 지난날을 생각하면 여전히 가족들에게 미안함이 가득하다. 사업 실패로 금전적인 뒷받침도 제대로 해주지 못해 늘 마음에 걸린다.

평생 남편의 결정을 지지해준 고마운 아내. 사업 실패 당시 두 딸이 사춘기를 겪으며 몹시 예민할 때. 아내는 힘든 내색 하나 없이 아이들을 보듬어준 덕에 가족 모두가 힘든 시기를 넘길 수 있었다.

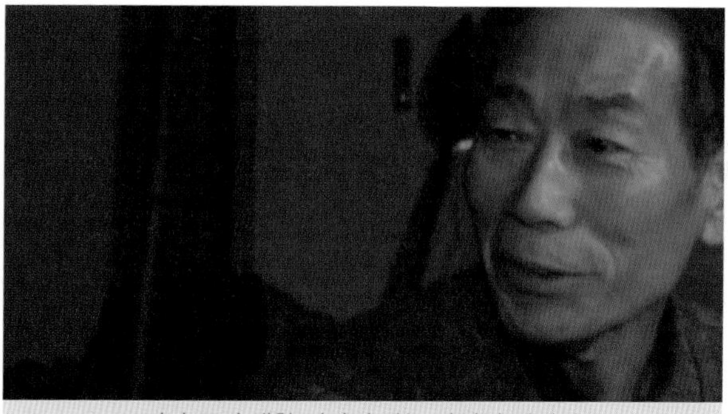

지난 도시 생활 이야기 하는 자연인 이석진

"아내가 괜찮다, 걱정하지 말고 편하게 마음먹어요. 지나간 건 지나간 것이라고 힘을 내도록 많이 도와줬습니다. 그러니 내가 더더욱 힘을 더 낸 셈이죠."

고맙단 말로는 항상 부족한 가족. 그것이 자연인이 어떻게든 다시 건강해져야만 했던 이유일 것이다.

## 2일차

언제 비가 왔었냐는 듯, 산은 맑게 갠 봄날이다. 산골에는 다시 기분 좋은 아침이 찾아왔다. 아침부터 바구니를 들고 지붕 위로 올라간다. 무성하게 자란 잡풀을 제거하기 위해서다. 그

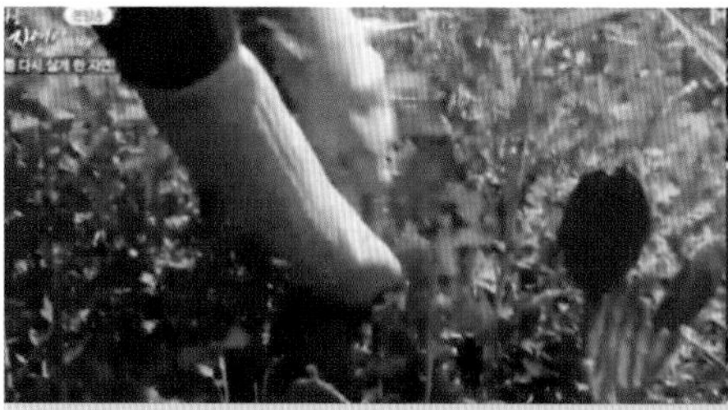

잡풀을 제거하는 자연인 손

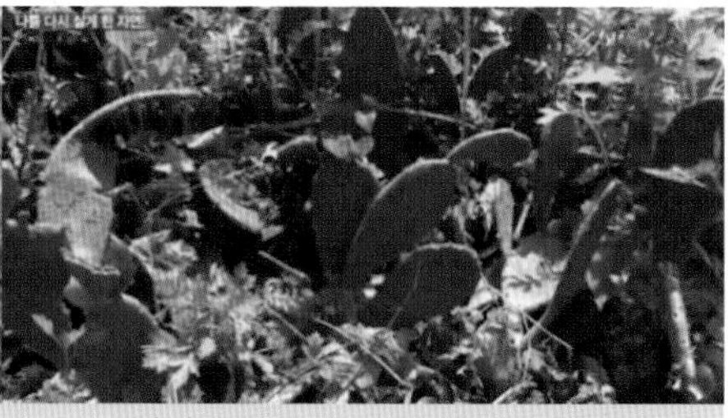

아내의 권유로 5년 전 심은 천년초

리고 아내의 권유로 심은 천년초를 심었다. 건강을 걱정해 주는 아내의 마음이 고마워서 하루도 빼먹지 않고 챙겨먹는 그의 보약 중 하나다.

자연의 맑은 에너지를 듬뿍 받고 가뿐해진 아침이다. 가벼운 발걸음으로 창고로 향하는 자연인. 각종 발효 효소들과 말린 나물들을 보관해 둔 자연인의 보물 창고다. 직접 캔 고사리에 말린 죽순도 있다.

이 많은 재료들 중에 그가 집어 든 것은 바로 말벌을 넣은 꿀이 보인

## 자연인 천연 먹을거리 보감

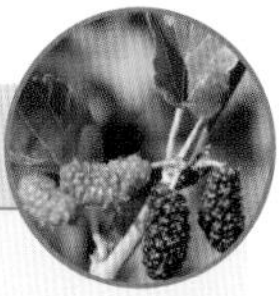

**천년초의 효능**

천년초에는 식이섬유가 풍부해 장 건강에 도움이 되고 비타민C, 불포화지방산, 칼슘이 함유되어 있어 각종 염증이나 관절염에도 효과가 있다. 게다가 폴리페논 성분이 풍부해서 항산화 효과와 항암에도 좋다.

**복용 방법**

- 흐르는 물에 과도나 철사수세미로 가시를 제거하고, 2~3등분 하여 껍질째 믹서에 넣고 바나나 1개와 함께 물이나 요구르트를 넣고 충분히 갈아서 하루 2회 공복에 마신다.
- 천년초 열매는 1회 3알 정도 생수 1컵을 넣고 갈아 공복에 음용한다.

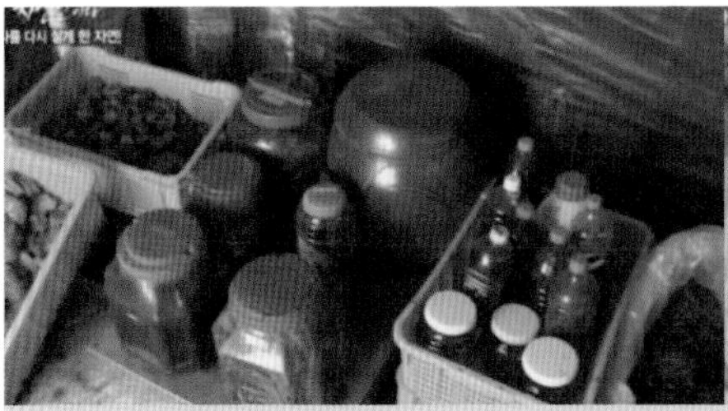

자연인의 창고에 있는 각종 효소들

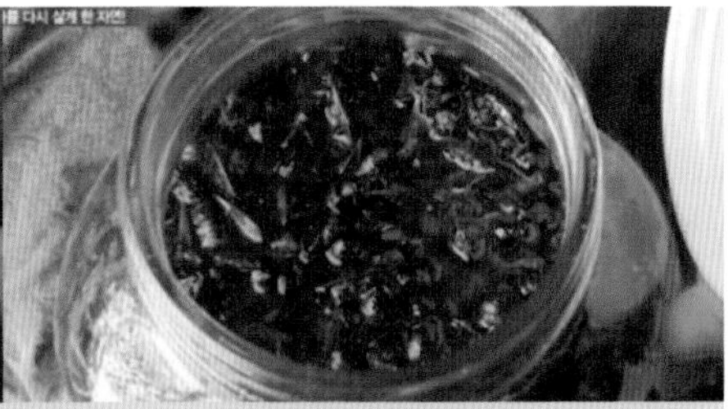

말벌 넣은 말벌 꿀

다. 말벌주가 좋다는 소리를 듣고 술 대신 꿀에 살아있는 말벌을 넣은 것이다. 간이 좋지 않아서 술은 먹을 수 없기 때문이다. 벌침 속에 있는 독이 숙성돼 약성 좋은 꿀이 된다고 한다.

자연인 레시피
03

# 말벌 꿀 섞인 백년초 선식

아침에 딴 천년초와 귀한 꿀을 챙기고 물소리가 귀를 즐겁게 하는 집 근처 계곡으로 발걸음을 옮긴다. 매일 아침저녁으로 공복에 한 그릇 먹으면 건강 회복에 탁월하다는 자연인표 건강 선식. 지난 5년 간 자연인의 아침을 책임진 건강식이다.

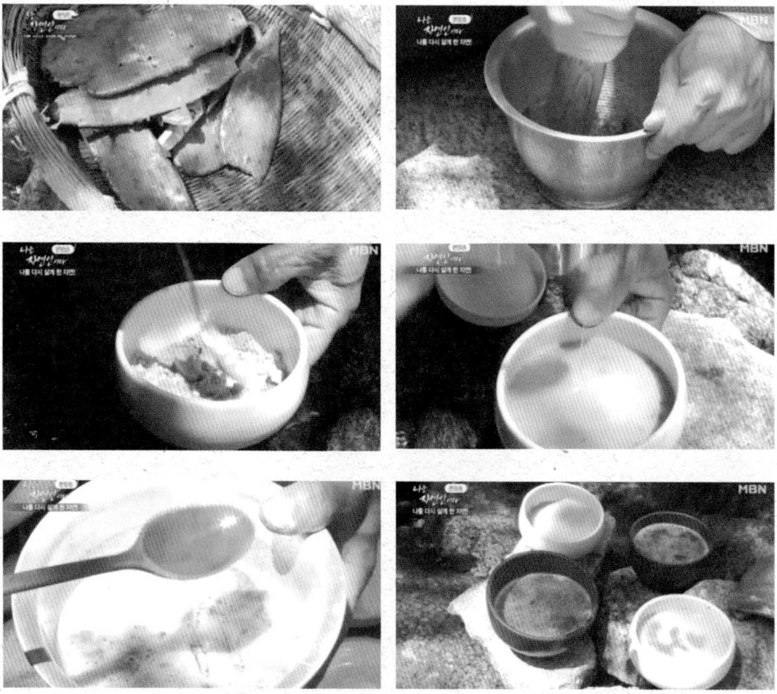


- 흐르는 물에 과도나 철사수세미로 가시를 제거한다.
- 2~3등분 하여 껍질째 절구에 넣고 갈아준 다음 물과 말벌 꿀 한 스푼을 넣어 섞는다.

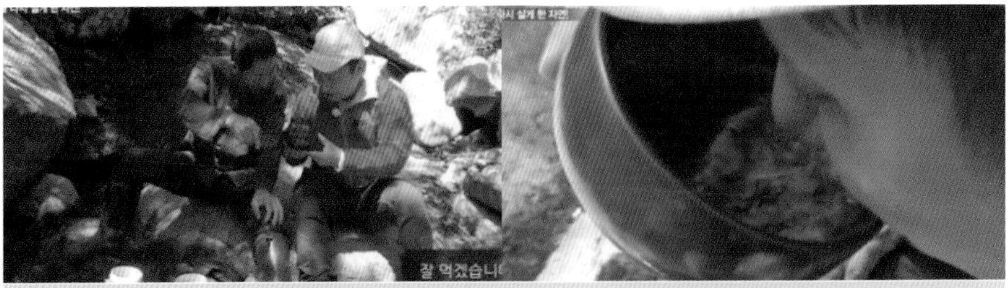
그릇으로 건배하면 먹는 자연인표 백년초 선식

시원한 계곡의 물소리를 배경음악 삼아 부드럽게 넘어가는 한 모금. 자연인이 만든 말벌 꿀이 들어감으로써 맛도 살고 먹기도 좋은 신선한 한 끼. 존재만으로도 힐링이 되는 자연 속에서 몸에 좋은 식단까지 챙기다보니 한결 여유로운 마음을 갖게 된다.

"내가 도시에 계속 살았으면 건강해지지 못했을 거고, 이런 데 왔으니 몸도 건강해지고 마음도 편하고 이런 좋은 것도 먹을 수 있고 건강해져서 좋아요."

살면서 이렇게 좋기만 했던 적이 또 있었을까. 든든하게 배를 채웠으니 또 다시 산 속으로 향한다. 사람 발길 닿지 않는 천연 자연 속이라 귀한 산나물이 가득하다.

# 자연 생활 TIP

## 산나물 저장 보관하기

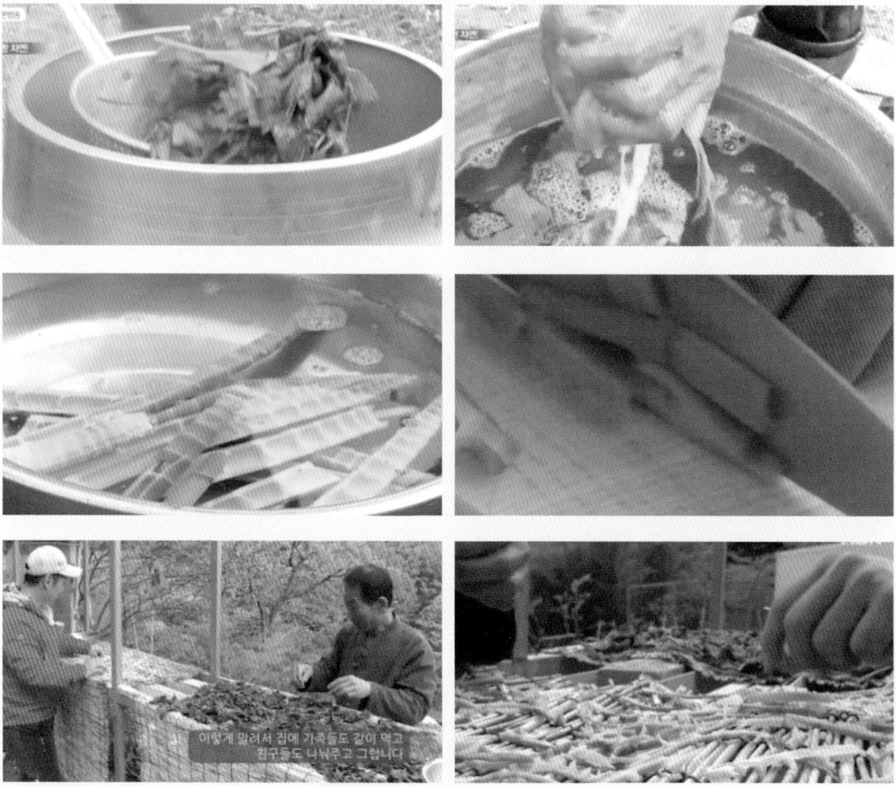


- 채취한 나물을 끓는 물에 살짝 데쳐 찬물에 담가 열을 빼준다.
- 나물의 물기를 꼭 짜준다.
- 죽순은 껍질을 벗겨 물에 헹군 후 부드러워질 때까지 삶아준다.
- 삶아진 죽순을 찬물에 식힌 후 마르기 좋은 크기로 잘게 썰어준다.
- 물기를 제거하고 나물들이 겹치지 않도록 그늘에 말려준다.

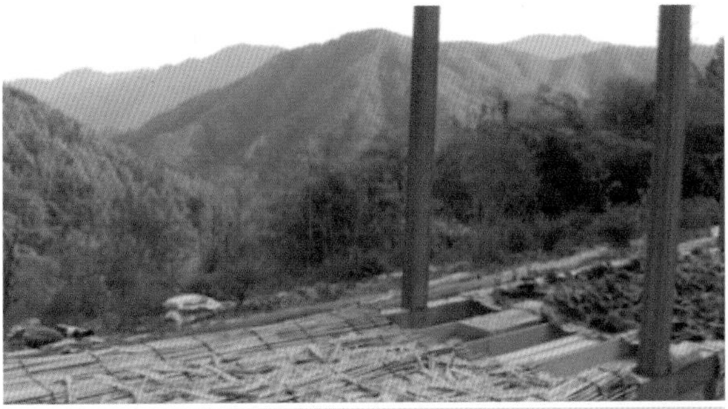

산나물 말려 놓은 모습

이렇게 말린 산나물은 가끔 가족들이나 친구들에게 나눠준다. 몸소 좋은 걸 느껴봤기에 소중한 사람들에게 챙겨주고 싶은 마음에서다. 자연인의 배려처럼 따뜻한 햇살에 나물의 영향도 한결 더 풍부해진다.

어느덧 찾아온 저녁 시간. 저녁 재료 준비를 위해 그의 보물 창고로 들어간다. 수많은 효소와 말린 나물 속에 눈에 띄는 무언가 보인다. 3일 전 자연인의 개가 꿩 사냥에 성공해서 물어온 꿩이 주재료가 된다.

오직 자연에서만 맛볼 수 있는 귀한 요리이다. 보기만 해도 든든한 자연 속 보양식은 자연이 주는 건강이 한껏 들어가 자연을 통째로 먹는 듯한 기분이다.

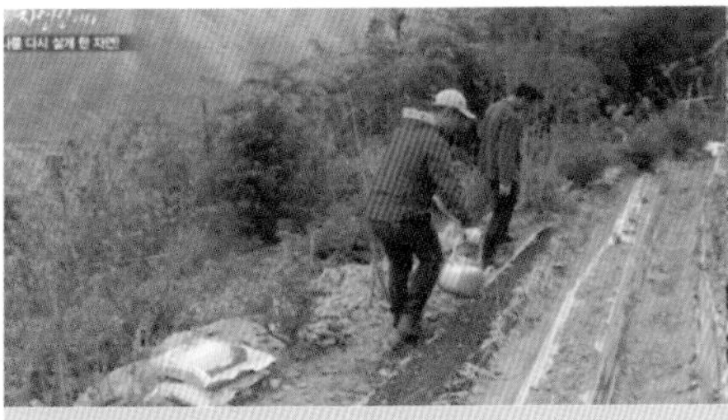

텃밭 가꾸기에 나서는 이승윤과 자연인

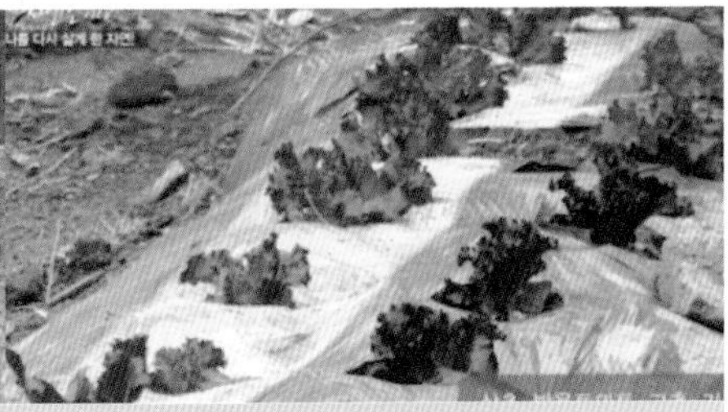

자연인이 가꾸는 텃밭

자연인 레시피
04

# 약초 물에 끓이는 꿩 백숙

고기 구경하기 힘든 산 속에 아꼈다 먹기 위해 기름과 소금을 발라 말려놓은 꿩. 거기에 전날 달여 놓은 진하게 우러난 약초 물을 넣어 뜨끈한 저녁 식사를 준비한다.

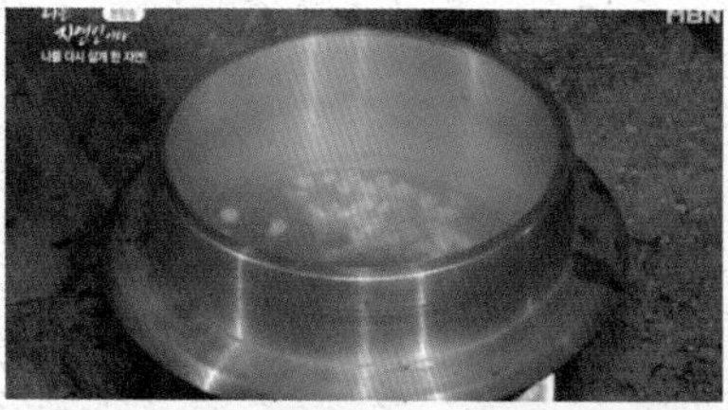

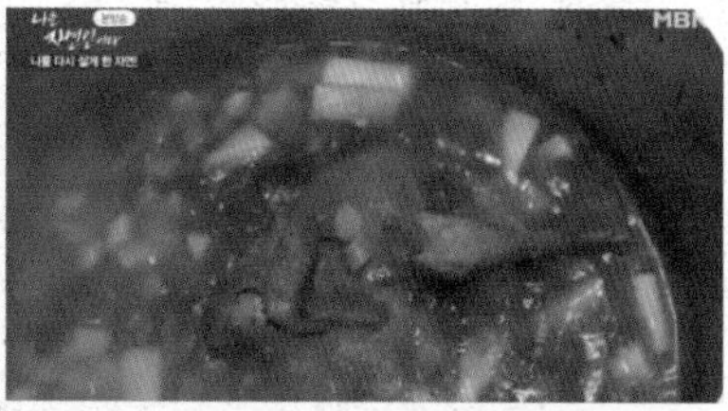
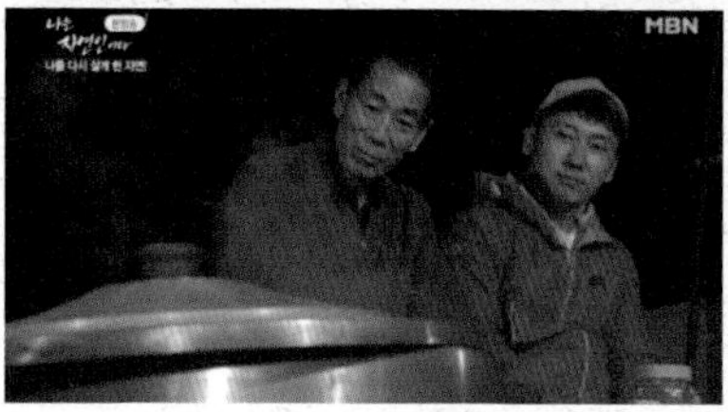

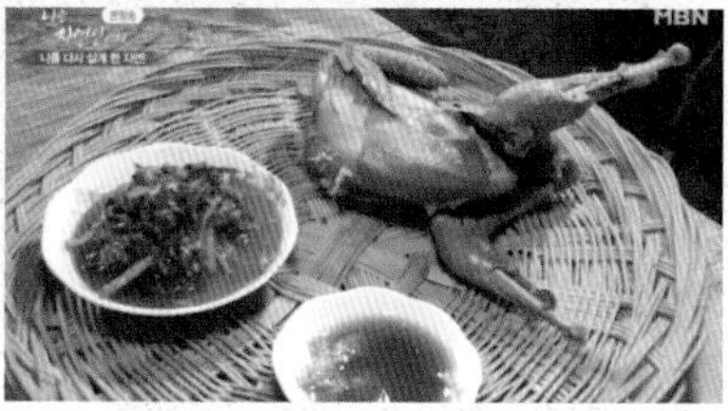

- 달여 놓은 약초 물에 손질된 꿩을 넣어 한 차례 삶아준다.
- 꿩이 삶아지는 동안 무와 파를 큼직하게 썰어 준비한다.
- 한소끔 백숙이 끓으면 준비한 무와 파를 넣는다.
- 다진 마늘을 두 스푼 넣은 다음 푹 삶는다.

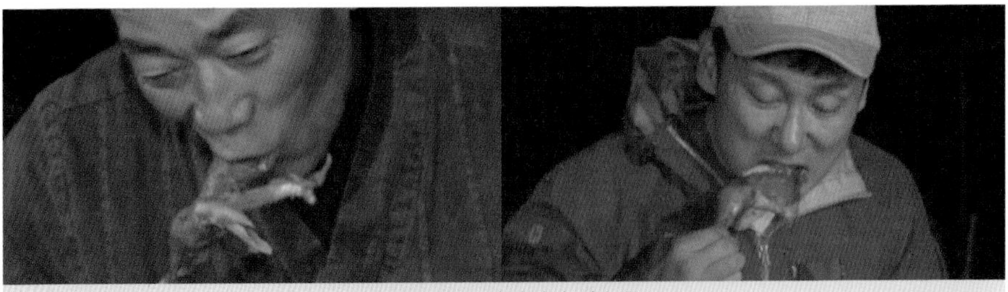

꿩다리 뜯는 자연인과 이승윤

따뜻하고 특별한 보양식을 가족들이 한 번씩 찾아오면 지금처럼 만들어준다고 한다. 예전에 생각도 못했던 일들이 자연에서 건강을 되찾은 후 모든 게 가능해졌다. 늘 미안하고 고마운 가족들에게 작은 뭐라도 해줄 수 있는 사실이 자연인에겐 참 소중하다.

매일 조금 더 풍족하게 채워지는 일상. 지금의 행복이 자연인에겐 더 특별할 수밖에 없다. 자연에서 강한 의지로 되찾은 건강으로 가족을 위해 살고 싶다는 자연인.

"더불어 주위 사람들도 항상 건강하게 지내길 바라죠.
건강이 최고입니다."

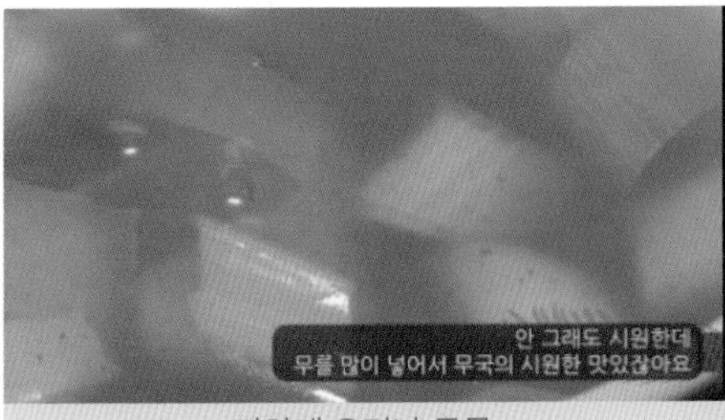


진하게 우러난 국물

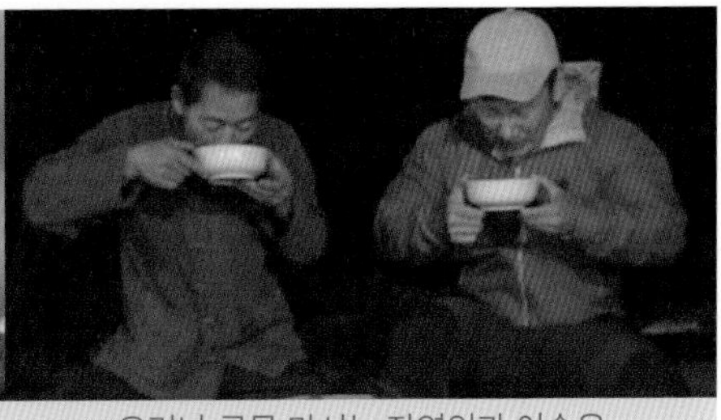

우러난 국물 마시는 자연인과 이승윤

# 자연인 에필로그

병을 이겨내겠다는 목표 하나로 이곳을 찾았을 땐,

이렇게 밝아질 수 있을지 몰랐습니다.

자연과 함께 부대끼고 호흡하며 마침내 되찾은 건강한 웃음.

어렵게 만난 이 여유와 행복을

앞으로도 오랫동안 이어가길 바랍니다.

양명석

# 산골의 열혈남아

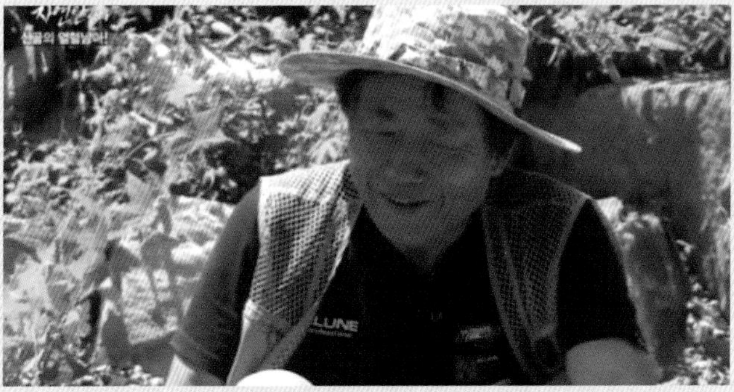

# 자연에서 유쾌하게 사는 법

자연 생활 Tip

① 정원 속 휴식 공간 만들기

② 송근봉 담금주 만들기

자연인 레시피

① 얼갈이배추 겉절이

② 닭 주물럭

③ 방아잎 부침개와 꽈리고추찜

④ 어죽 칼국수

# 1일차

뜨거운 태양이 내리쬐는 도시의 여름은 갑갑하다. 몸과 마음이 지쳐갈 때면 산의 푸르른 여유가 손짓을 한다. 산은 폭염주의보로 뜨거워진 몸을 시원하게 식혀준다. 기분 좋은 선선함에 발걸음을 멈출 수 없다. 어떤 반가움이 기다리고 있을지 더 깊은 곳을 향해 다가가게 만든다.

한 걸음, 한 걸음 발을 내딛을수록 울창하게 우거진 나무 사이로 한 사내가 보인다. 싱그러움으로 우거진 이 계절의 산만큼 아주 활기찬 자연인을 만났다. 73세라는 나이가 믿기지 않을 정도로 건장한 체격을 가진 사나이이다. 젊어지기 위해 산에 들어왔다는 산중생활 4년 차의

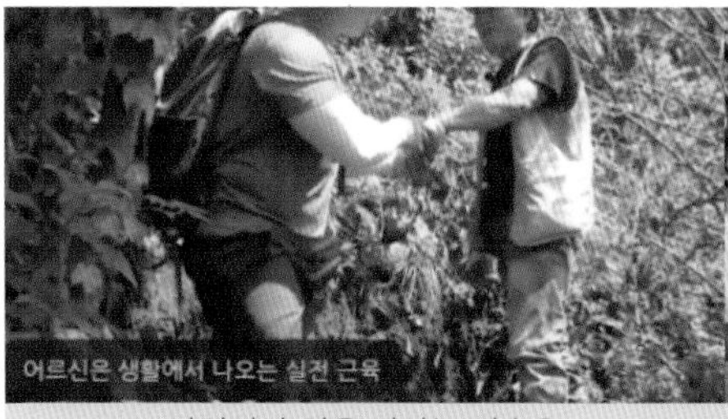

자연인과 처음 만나는 이승윤

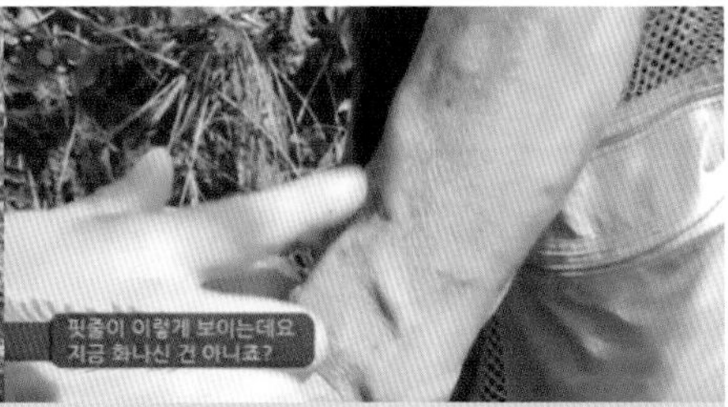

자연인의 핏줄이 보이는 우람한 팔뚝

유쾌한 양명석 씨다. 나이가 들어도 절대 놓칠 수 없는 게 청춘이다. 평소 즐겨 입는 옷이 찢어진 청바지라니 자연인의 매력이 예사롭지 않다.

그가 70이 넘은 나이에 깊은 산으로 들어오게 된 이유는 무엇일까? 미소만 봐도 같이 웃음 짓게 되는 자연인의 이야기가 더욱 궁금해진다.

나이는 숫자에 불과하다는 말처럼, 멋스럽고 유쾌하기까지 한 자연인. 산에 널린 칡을 캐고 있었다는데 크기도 거대하다. 뙤약볕에 힘들법도 한데 자연인은 오히려 땀을 쭉 빼야 몸이 개운하다고 한다.

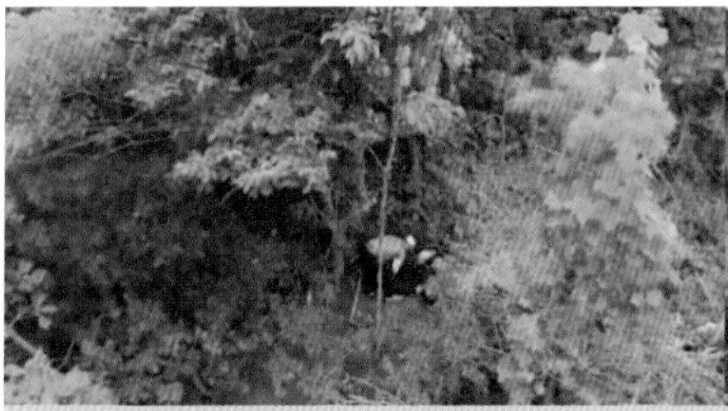
한여름 자연인과 칡을 캔다

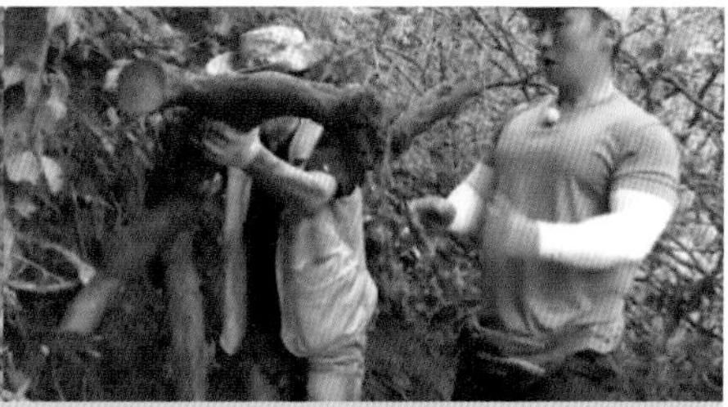
거대한 칡의 모습

그를 따라 함께 땅을 파고 파고 또 파도 칡뿌리는 자태를 드러내지 않는다. 그렇게 구슬땀 흘린 지 2시간 후에 그 모습이 드러난다. 10년이나 산의 기운을 머금은 칡은 자연인도 참 오랜만에 만나보는 진귀한 보물이다.

## 자연인 천연 먹을거리 보감

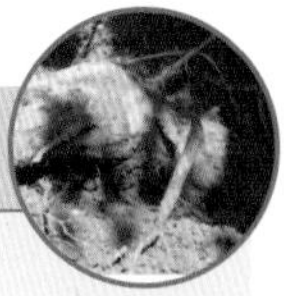

**칡의 효능**

칡은 땅속의 물과 영양분을 빨아 들이는 콩과의 식물로 칡 속에는 식물성 에스트로겐, 탄수화물, 비타민, 식이섬유질, 사포닌, 카테킨 등이 함유되어 있다. 또한 다이드제인, 다이드진 등의 성분이 함유되어 있어 고열, 두통, 고혈압, 뒤통수가 당기는 증세, 설사, 이명 등에 효능에 있어 치료약으로 쓰인다.

**복용 방법**

- 칡 10~20g을 물 4L에 넣어 달여 수시로 복용한다.
- 몸이 차거나 위장, 간이 약한 사람은 복용에 주의한다.
- 여자 아이의 경우 성조수증 우려가 있으므로 피하는 것이 좋다.

엄청난 크기의 칡을 캐고 기쁨 마음에 꽹과리를 집어 든다. 흥겨운 리듬과 명쾌한 꽹과리 소리가 깊은 산중에 울려 퍼진다. 꽹과리는 멧돼지를 쫓기 위해 가지고 다닌 그의 비장의 무기다.

산짐승으로부터 혼자 있는 자신을 보호하기 위한 무기인 한편, 기분 좋으면 밤새도록 놀 수 있는 그의 친구이기도 한 셈이다. 신명나는 자연인의 흥. 국악을 다루는 게 취미인 자연인이기에 산중에서 그 누구의 눈치 볼 필요 없이 풍류를 즐길 수 있으니 흥이 배가 된다.

한바탕 흥겨운 꽹과리 잔치로 즐거워진 마음을 내려놓고 그를 따라 자연인의 보금자리로 향한다.

해발 500미터. 마을에서 5km 떨어진 산 속에 고즈넉이 자리 잡은 집

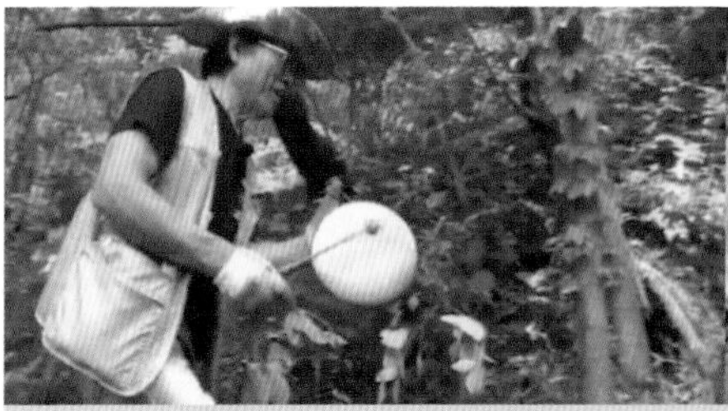

꽹과리 치는 자연인 양명석

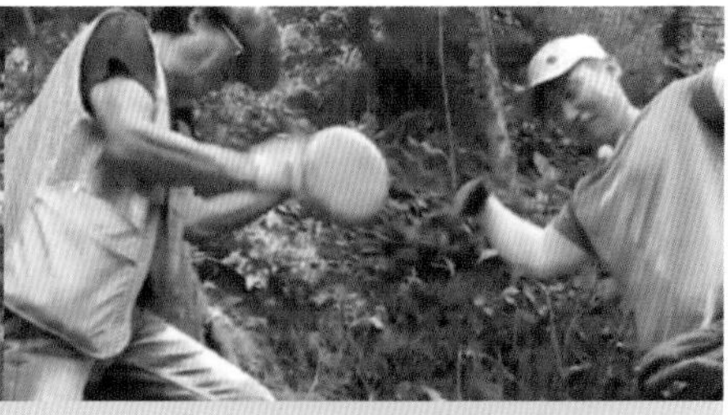

흥겨워하는 자연인과 이승윤

한 채가 있다. 8년을 헤맨 끝에 찾은 곳이다. 아늑하면서도 탁 트인 전경은 고된 도시살이의 답답함으로부터 자연인을 한 순간에 해방시켜 주었다.

자연인의 보금자리로 가는 길에 계단식으로 펼쳐진 밭. 특이하게 생긴 구조의 밭이 생긴 이유는 바로 '비' 때문이라고 한다.

처음 이곳에 왔을 때 온통 돌과 풀 뿐이었고 경사가 가팔라 비가 오면 꼼짝 없이 고립 되었다. 비에 젖은 땅에 미끄러져 코가 멀쩡할 날이 없었을 정도이다. 그래서 주변에 있던 돌을 손수 하나하나 옮겨 계단으로 쌓아 지금의 모습을 갖추었다.

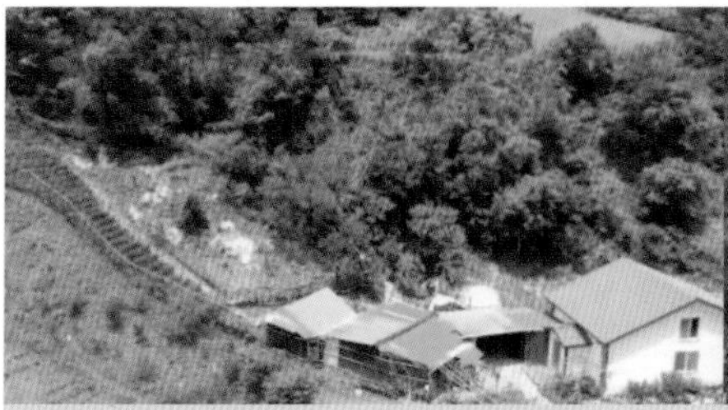

자연인 집 전체 전경

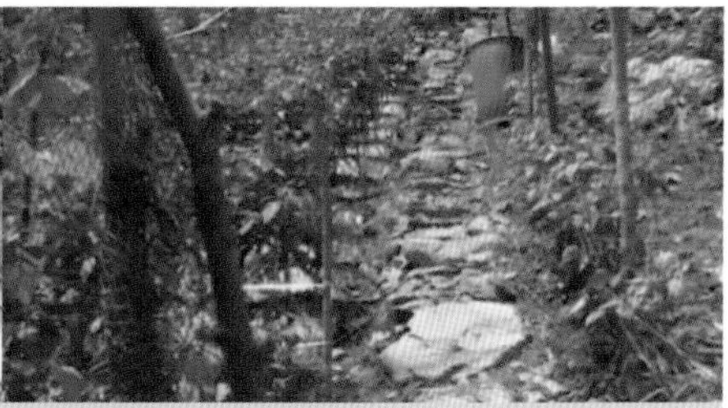

집으로 가는 길에 있는 밭

산비탈이라 가꾸기 어려운 땅을 밭으로 잘 만들어 사용해야 했다. 계단을 이용하니 밭 관리도 수월해졌고 덕분에 30가지가 넘는 작물들이 아주 풍성하게 여물어가고 있다.

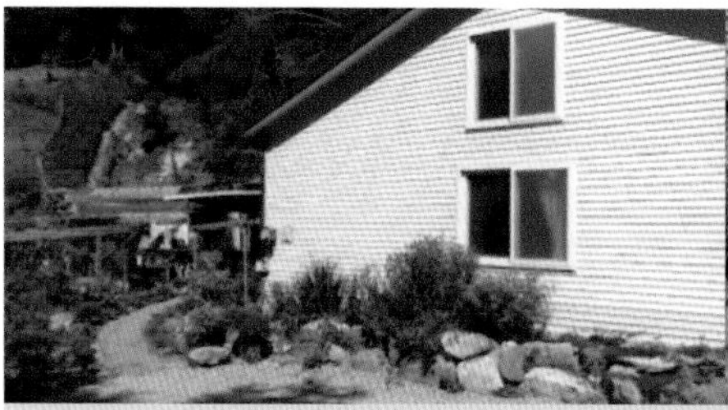
자연인의 집 마당

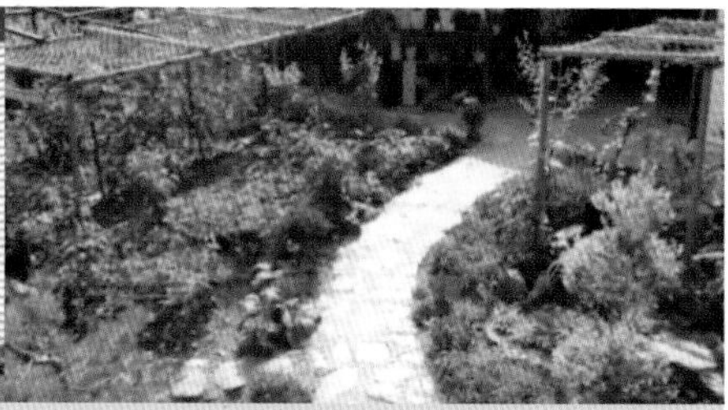
자연인의 집 정원

"게으르지 않고 부지런하면 어디를 가도 먹고 살아요."

이곳을 홀로 일군지 4년이 되었다. 녹록치 않았던 시간동안 그의 손길이 닿지 않은 데가 없으니 더 특별한 곳이라고 한다.

# 자연 생활 TIP

## 정원 속 휴식 공간 만들

계절마다 변하는 자연을 눈앞에서 즐길 수 있는 정원은 그에 꼭 맞게 어우러지는 공간이 있다. 바로 자연인이 재료 하나까지 모두 직접 준비해 만든 정자와 연못이다. 풍류를 즐길 줄 아는 자연인의 성격이 고스란히 묻어있는 그의 휴식 공간이다. 소나무 껍질을 깎아 기둥 만드는데 하루, 지붕 올리는데 하루, 밑바닥 까는데 하루. 꼬박 3일을 정성 들여 만든 그의 정자이다. 그리고 그 옆에 자리한 연못을 사시사철 바뀌는 자연과 함께 감상하면 금상첨화라고 한다.

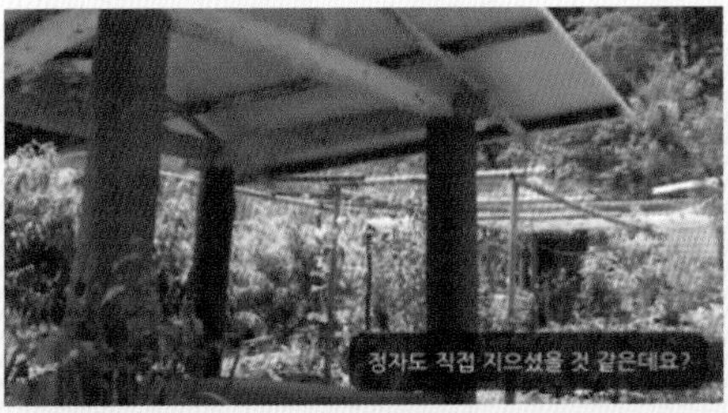


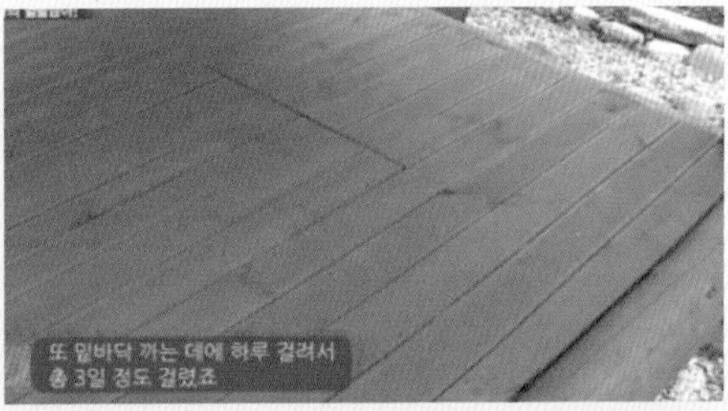


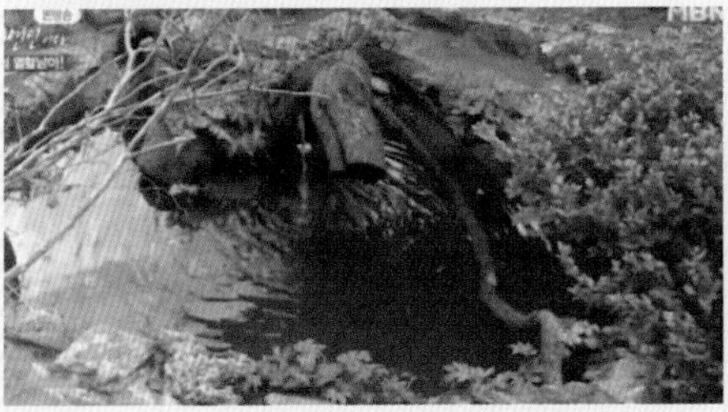

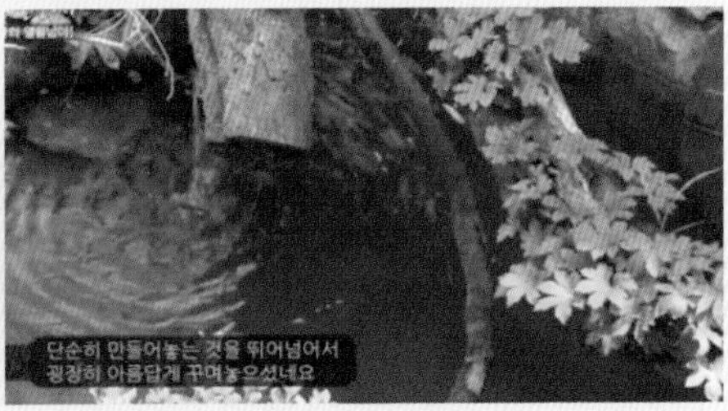


- 소나무 껍질을 깎아 기둥과 받침으로 세운다.
- 기둥 위로 패널 지붕을 올려 못으로 단단히 고정한다.
- 나무판자를 밑바닥에 맞춰 잘라 깔아준다.
- 연못을 만들 위치에 원하는 크기, 깊이로 흙을 퍼낸다.
- 흙을 파낸 자리가 무너지지 않도록 돌로 담을 쌓는다.
- 모양이 갖춰지면 물을 채워 넣는다.

방수 작업하는데 이틀, 연못 모양으로 돌 쌓는데 하루 걸려 완성된 자연인의 연못. 이 또한 돌 하나하나 쌓아 모양을 만들고 자연과 어우러지도록 공력을 들인다. 한 번 손대면 끝을 봐야한다는 급한 성격이라지만, 아기자기한 정원은 자연인의 순박함을 보여준다.

보금자리를 가꾸는 동안 나이도 잊고 살았던 자연인 양명석 씨. 매일 돌과 흙을 쌓아 올리고 갖가지 채소와 꽃나무로 손길을 보탠 지난 4년은 그야말로 열정의 기록이었다.

그리고 산중살이의 피로를 풀어주는 쉼터도 빼놓을 수 없다. 컨테이너 2개를 붙여 만든 그의 집을 공개한다.

남들보다 조금 늦게 산에 들어온 것 같아 하루라도 빨리 모든 것을 완성하고 싶었다. 집 짓느라 밤낮없이 열심히 일하다보니 손톱 발톱이 빠질 정도였다.

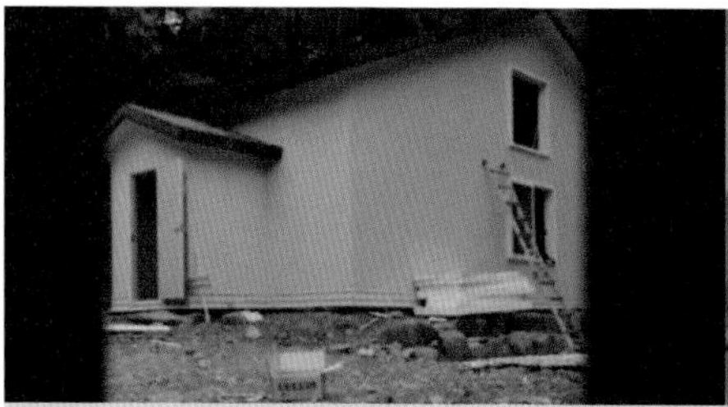
자연인의 보금자리 외부 모습

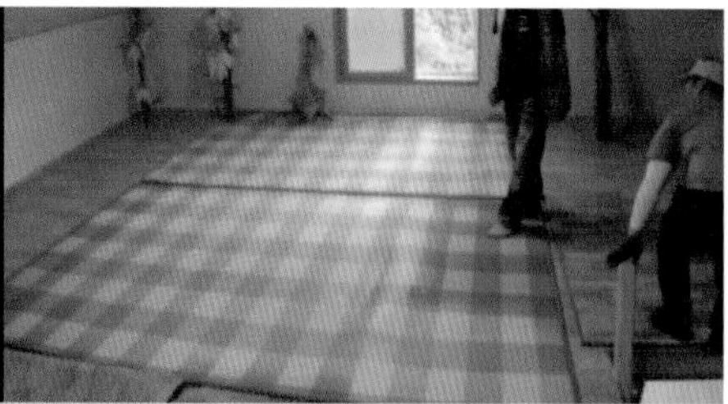
자연인의 보금자리 내부 모습

"지을 때는 힘들었는데 요즘 집에 딱 누워있으면 보람 있고 완성이 되어간다는 그 기분에 아주 흐뭇합니다."

자연인의 피땀 섞인 노력에 결실이 된 과정을 들으니 집 내부가 더욱 궁금해진다. 그를 따라 들어간 집 안에는 자연인의 취미 생활이 녹아있다. 국악을 다루는 것 뿐 아니라 산에 들어온 후 새로운 취미가 하나, 둘 생겨났다. 덕분에 집 안은 좁아졌지만 뿌듯함은 더해졌다.

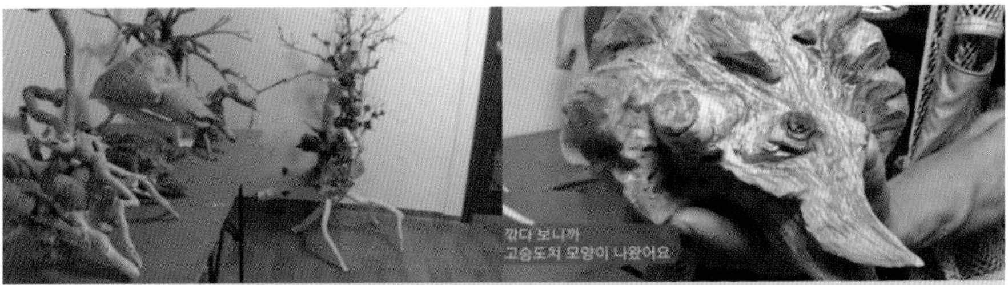

둘레가 큰 소나무를 깎다가 나온 갖은 모양의 나무 장식들

도시에선 먹고 살기 바빠서 취미라는 건 꿈도 꿀 수 없었다. 자연을 매만지고 다듬는 건 늦깎이 조각가의 산중일기를 더 신나게 한다.

채광과 통풍까지 신경 쓴 덕분에 이층은 하루 종일 햇볕이 들어오는 쾌적한 공간이다. 형제가 많은 자연인에게 조카들도 많아서 혹시라도 찾아올 가족들을 생각해 크게 만들어 놓은 공간이다. 2층 커다란 창문을 통해 바라보는 자연의 풍광과 맑고 푸른 계절에 때맞춰 누릴 수 있는 곳이다.

자연인의 손길로 가득한 집 구경을 끝내고 밭으로 향한다. 푸른 잎이 무성한 밭에는 봄에 심어둔 얼갈이배추가 한 가득이다. 필요할 때 먹기 편하게 집 앞에 심어둔 배추와 돌미나리로 맛있는 겉절이를 만든다.

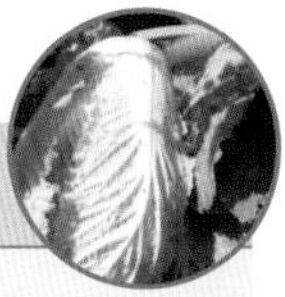

## 자연인 천연 먹을거리 보감

**얼갈이배추의 효능**

얼갈이배추는 성장이 빨라서 약간 어리다 싶을 때 수확하는 것이 좋다. 비타민C와 수분 함량이 높아 감기 예방에 효능이 있다. 또한 섬유질이 많고 저열량, 저지방 채소로 다이어트에 좋다.

**복용 방법**

- 주로 겉절이나 국거리용, 무침용 등으로 활용된다.

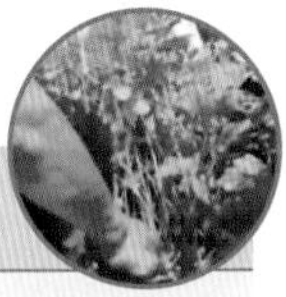

## 자연인 천연 먹을거리 보감

**돌미나리의 효능**

《동의보감》에 따르면, 미나리는 황달과 부인병, 음주 뒤의 두통과 구토에 효능이 있다. 비타민B군, 비타민A와 C, 미네랄이 풍부하여 간의 기능을 개선시키는 효과가 있다. 또 칼륨이 함유되어 있어 몸속에서 나트륨 작용을 억제하여 수분과 노폐물을 배출하는 것을 도와주고 신장의 기능을 강화 시켜주기도 한다.

**복용 방법**

- 나물로 무쳐서 먹기도 하고 데쳐서 제육이나 편육에 감아 강회로 먹기도 한다.
- 전골이나 생선 종류의 탕을 끓일 때 넣어 먹는다.

자연인 레시피
01

# 얼갈이배추 겉절이

산에 들어와 홀로 어머니의 비법을 가미해 김장을 해먹는 자연인. 과거 식당에서 일을 하며 주방장 어깨너머로 보고 배워 섬세함이 묻어난다. 눈썰미에 솜씨까지 더해진 맛이다. 여름철 잃어버린 입맛도 되찾아 준다.

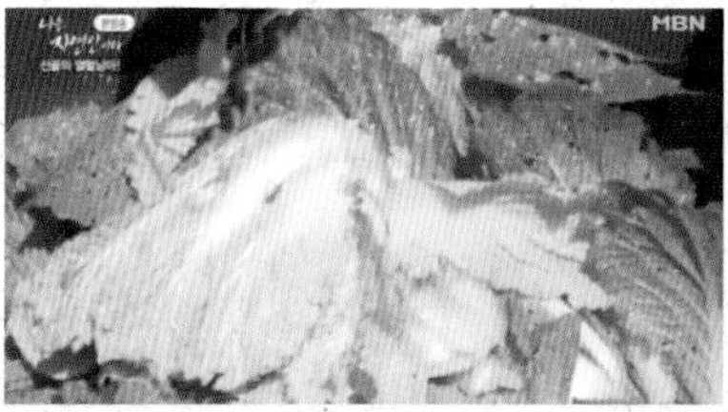
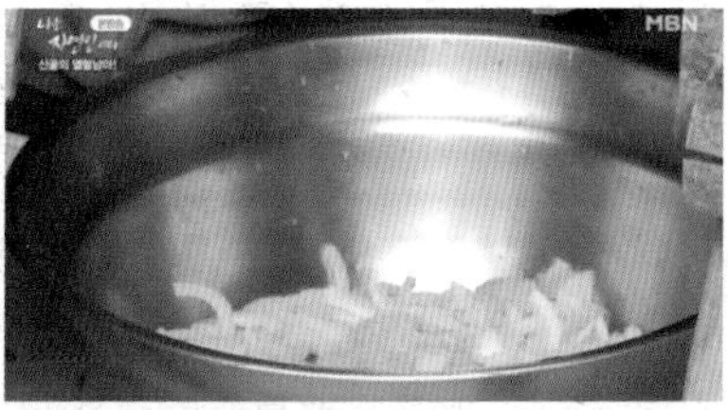
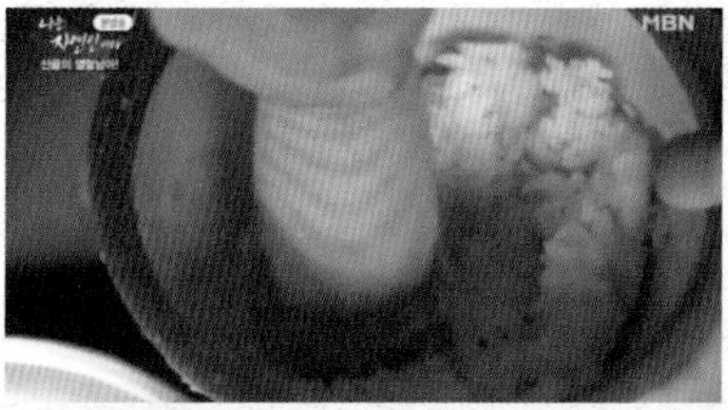
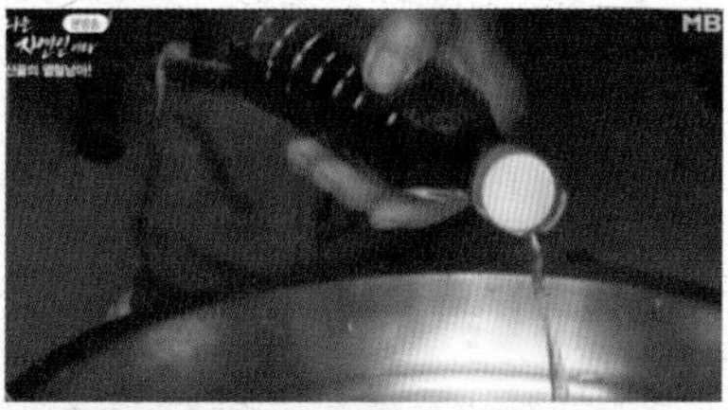
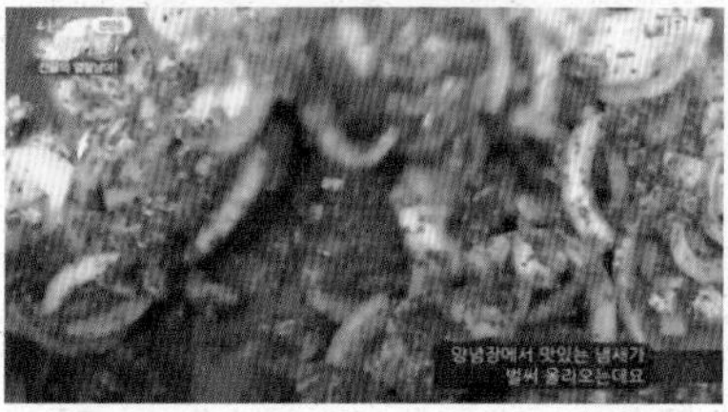

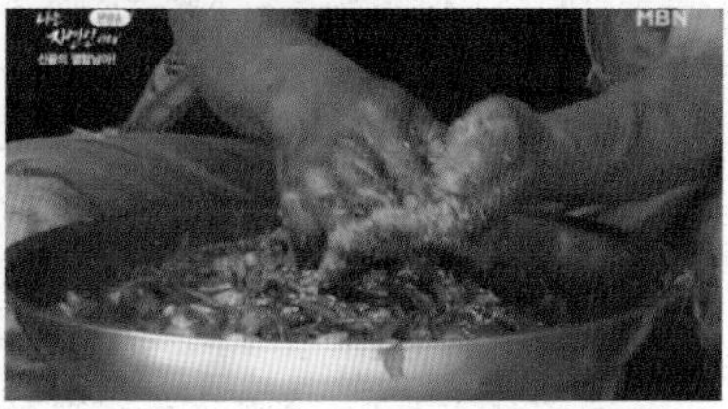

- 흐르는 물에 얼갈이배추를 깨끗이 씻어준 후 굵은 소금으로 절여준다.
- 마늘과 생강을 절구에 찧은 다음 밥을 찧는다.
- 양파를 썰어 준비하고, 찧어둔 마늘, 생강, 밥을 넣는다.
- 설탕 대신 직접 담근 매실청과 고춧가루, 멸치액젓을 함께 넣어 양념을 섞는다.
- 절인 얼갈이배추와 미나리에 양념을 잘 버무리고 깨를 넣어 다시 한 번 버무린다.

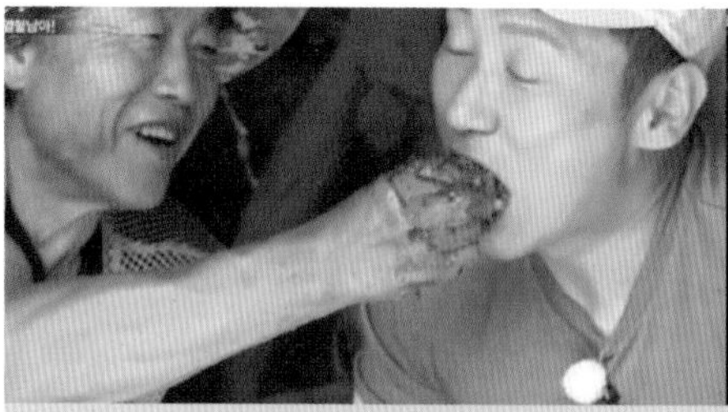
걷절이 맛보는 이승윤과 자연인

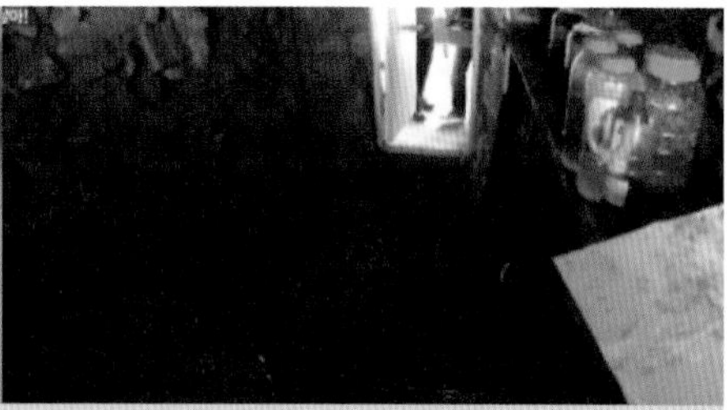
자연인의 천연 냉장고

여름철 음식 보관이 더욱 힘든 자연에서 과연 자연인은 어떻게 보관할까? 그 비밀의 문을  공개한다. 아궁이 옆에 있는 문을 열고 들어가니 그만의 천연 냉장고가 있다. 에어컨을 튼 것 마냥 서늘함을 유지하는 땅굴 냉장고이다.

평소 김치를 담가 먹을 만큼 음식 하는 걸 좋아하는 자연인이 젊은 시절 배운 미장 기술로 20일 만에 지은 곳이다. 집 주변에 있는 황토로 두 번이나 덮으며 돌을 쌓아 견고함을 더했다.

그리고 신기하게 생긴 무언가를 들고 온다. 그가 보여준 것은 자연인의 아이디어가 돋보이는 화로이다. 산소통을 반으로 잘라 자키로 높낮이를 조절할 수 있게 만들었다.

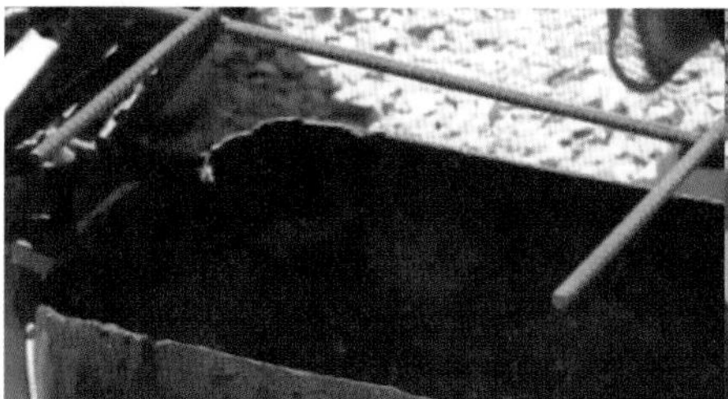
상하수직으로 움직이는 모습

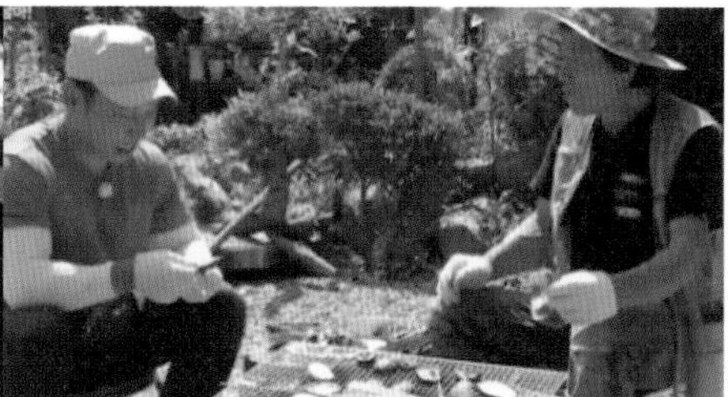
모둠 구이 먹는 이승윤과 자연인

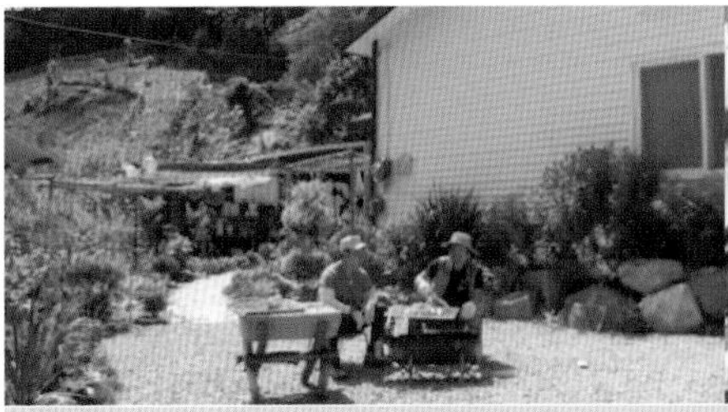
모둠 구이 굽는 자연인과 이승윤

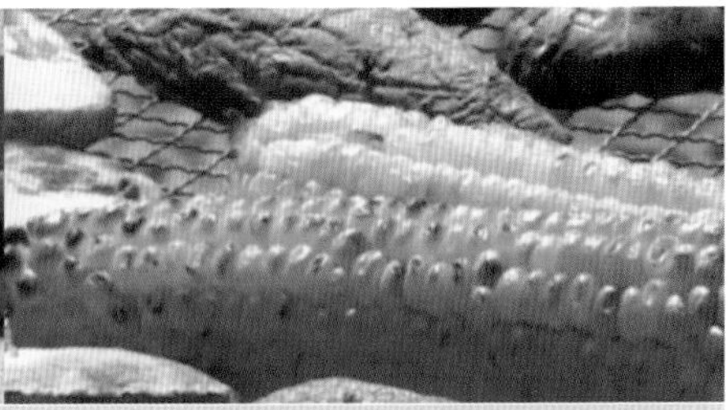
화로 위에서 구워지는 채소 구이

고물도 보물처럼 활용하는 자연인의 만능 화로가 야무지게 구워내는 모둠 구이와 직접 담근 겉절이의 조화가 일품이다. 특별하지 않은 음식인 감자, 고구마, 옥수수도 자연에서는 더없이 특별해지게 만드는 신비함이 있다.

시종일관 호탕하고 산에서 유쾌한 생활을 보내는 자연인의 지난날이 궁금해진다.

9남매라는 대가족에 모두가 공부할 형편이 되지 않았던 어린 시절. 자연인은 19살 어린 나이에 배운 것이 많지 않아 매형이 있는 서울에서 미장 보조 일을 시작했다. 그렇게 몇 년 동안 미장 기술을 배우며, 미장일만으로 벌 수 있는 돈의 한계를 느낀 자연인은 결혼 후 자리를 잡기 위해서 사업을 시작했다.

주변에서 오리농장 사업이 적은 사료 값으로 많은 수익이 생긴다는 말에 3천 마리의 오리를 키우기도 했었다. 하지만 농장 사업은 제대로 된 지식이 없어 쉽지 않았다. 한여름 뜨거운 날씨에 알은 부화가 안 됐고, 겨울을 지나고 자란 큰 오리를 키울 방법도 없었다.

사료를 먹이기 시작해도 3일에 1톤 씩 드는 사료 값과 3천 마리라는 오리를 감당하기에 벅찼던 상황이었다. 결국 팔리지 않는 오리농장 사업을 접고 채소 장사를 시작해야 했다.

시장 장사부터 각종 식당에 노래방까지, 40년 간 무려 9번 생업을 바꿔가면서 갖가지 돈이 된다는 일은 다 했다.

"집은 없고, 애들은 키워야 하니까 고생해서라도 돈을 벌어서 호강시켜 주고 싶었어요."

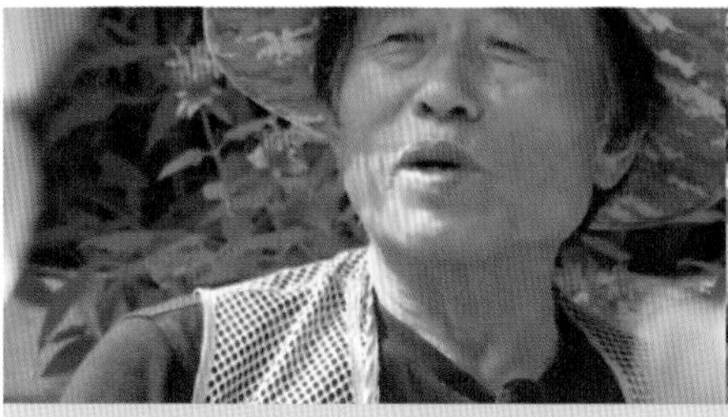

과거 이야기하는 자연인 양명석

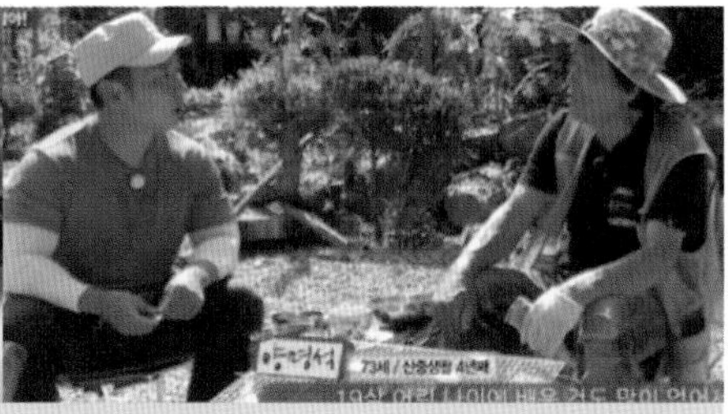


이야기 나누는 이승윤과 자연인

가족을 위해 누구보다 열심히 일했지만 성공은 쉽게 따라주지 않았다. 모든 것이 태어날 때부터 정해진 것 같다는 자연인. 그의 인생에서 큰돈을 번다는 건 아주 먼 꿈이긴 했지만, 아내까지 생업 전선에 뛰어들어 밤낮없이 일한 덕에 아들, 딸 뒷바라지 만큼은 끝까지 해냈다.

하지만 더 큰 욕심도 밥벌이의 고단함도 내려놓으려 할 때쯤, 그에게 야속하게도 또 다른 아픔이 찾아왔다. 자신과 같은 고생 없이 잘 살기 바랐던 아들에게 잘 풀리지 않은 사업에 신경 쓰다 결국 42살에 뇌경색이 발병했다.

이제 조금 노후를 누릴 수도 있었을 자연인은 아내와 함께 2년 여간 아들의 병 수발을 들었다. 창창한 아들의 뇌경색 소식에 눈앞이 깜깜해졌다. 아들 앞에서 내색하지 못하고 홀로 눈물을 감춰야만 했다.

"내가 아들을 책임져야 하니까 좀 더 일을 해야겠구나,
나이가 있어도"

아픈 아들과 옆에서 아들의 병 수발을 하는 아내를 위해 또 한 번, 자연인은 나이를 잊어야 했다. 그렇게 69세를 맞았던 자연인은 아들의 건강이 호전되면서 비로소 아버지의 책임감, 가장으로서의 부담감을 내려놓을 수 있었다.

"이제는 흙냄새 말고 나무도 보고 공기 좋은 데서 즐기려고요. 항상 머릿속에 두고만 있다가 이제 기회가 왔나보다 하고 온 거예요."

팍팍한 현실을 살아내며 마음이 지칠 때마다 산을 찾았다. 그때마다 넉넉한 품으로 그를 안아줬던 산에서 여생을 보내는 꿈을 꿨다. 누구보다 멋지게 그 꿈을 이룬 지금. 인생의 절정을 맞이하는 중이다.

"여기서는 돈도 필요 없고
그냥 내 마음만 즐겁고 편하면 된다고 생각해요."

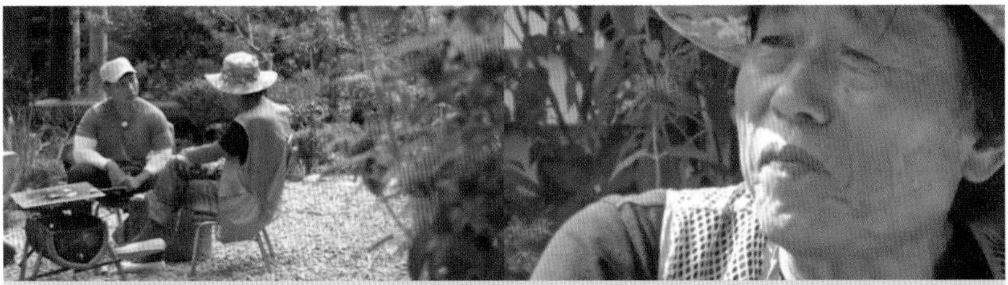

이야기 나누는 자연인과 이승윤 지난날 회상하는 자연인

산새소리, 바람소리가 그의 열정을 부추겼던 지난 4년. 숲은 변하지 않는 푸르름으로 삶에 희망을 줬다. 결코 만만치 않은 길이 이어지더라도 그가 발걸음을 멈출 수 없는 이유다.

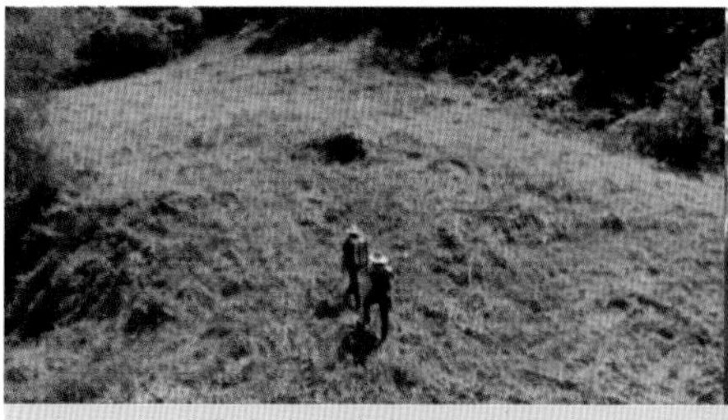
산행에 나선 자연인과 이승윤

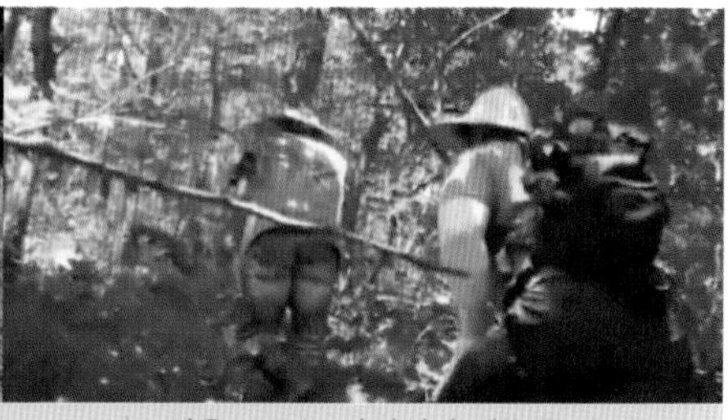
산을 오르는 자연인과 이승윤

가파른 경사가 이어지는 험한 산을 성큼성큼 운동 삼아 하루에 한 번씩 빠짐없이 오른다. 평소 약초에 욕심이 있는 건 아니지만 오늘은 꼭 찾아볼게 있다. 깊은 원시림을 헤쳐 한참을 들어가 본다.

자연인과 수풀을 지나 가파른 경사를 오르다 보면 긴 산행 끝에 마주하는 보물을 만난다. 신체적 건강은 물론 정신적인 위로까지 해주는 존재만으로도 큰 힘이 되는 자연의 신비함. 이 맛에 더욱 자연에 물드는 게 아닐까.

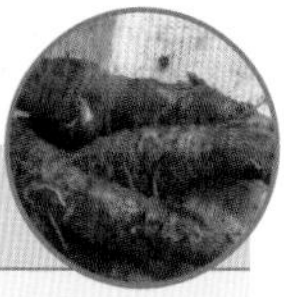

## 자연인 천연 먹을거리 보감

**더덕의 효능**

사포닌 성분이 함유되어 기침, 인후염 등에 약효가 있는 더덕. 폐장의 기운을 이롭게 한다고 해서 조선시대에는 수라상에도 올랐다. 더덕은 성질이 차고 맛이 쓰고, 독이 없으며 비위를 보하고 폐기를 보충한다.

**복용 방법**

- 어린잎은 이른 봄에 채취해 나물로 먹는다.
- 뿌리는 가을에 캐 두었다가 생으로 양념을 하여 먹거나, 구이, 장아찌, 차, 전 등으로 먹는다.
- 속이 희고 곧게 자란 게 맛이 좋다.

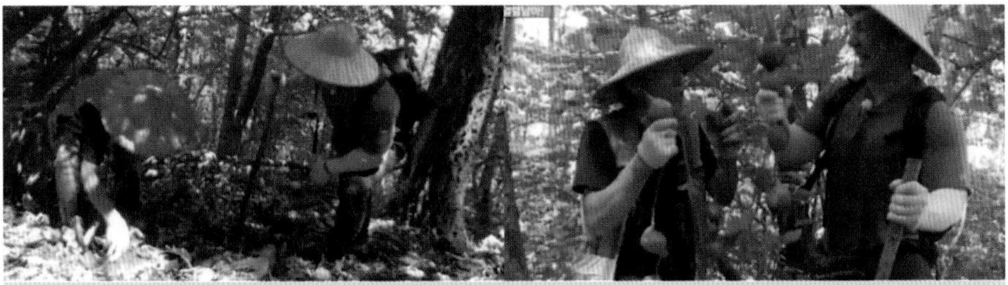

오래된 소나무를 발견하고 뿌리 쪽을 캐는 자연인과 이승윤

굽이진 산속을 오르던 자연인이 발길을 멈춘 곳은 15미터가 넘어 보이는 오래된 소나무 앞이다. 2시간이 넘게 이어진 산행 끝에 뭔가를 발견한 모양이다.

그가 그토록 찾아 헤맨 보물은 바로 소나무 뿌리에 달린 송근봉이다. 송근봉은 살아있는 나무뿌리에 균이 들어가서 생긴 일종의 혹인데,

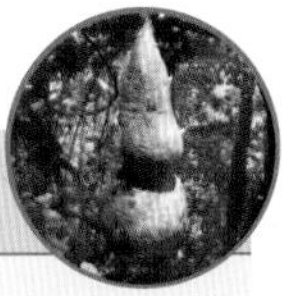

## 자연인 천연 먹을거리 보감

**송근봉의 효능**

살아있는 소나무 뿌리에 기생하는 일종의 혹인 송근봉은 어혈을 풀어주고 통증과 혈액순환 촉진에 효능이 있다. 또한 근골을 튼튼하게 해서 관절염, 중풍, 성인병, 골수염에 효과가 있으며 특히 골수암에 특효가 있다. 특히 여성에게 좋은 것으로 출산 후 산후풍과 요실금에 좋은 약재로 쓰인다.

**복용 방법**

- 송근봉을 솥에 넣고 10분 정도 삶아 불순물을 분리하고, 나무망치로 두드리거나 칼을 사용하여 겉껍질을 벗겨낸다. 햇빛에 말려 건조시킨다.
- 송근봉을 차로 끓여 먹을 경우 송진으로 인해 물 위에 기름이 뜨는 현상이 발생하지만 무해하므로, 기호에 따라 걷어내고 마신다.

소나무의 좋은 성분이 모두 내려가서 귀한 약재로 쓰인다.

처음 자연인이 산에 들어왔을 때 뇌경색으로 다리를 저는 아들을 위해 매년 기를 쓰고 찾아 헤맸다. 늘 힘들게 찾는 약재지만 아들보다 건강한 몸이 있어 다행이라 생각한다.

참 험난했지만 아들의 건강을 위해 찾은 귀한 보물을 발견해 더없이 뿌듯한 산행이다. 기쁜 마음으로 더 어두워지기 전에 집으로 돌아와 자연인은 더욱 분주해진다.

한여름에 묵은 땀을 흘려 허해진 몸에 활력을 더하기 위해 직접 닭을 잡는다. 뜨끈하고 든든한 저녁 식사를 준비한다. 누구든 해먹일 수 있는 요리가 좋았다. 돈은 많이 벌지 못했어도 음식점을 할 때 그는 행복했다고 한다.

"먹고 싶은 것은 먹어야 직성이 풀려요.

하고 싶은 일은 해야 되고"

## 자연 생활 TIP

### 송근봉 담근주 만들기

먹기도 좋고 보기도 좋게 자태까지 섬세히 신경을 쓴다. 송근봉은 술 외에 보리차처럼 끓여 먹어도 좋지만, 술이 더욱 약효에 좋다고 한다. 당부의 말까지 적는 아버지의 마음만큼 진하게 우러날 송근봉. 산에 사는 즐거움도 더 커진 자연인이다.

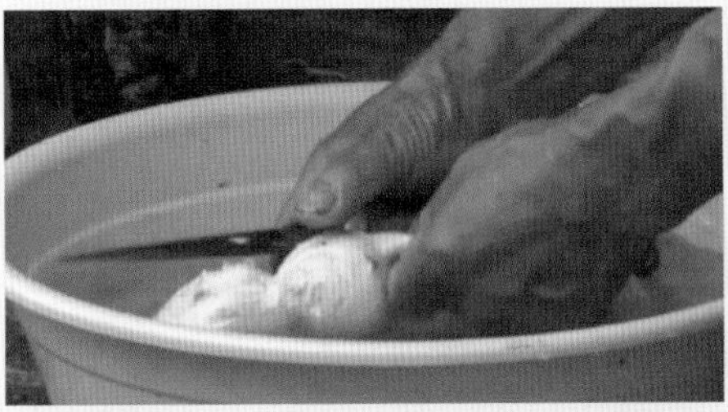

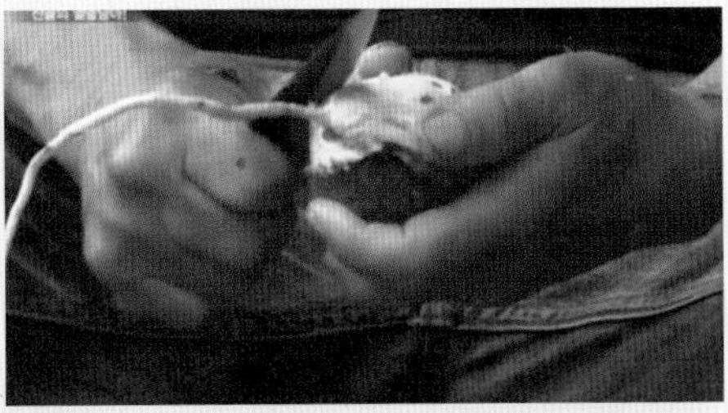

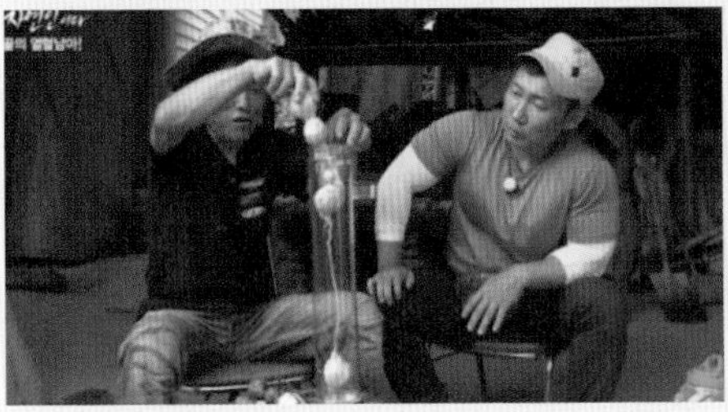

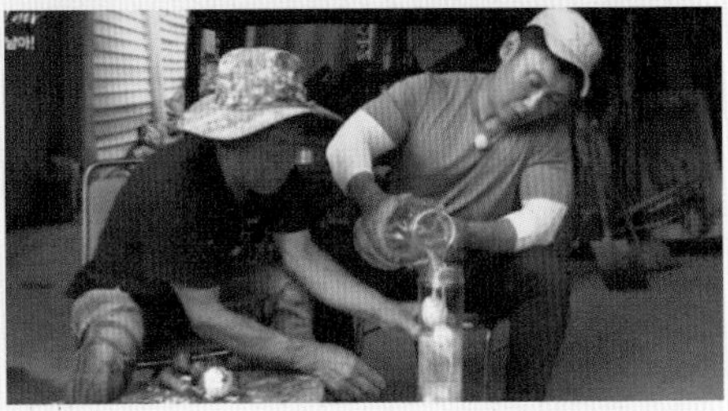

- 송근봉에 묻은 흙을 씻어내고 껍질을 벗겨낸다.
- 껍질을 벗겨낸 송근봉을 병에 넣고 술을 부어준다.

자연인 레시피
02

# 닭 주물럭

산에 살아도 먹고 싶은 건 먹어야 직성이 풀린다. 그가 준비하는 저녁 메뉴는 바로 갈빗집을 할 때 별식으로 먹던 닭 주물럭이다.

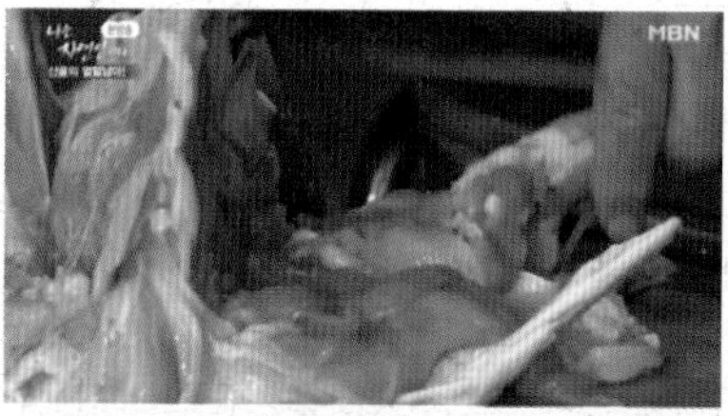
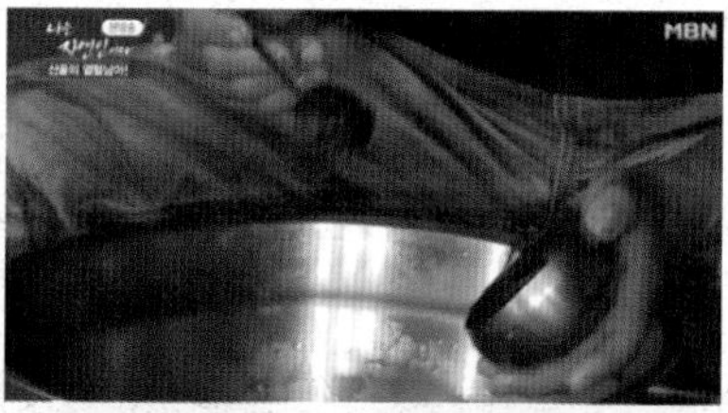
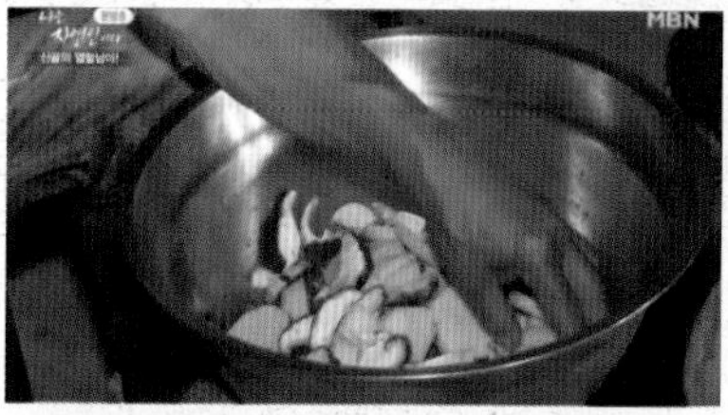
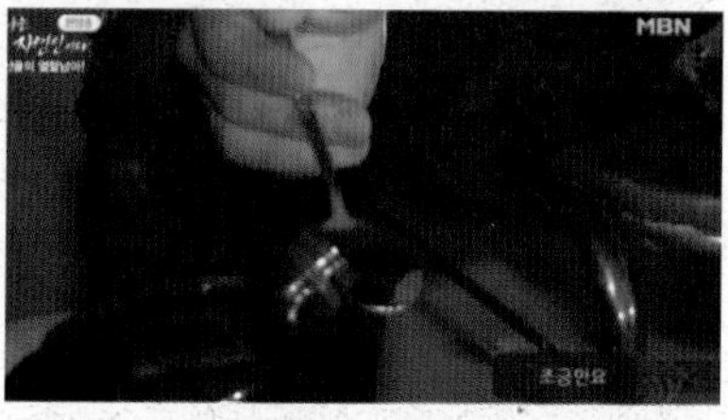
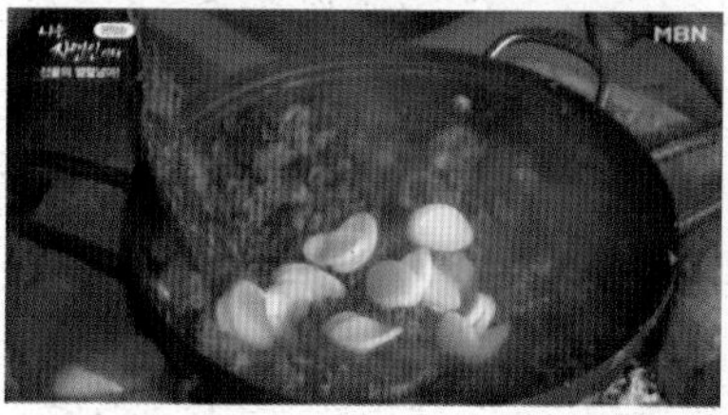
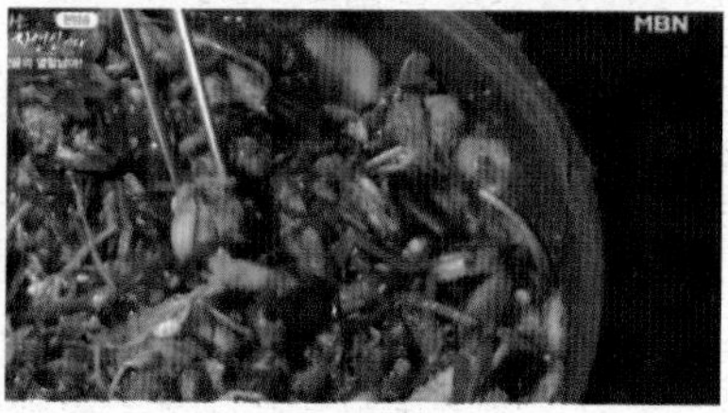

- 닭을 손질한다.
- 양념으로 고추장과 고춧가루를 듬뿍 넣는다.
- 표고버섯과 단 맛을 내줄 고구마와 양파까지 함께 썰어 넣는다.
- 닭의 잡내를 없애고 육질의 부드러움을 위해 돌배 발효액을 넣고 버무린다.
- 양념이 된 닭은 센 불에 살짝 익혀준 후 떡과 콩나물, 부추를 듬뿍 올려 익힌다.

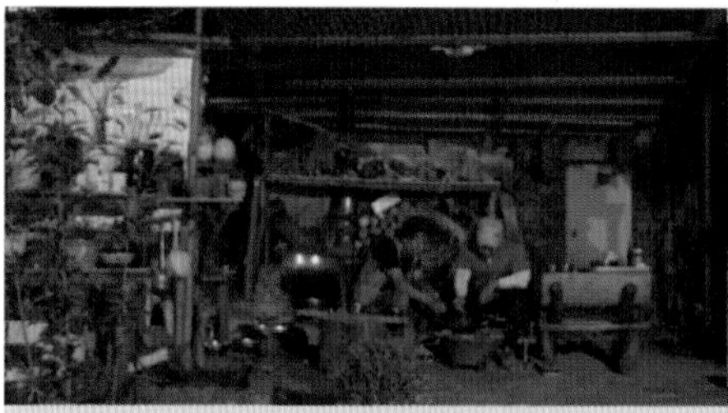

식사하는 자연인과 이승윤

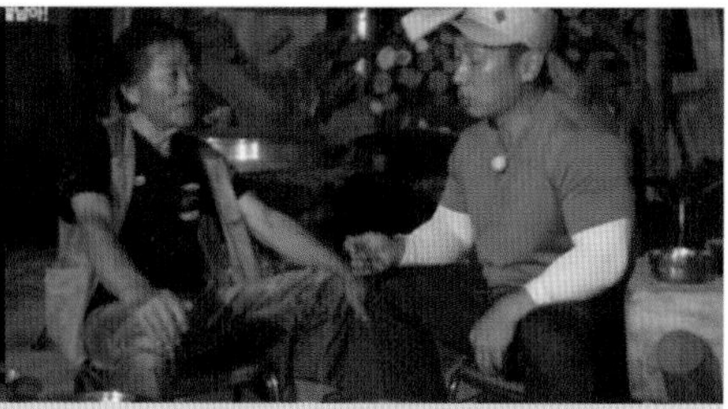

이야기 나누는 자연인과 이승윤

닭고기와 부추는 환상 궁합을 자랑한다. 식감부터 맛까지 어느 것 하나 빠질 게 없는 자연인의 특별식이다.

4년 전, 자연인이 처음 '산에 들어가겠다.' 얘기할 때 아내는 걱정이 많았다. 병원도 없고 사람도 없는 산에 들어가 고생할 남편 걱정에 그를 말렸었다. 하지만 고집 하나로 살아온 자연인이기에 아무도 그를 말릴 수 없었다.

고집 부려 홀로 선택한 자연 생활은 아내에게 언제나 생각나고, 고맙고, 미안한 마음뿐이었다. 자연인이 과일나무를 심으며 아기자기하게 꾸미며 사는 이유다.

젊은 시절 그를 따라 장사하며 아들 병수발까지 갖은 고생을 했던 아내이다. 호강도, 좋은 곳 구경도 한번 못 시켜주고, 아내에게 일만 시켜놓은 채 떠나온 게 항상 가슴이 아프다.

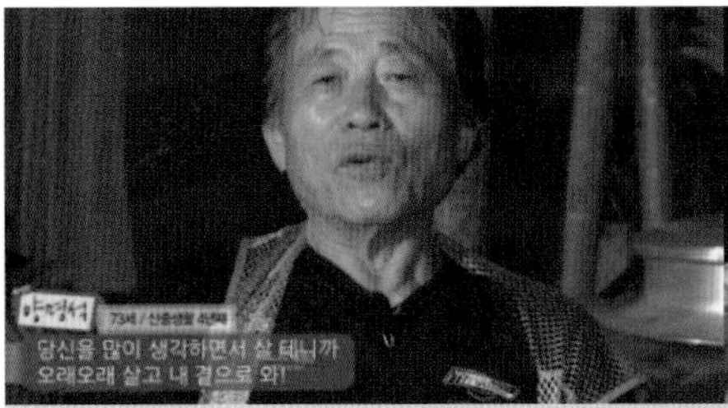


아내에게 영상 편지 보내는 자연인

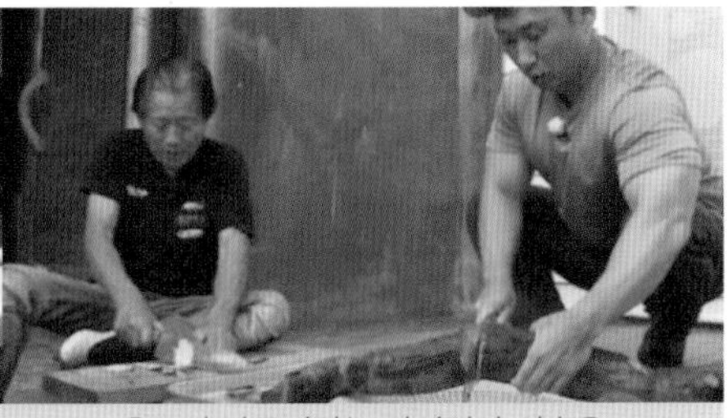

웃으며 마무리하는 자연인과 이승윤

"남은 일생 동안 아내에게 어떻게 잘해주나
그런 생각하며 살고 있어요."

46년을 함께 걸어온 고마운 아내. 좋은 날엔 같이 웃었고 아픈 날도 같이 울었다. 자연인은 아내가 있어 결코 실패한 인생이 아님에 감사하며 또 하루를 보낸다.

## 2일차

늘 좋은 꿈을 꾸게 만드는 산골에 아침 햇살이 드리운다. 부지런히 몸을 움직이는 자연인의 집에도 활기가 맴돈다. 전날 캔 칡을 깨끗이 씻고 얇게 썰어 말리는 중이다. 말린 칡을 끓여 공복에 마시면 활력을 더해주기 때문에 아내에게 보내주기 위해서 늘 마련

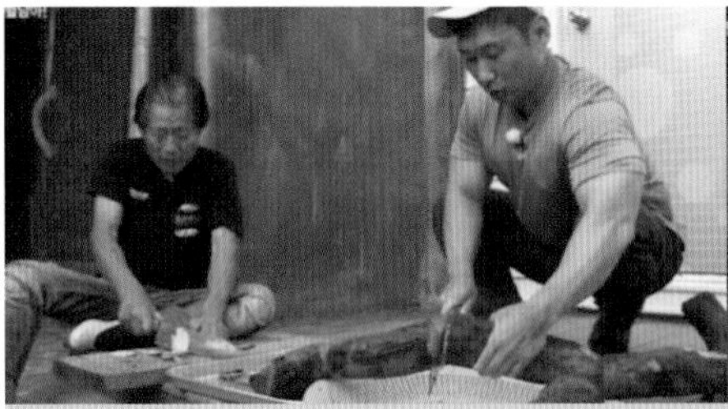

큰 칡을 반으로 갈라 얇게 썬다

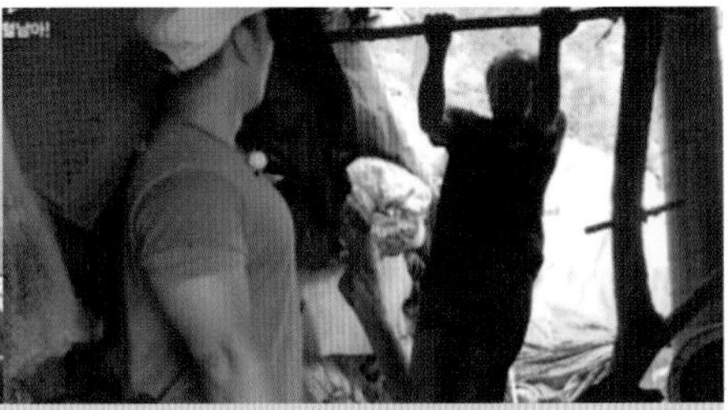

직접 만든 운동기구로 매일 1시간 운동한다

한다.

그리고 분주한 아침 작업이 끝나면 매일 아침 1시간 씩 운동을 한다. 딱 보기에도 무거워 보이는 무게의 철을 들고 내리는데, 자연인의 근육 비결이다. 산에서는 근육을 필요로 하는 일들이 앞으로도 늘어날 것이기 때문에 열과 성의를 다해 운동으로 대비해 둔다.

아침을 깨우는 운동을 마치고 허기진 배를 채우기 위해 텃밭으로 향한다. 30여 가지가 넘는 작물이 자라는 그의 식재료 밭에서 채취한 방아와 제철 맞은 꽈리고추가 재료로 쓰인다.

## 자연인 천연 먹을거리 보감

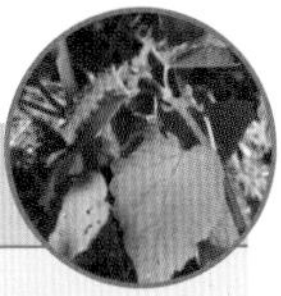

**방아의 효능**

독특한 향으로 향신료로 사용되며 식욕을 부른다. 깻잎과 비슷하게 생겼지만 잎의 꼭지 부분이 보랏빛을 띠고 있다. 비타민과 무기질이 풍부한 방아는 다이어트 시 부족하기 쉬운 영양소를 보충하며, 소화를 촉진하는 효능이 있다.

**복용 방법**

- 쌈으로 먹거나, 데친 뒤 한동안 우려내 잘게 썰어 비빔밥이나 잡채밥에 조금씩 넣어 향신채로 곁들여 먹는다.
- 잎을 잘게 썰어 양념감으로 많이 쓰고 추어탕에 넣기도 한다.

자연인 레시피
03

# 방아잎 부침개와 꽈리고추찜

간단하지만 자연인이 직접 정성들여 키운 방아잎과 꽈리고추로 먹는 간편식을 요리해 본다. 부침개와 꽈리고추 찜으로 그만의 산중 별미를 즐긴다.

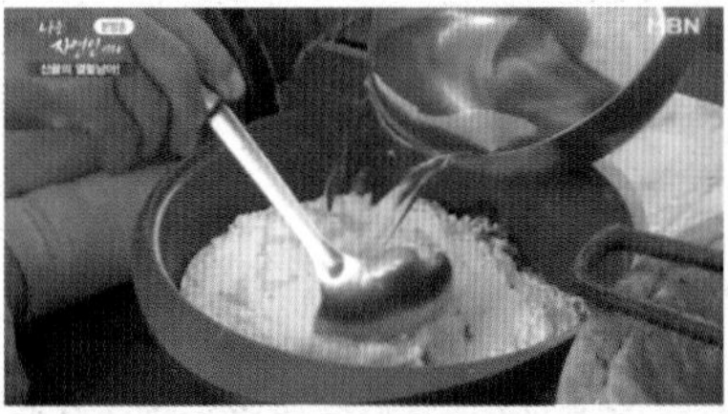
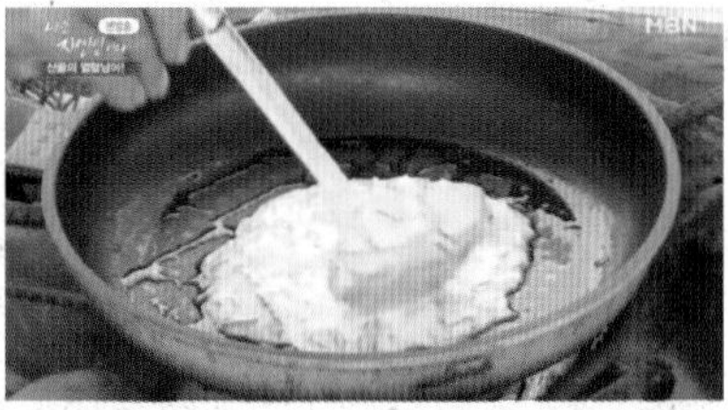
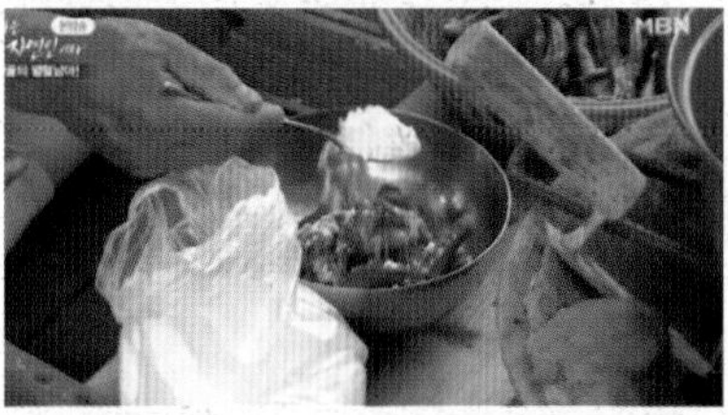
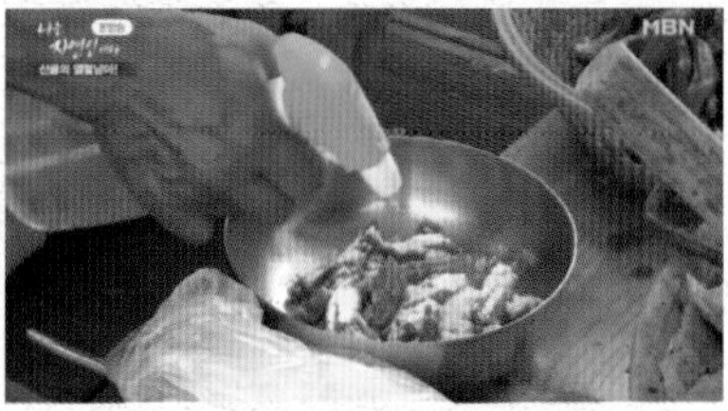
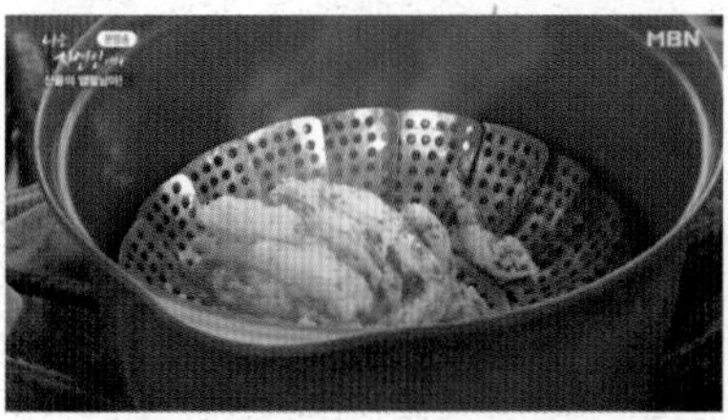
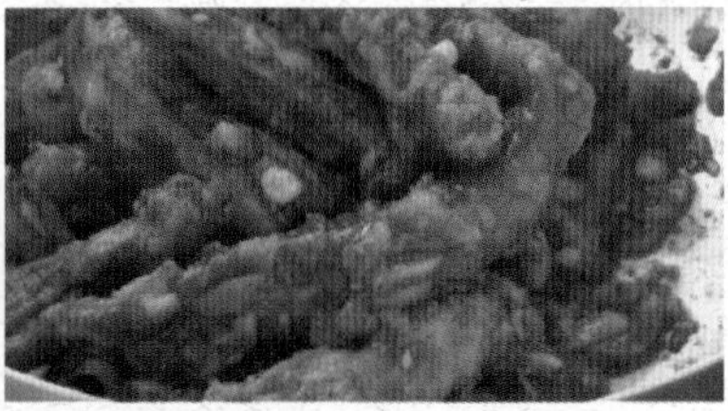

**방아 잎 부침개**

- 방아 잎을 얇게 썰어 밀가루와 물을 넣어 반죽을 한다.
- 들기름과 산초를 갈아 배합한 산초기름으로 부침개를 부친다.

**꽈리고추찜**

- 꽈리고추를 반으로 자른 후 밀가루를 두 숟가락 정도 뿌리고 분무기로 물을 뿌린다.
- 그 위로 밀가루를 뿌려 한 겹 더 두껍게 밀가루 옷을 입힌다.
- 옷을 입힌 그릇을 냄비에 넣어 센 불에 10분 쪄낸다.
- 기호에 맞게 만든 양념장을 버무려준다.

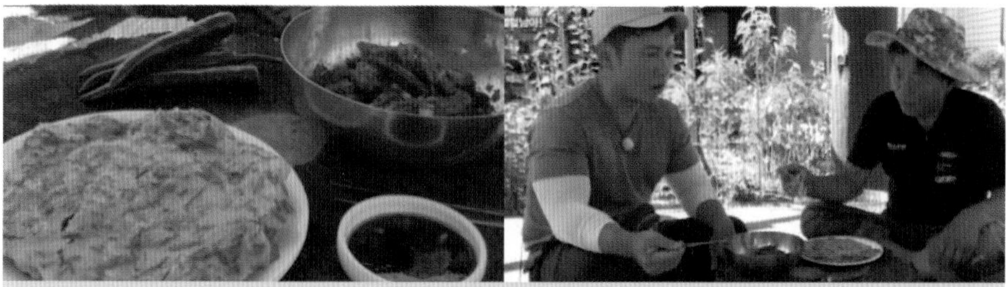

완성된 방아잎 부침개와 꽈리고추찜으로 같이 식사하는 이승윤과 자연인

소박해도 맛과 건강이 따라오는 자연인의 밥상이다. 오묘한 맛에 눈이 번쩍 뜨인다. 생활요리의 달인이 따로 없을 정도로 오묘한 맛이다.

모두가 꿈꾸는 산골의 낭만이 온전히 그의 것이 된 지금은 누가 자연인보다 더 행복할 수 있을까. 자연인이 평생도록 바라고 꿈꿔왔던 일이 가득한 자연속에 날마다 소풍 온 듯 즐거운 마음으로 길을 오른다.

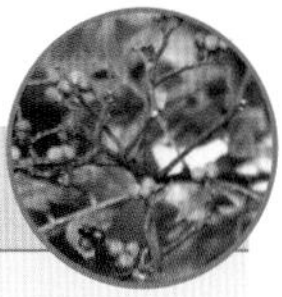

## 자연인 천연 먹을거리 보감

### 산초의 효능

특유의 향과 매운맛을 가진 산초. 약재로 주로 사용되는 산초는 리모넨 게라니올, 산쇼올 성분 등이 있어 천연 진통제 작용을 한다. 또한 강력한 살균과 해독작용을 하며 이뇨작용을 촉진시켜 신장 기능 개선에 도움이 되고, 각종 피부염, 소화 촉진과 변비 완화에 효능이 있다.

### 복용 방법

- 산초와 설탕을 1:1로 버무린 후 3개월 숙성시켜 효소로 복용한다.
- 산초와 식초, 물을1:1:1로 넣고 끓인 후 피부에 바르거나 음식에 넣어 섭취한다.
- 깨끗이 씻은 산초 20g과 물 2L를 약불에 1시간가량 끓여 차로 복용한다.
 (기호에 따라 쓴맛이 있을 수 있으므로 대추나 꿀을 넣어 복용한다.)

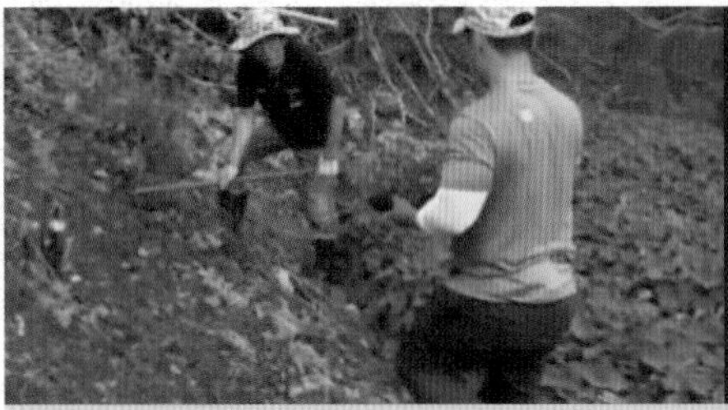

밭에 깨 모종 심기 작업하는 자연인

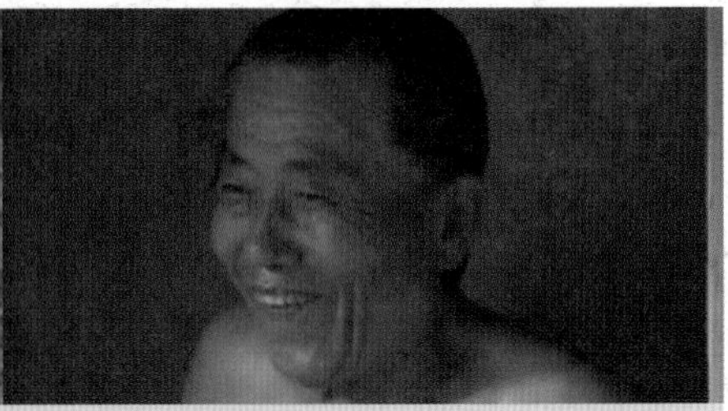

밭 작업 후 땀 식히는 자연인의 모습

매일 손수 돌을 옮기고 땅을 파며 작물을 가꿔간다. 평화로운 자연 속에서 자유를 누리며 살아가지만 가족을 생각하면 저절로 몸에 밴 부지런함은 어쩔 수 없다. 언제나 그렇듯 땀 흘려 일군 수고는 보람이 되어 돌아오니 말이다.

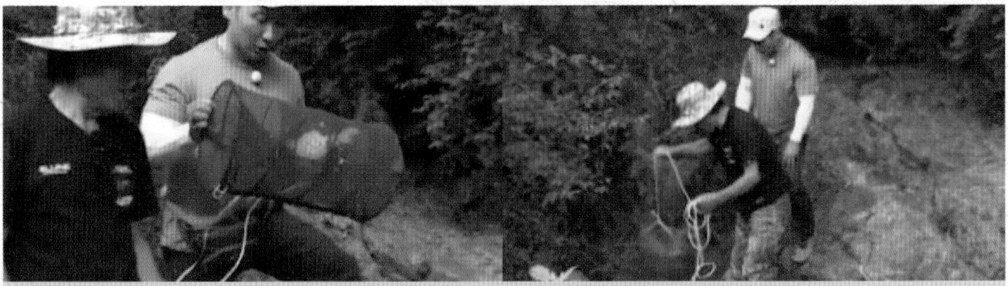

저녁 식사꺼리로 던져둔 통발을 확인한다

어느새 산골에는 어둠이 내려앉기 시작한다. 저녁 식사 준비를 위해 전날 아침 계곡에 던져둔 통발을 건진다. 그 안에 든 물고기들이 저녁 식사 거리가 된다.

자연인 레시피
04

# 어죽 칼국수

한 끼를 먹어도 제대로 먹는 자연인이 만드는 저녁 식사, 바로 어죽 칼국수이다. 횟집을 운영하며 식사할 틈이 없을 때 해먹던 음식인데다, 그만의 건강식이었다고 한다.

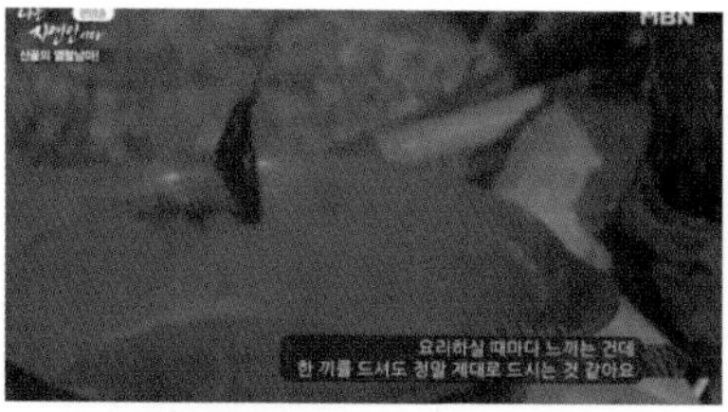

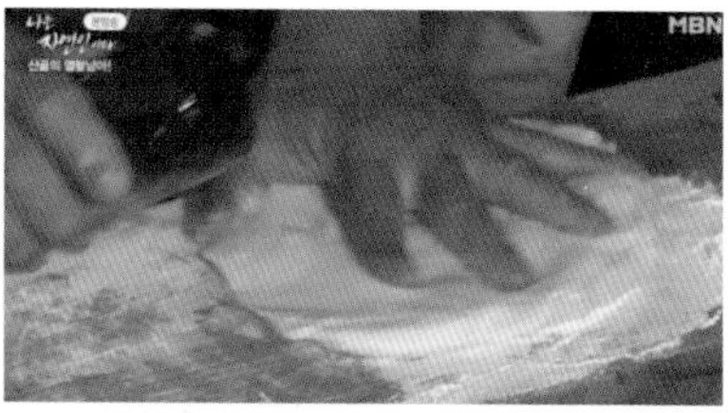
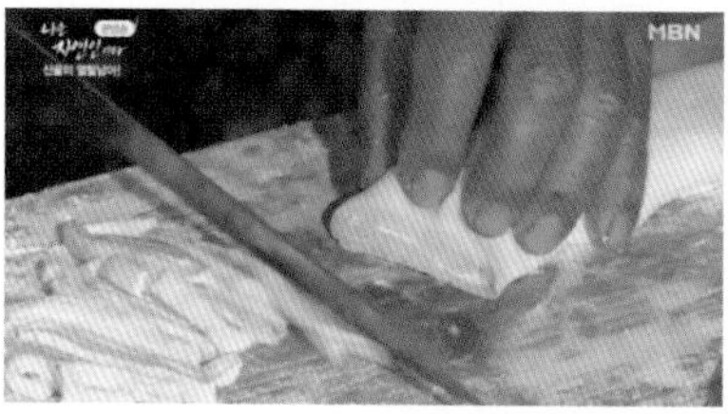
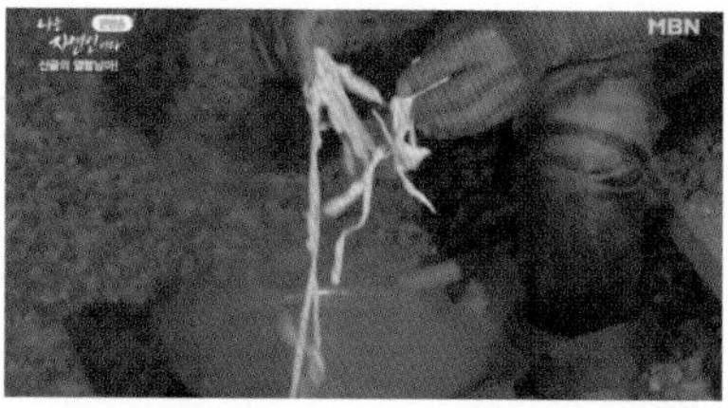
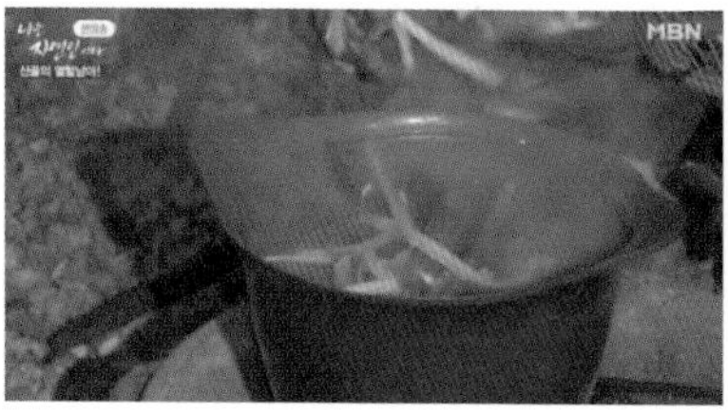
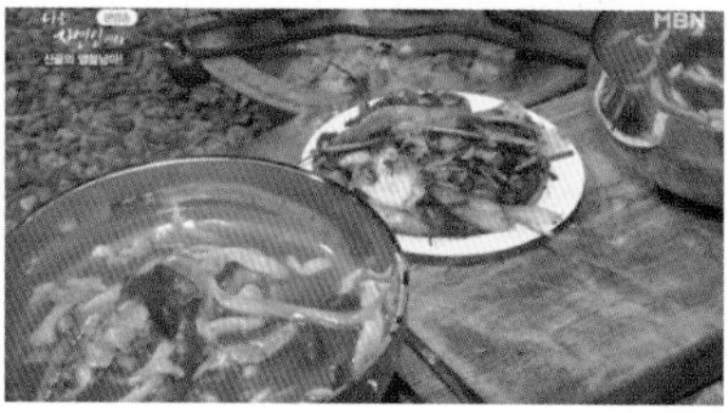

- 물이 담긴 냄비에 물고기를 통째로 넣는다.
- 고춧가루와 고추장을 1:1 비율로 넣고 끓인다.
- 미리 숙성시킨 밀가루 반죽을 얇게 펼친다.
- 반죽을 칼국수 면으로 썰어주고 냄비가 끓으면 손으로 풀어주며 넣는다.
- 비린내를 잡기 위해 대파를 큼직하게 썰어 넣는다.
- 소금과 후추로 간을 맞춰준다.

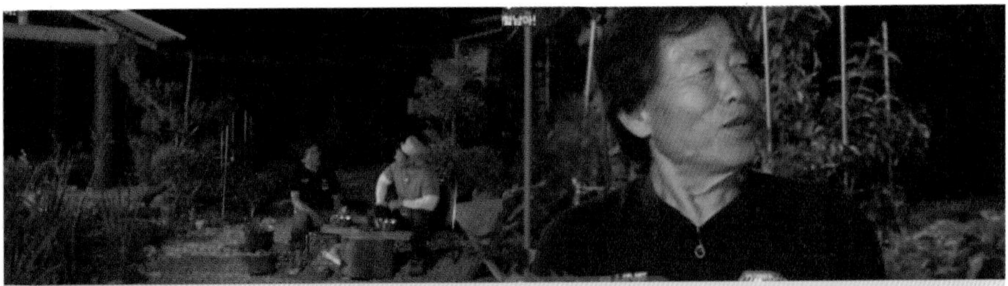

이야기 나누는 자연인과 이승윤　　산에서 좋았던 순간을 이야기 하는 자연인

자꾸만 손이 가는 깔끔한 국물과 쫄깃한 칼국수 면이 어우러져 입안에 맛의 향연이 펼쳐지는 저녁 식사. 산골의 요리사 덕분에 행복한 저녁 시간이다.

지금 이 순간, 그는 이곳에 또 어떤 행복을 그리고 있을까?

"아내가 이곳에 왔을 때 '남편이 나를 위해서 고생을 많이 했구나.' 생각하도록, 아내가 오기만을 기다려야죠."

# 자연인 에필로그

참 숨 가쁘게 앞만 보고 달려온 시간이었습니다.

너무 멀리 와버린 게 아닐까.
문득 뒤를 돌아보며 멈칫했던 순간,
그는 산에서 마치 선물처럼 다시 한 번 인생의 제철을 만났습니다.

청춘보다 아름다운 일흔 셋 열혈남아의 지금 이 순간이
여름 햇살보다 더 뜨겁게 빛나고 있습니다.

정경윤

# 나는 행복한 아버지입니다

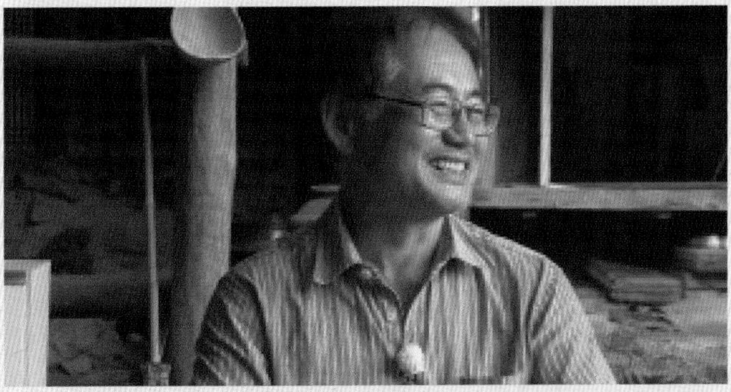

# 아들을 살린 기적

자연 생활 Tip

① 감식초 만들기

② 막걸리 만들기

③ 대나무와 통나무로 농막 짓기

자연인 레시피

① 홍감자, 가지찜과 오이냉국

② 된장국밥

③ 야채 비빔밥

④ 약밥

# 1일차

지친 일상에 힐링이 필요한 순간. 자연이 준 거대한 선물인 숲으로 향한다. 숲은 푸른 계절의 절정을 이루고, 산그늘 밑으로 불어오는 한 줌 바람에 소소하지만 확실한 행복을 느껴본다. 맑은 하늘을 가릴 정도로 울창하게 자란 나무들. 그 속에 비닐하우스와 그 옆 우물이 낯선 방문객을 맞이한다.

꽤나 많이 들어온 것 같은데 사람 사는 흔적만 있을 뿐 자연인은 도통 보이지 않는다. 그때 지게를 지고 산 속을 걸어 올라가는 한 남자가 있다. 헐레벌떡 다가가 인사를 건네지만 눈만 마주칠 뿐 말이 없는 남자. 생각보다 쉽게 자연인을 찾긴 했는데, 말을 하지 못하는 걸까?

당황한 우리를 지켜보던 남자는 합장 후 모자를 벗고 손을 반갑다며 손을 내민다. 자연인의 목소리에 한시름 놓으며 인사를 한다. 매일 오전이면 묵언 수행을 하기 때문에 인사가 늦었다고 한다. 조금 당황스런 첫 만남이지만 차분한 목소리를 가진 남자. 바로 우리가 찾던 산중생활

6년차의 자연인 정경윤 씨다.

"산속에는 대화 상대가 별로 없잖아요."

자연인은 산에 들어온 후, 자연스레 말수가 줄었고 그럴수록 복잡했던 마음도 차분해졌다고 한다. 그래서 매일 아침 시간을 정해 놓고 묵언 수행을 하기로 했던 것이다. 그는 왜 이 깊은 곳에 닿게 됐을까? 자연인의 산중 생활이 더욱 궁금해진다.

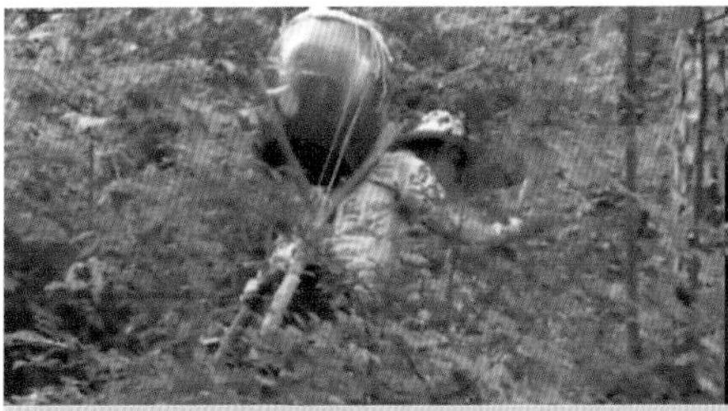

감식초를 지고 올라가는 자연인의 모습

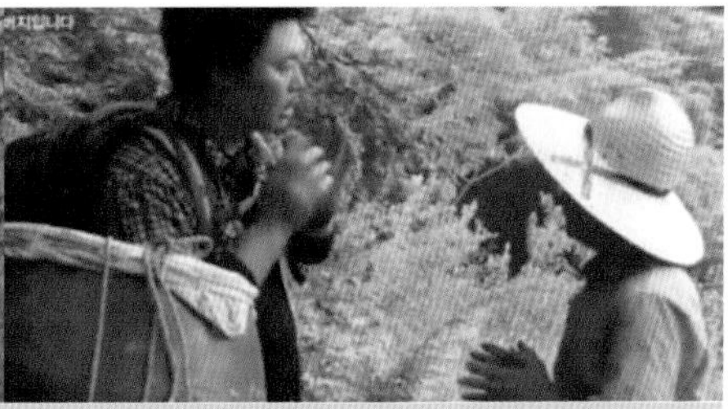

자연인과 첫 인사하는 윤택

너른 자연의 품에 안겨 지낸지도 6년. 자연인은 이곳에서 어떤 모습으로 살아가고 있을까? 자연인을 따라 그의 집으로 가 본다.

대문을 넘어서면 이 산이 꼭꼭 숨겨 놓은 또 다른 세상이 펼쳐진다. 작은 오솔길 끝에 자리한 자연인만의 보금자리 터가 있다. 넓진 않지만 혼자 살기엔 전혀 부족할 것이 없어 보인다. 요즘엔 보기 드문 조그마한 흙집과 툇마루는 고향집에 온 듯 옛 향수를 불러 일으킨다.

"20여 년 전에 제가 직접 지었습니다."

꽤 오래돼 보이는 듯한 자연인의 집이다. 이 지역에서 나고 자랐지만, 이렇게 산세 좋은 곳이 있는 줄은 땅을 보러 다니면서 알게 됐다고 한다. 보자마자 교육자로 살며 번 돈으로 이 곳에 땅을 구매하여 주말마다 집을 지었다고 한다.

곡괭이로 대나무 뿌리를 파내는 데만 3개월이 걸렸다. 길도 없고 온통 대나무 밭이던 이곳에 있는 재료만을 가지고 온전히 사람의 힘으로 지었다. 어릴 적 살았던 옛집을 떠올리며 여덟 달 만에 완성했다.

산에선 집안보다 바깥에서 보내는 시간이 많다. 때문에 방안 살림은 이부자리 하나면 충분하였다. 단단하게 지어진 흙벽은 처음 지은 그대로 잘 보존되고 있다.

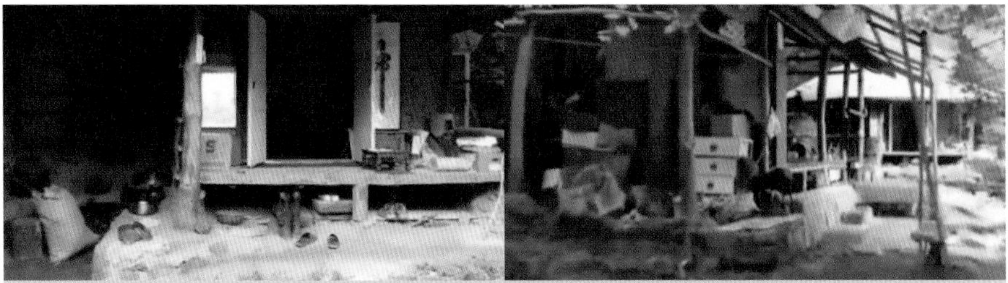

대나무 숲 사이 정겨운 툇마루와 흙집은 옛 향수를 불러일으킨다

20년 세월을 이겨낸 자연인의 방 한편을 매운 사진. 원체 약하게 태어난 아들이 가장 건강하고 늠름해 보이는 사진이다. 방학 때면 늘 찾아와 자연인과 함께 생활한다는 아들. 아들에 대한 애정이 각별한 것 같다.

그리고 눈에 띄는 또 한 가지가 있다. 연도별 졸업 앨범이다. 교직에서 34년 근무했던 자연인이 당시의 추억을 간직하기 위해 가지고 있다고 한다. 수학 선생님으로 비록 인기는 없었지만, 아이들을 가르치는 데 자부심을 갖고 교직을 천직으로 여겼다. 학교 선생님이 산속 자연인이 되기까지, 그의 이야기가 무척 궁금해진다.

집을 둘러보고 난 후, 할 일이 있다는 자연인. 바로 산에서 가져온 감식초를 걸러야 하기 때문이다. 산에서 난 감으로 감식초를 만들어 서늘한 감나무 밑에서 보관하며, 필요할 때마다 가져다 먹는다. 3년의 시간을 걸어내고 나면 그제야 숙성된 감을 볼 수 있다.

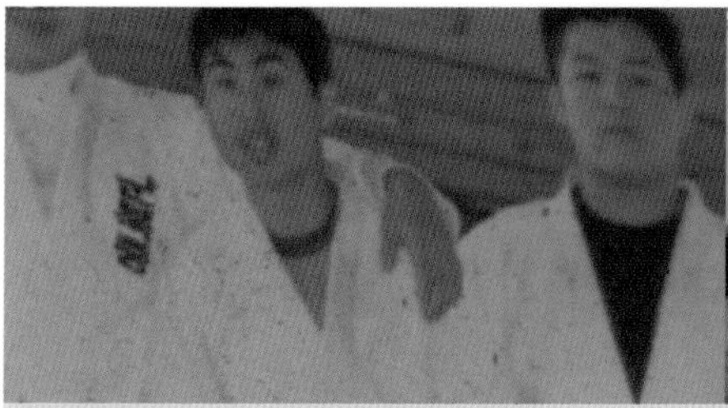

자연인 아들의 늠름한 모습

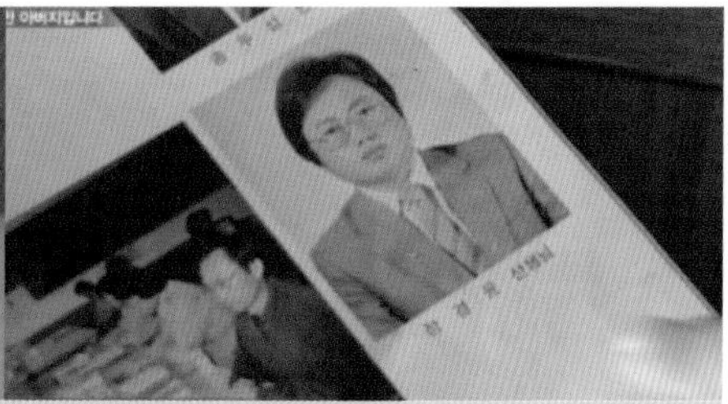

1990년 졸업 앨범에 있는 자연인 교직시절

## 자연 생활 TIP

### 감식초 만들기

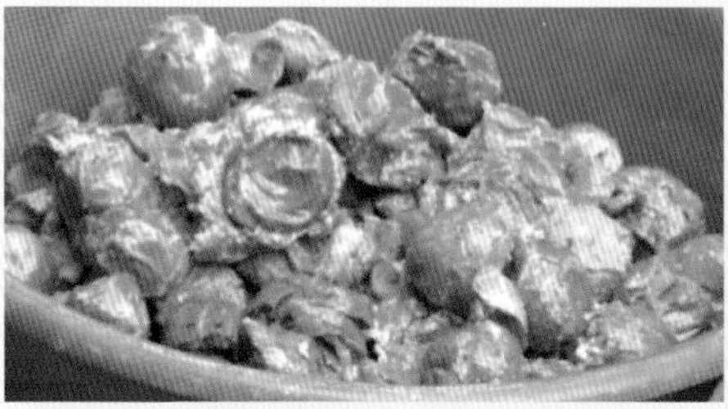
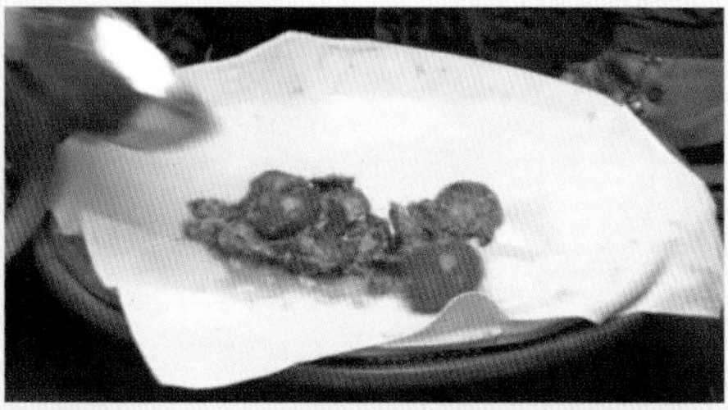
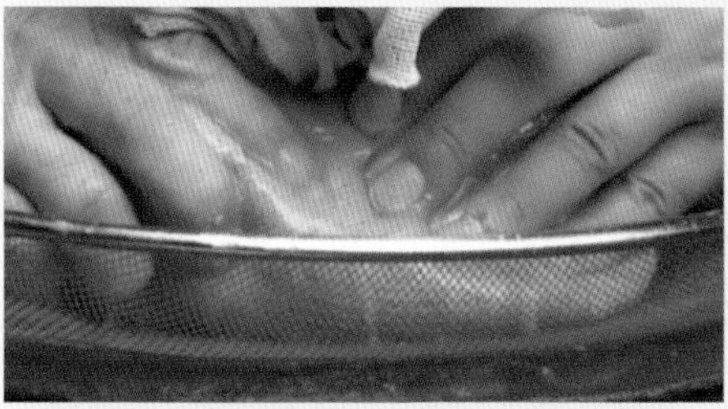
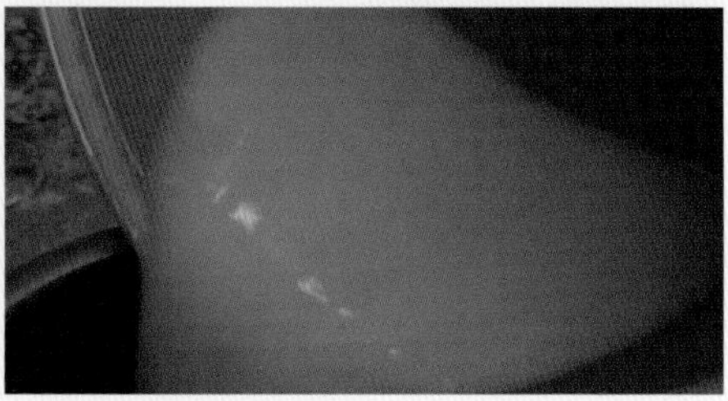
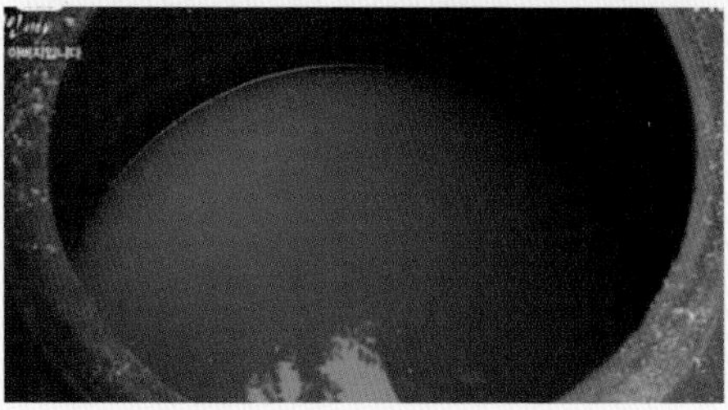
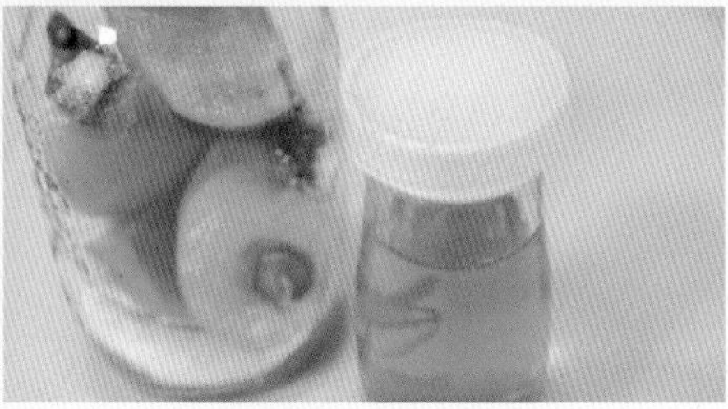

- 끝이 약간 무른 감이나, 감나무 낮은 부분에 달린 감을 준비한다.
- 깨끗한 물에 씻어 꼭지 부분을 따준다.
- 씻은 감은 햇볕에 한나절 두어 물기를 말린다.
- 항아리나 유리병에 감을 가득 넣고 식초와 담금주 1:1로 섞어준 뒤 병에 넣는다.
- 가득 담긴 병에 비닐로 2~3겹 덮은 뒤 고무줄로 밀봉한다.
- 비닐에 2~3개의 구멍을 뚫고 서늘한 곳이나 냉장 보관하여 숙성시킨다.
- 숙성된 감식초는 먹기 전 망에 한 번 걸어내어 이물질을 골라낸다.

## 자연인 천연 먹을거리 보감

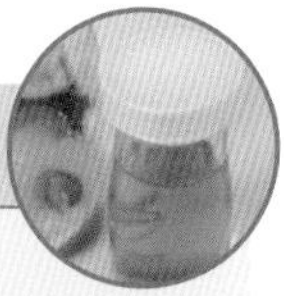

**감식초의 효능**

잘 익은 감을 따서 항아리에 담아 약간의 감식초 원액을 첨가하여 약 1년간 발효시킨다. 상하기 쉬우므로 무조건 냉장 보관하며 먹기 전에 망에 한 번 걸러내어 이물질을 골라낸다. 감식초는 초산, 구연산, 사과산 등 60여 가지의 유기산이 풍부하고, 탄닌 성분을 다량 함유하고 있어 다이어트, 감기 예방에 좋다. 게다가 설탕을 넣지 않고 만들면 당뇨환자나 고혈압 환자가 먹기에도 좋다.

면역력을 높여 주고, 피로 해소에도 좋아 자연인은 물론 가족들의 건강을 챙기는 데도 한 몫 하는 자연인의 감식초. 산골살이의 즐거움 중 하나는 믿음직한 먹을거리를 얻을 수 있다는 것이다. 오랜 시간과 수고를 통해 자연이 주는 고마움까지도 깨닫게 된다.

"산골에서 놀이 삼아 하는 거예요. 아무것도 안 하고 있으면 생활의 재미가 덜 해요."

산에 들어온 후에 도시에선 꿈도 못 꾼 여유를 비로소 갖게 되었다. 처음엔 그 여유가 게으르고 뒤처질까봐 오히려 불안했다고 한다. 그렇지만 이곳에선 그럴 필요가 없다는 걸 금세 깨달았다. 자연에서의 삶은 조금 느릴 뿐, 그렇기에 더 많은 행복을 느낄 수 있기 때문이다.

한 차례 걸러낸 감식초를 들고 작은 방문을 여는 자연인. 갖은 잡동

사니를 넣어 두려고 만든 골방이다. 이곳엔 어느새 자연인의 발효액들이 가득 차지하고 있다. 산 주변에는 매실, 보리수 같은 열매들이 많아 조금씩 틈나는 대로 담그는 것들이다. 이 작은 골방에 걸러낸 감식초를 두고 더 오래 숙성을 시킨다.

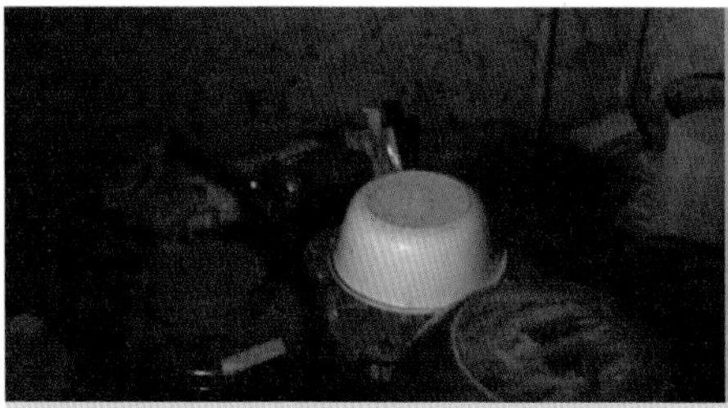

작은 골방에 가득한 발효액들

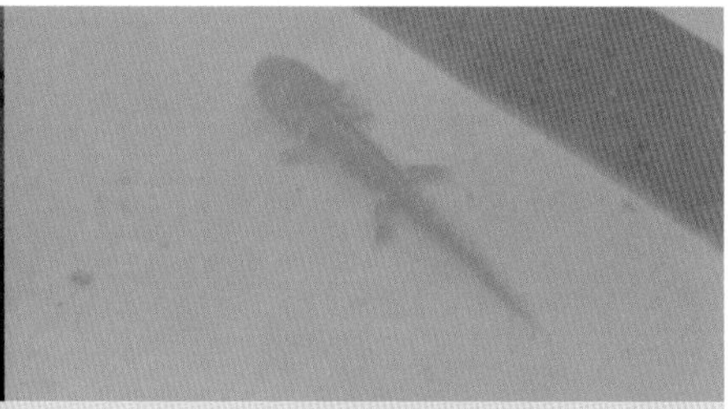

집 근처 계곡에서 잡은 도롱뇽

오래 숙성 시킬수록 그 맛과 향이 깊어져 3~4년은 더 보관해야 한다. 조금씩 자연에 동화되어 가는 자연인처럼. 감식초까지 거르고 나니 조금 출출해질 시간이다. 식사 준비를 위해 집 아래 텃밭으로 향한다.

평생 분필만 잡다가 이곳에서 처음으로 제대로 된 농사를 지어 봤다는 자연인. 쉬운 일은 아니었지만, 먹을 게 하나둘 열리는 재미에 다양한 채소를 심어 두었다.

채소 좀 키워보겠다고 밭에 농약을 뿌리는 건, 자연인으로선 용납할

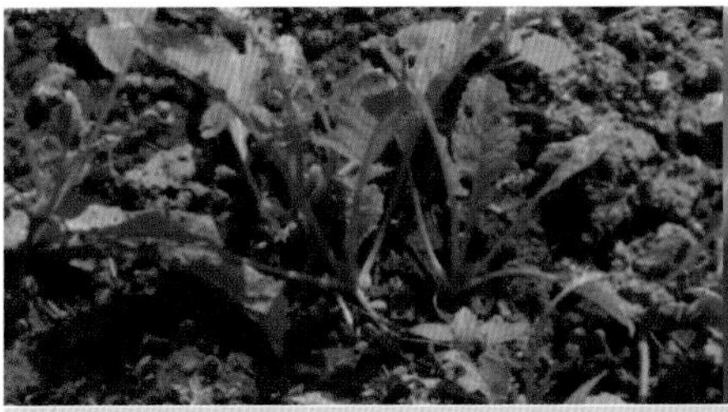

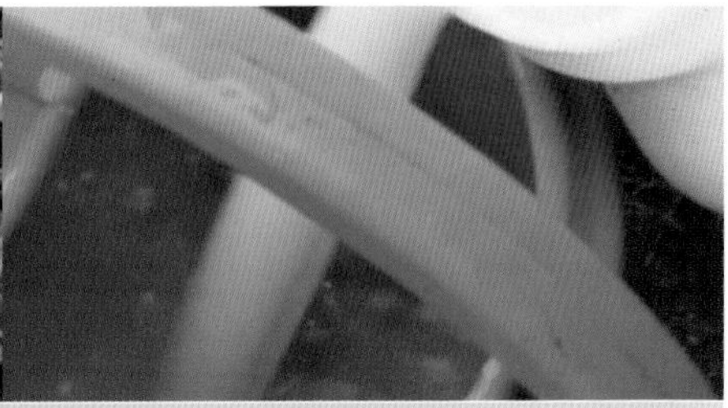

상태가 좋지 않은 열무와 채소밭에 농약 대신 직접 만든 막걸리를 뿌려준다

수 없는 일이다. 대신 직접 만든 막걸리를 쓴다. 밭에 막걸리를 뿌리면 병충해도 없고 농약도 안 쓰기 때문에 더욱 싱싱한 결실을 얻을 수 있다. 무엇보다 이곳의 작물은 모두 가족에게도 보내주기 때문에 건강하게 키우고 있다.

# 자연 생활 TIP

## 막걸리 만들기

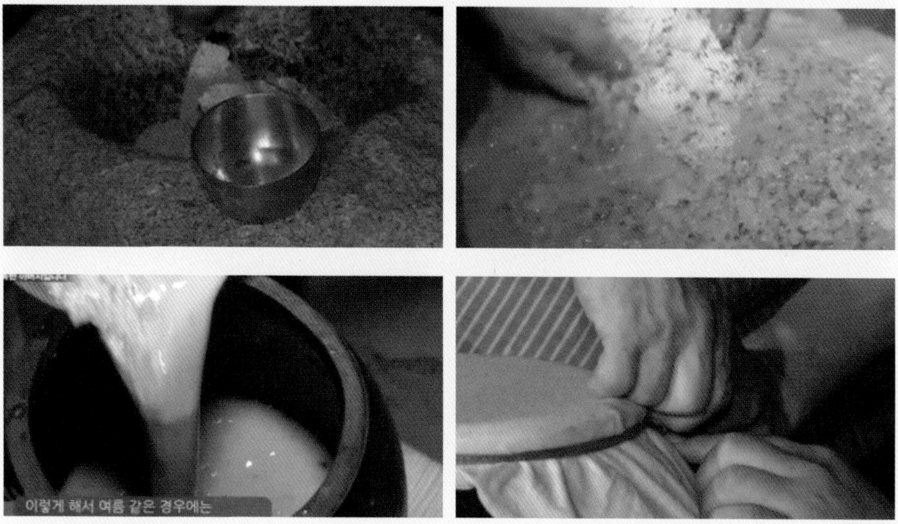


- 절구에 누룩을 넣고 찧어서 가루를 낸다.
- 누룩 가루를 큰 볼에 담아 물을 부어 잘 풀어준다.
- 풀린 누룩 물에 식혀둔 고두밥을 넣어 고루 섞어준다.
- 섞인 재료를 항아리나 유리병에 담아 면포로 구멍을 밀폐한다.
- 빛이 들고 따뜻한 곳에 두어 4~5일간 발효시킨다.

자연인 막걸리 꿀팁

1. 막걸리와 물을 1:1로 섞어 밭에 농약 대신 뿌려  사용하면 병충해를 제거할 수 있다.
2. 누룩 찌꺼기는 밭에 거름으로 사용한다.

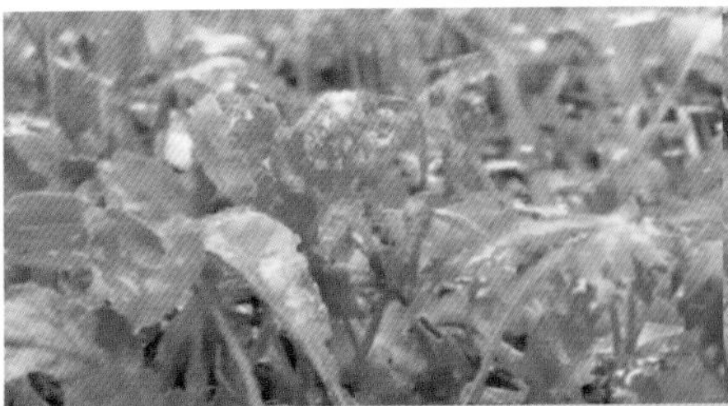

밀가루 물 샤워하는 열무 밭

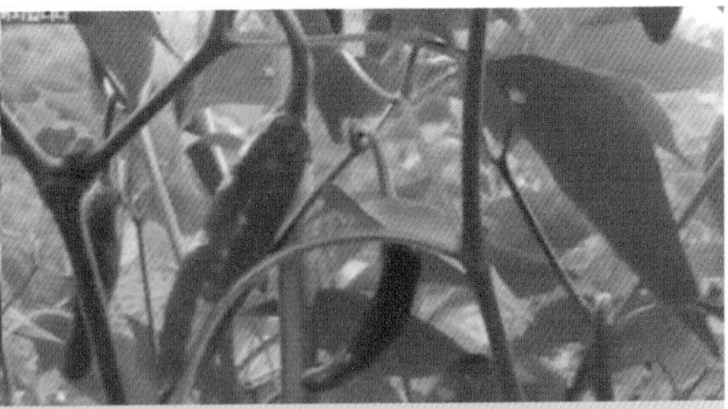

폭염에도 풍성하게 열린 고추밭

자연인표 천연 농약인 밀가루 물 샤워로 건강하게 자랄 열무 밭이 기대된다. 그리고 자연인의 정성에 폭염에도 불구하고 고추가 풍성하게 달려있다. 매운 걸 좋아해서 밥상엔 늘 고추가 빠지지 않는다고 한다. 거기에 찬 성질 덕분에 여름철 보약이라 불리는 가지까지 챙기면 재료 준비 완료다. 갓 딴 채소들로 어떤 요리를 할까?

부엌 또한 옛날 어렸을 때 모습 그대로 정겨움이 물씬 풍긴다. 한여름에도 저녁엔 서늘해서 밥을 지을 때 잠깐씩 방을 데워 놓곤 한다. 그리고 이곳에 또 다른 점심 재료가 있다. 그건 바로 홍감자이다. 하지 무렵, 장마가 오기 전에 캐 놓은 햇감자다. 열을 식혀주는 성질이 있어서

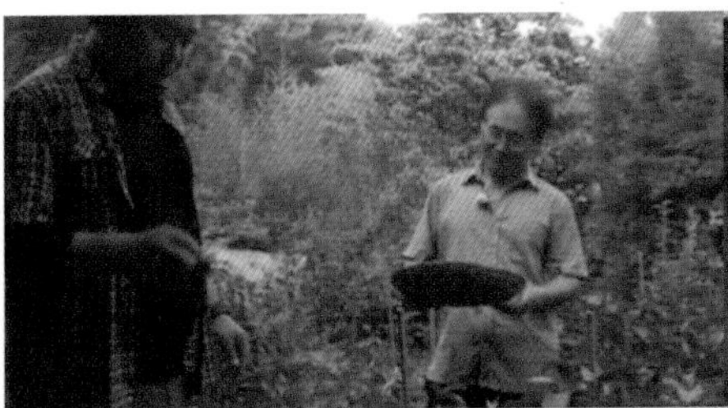

자연인 텃밭에서 재료 준비하는 모습

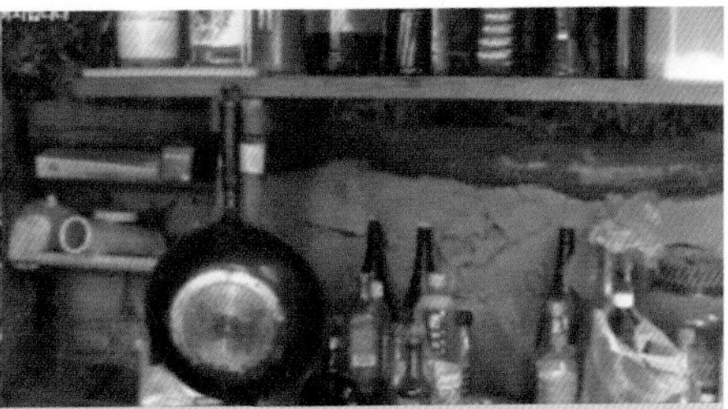

자연인이 사용하는 옛날 부엌

여름철에 먹기 좋다. 그러고 보면 자연은 그 때에 맞춰 필요한 식량을 내주니 새삼 신기하다.

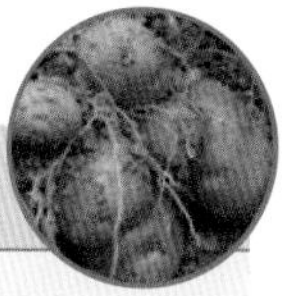

## 자연인 천연 먹을거리 보감

**홍감자의 효능**

홍감자는 식감이 연하고 당분이 많아 일반 감자에 비해 비타민과 미네랄 함량이 풍부하다. 게다가 안토시아닌까지 풍부해서 항암 효과가 있으며 영양 간식으로도 좋다.

**복용 방법**

주로 굽거나 쪄서 먹지만, 생식이나 샐러드 용으로도 활용한다.

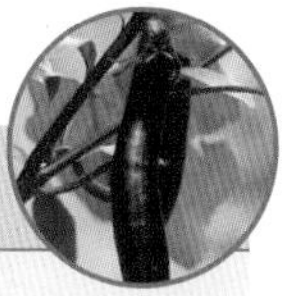

## 자연인 천연 먹을거리 보감

**가지의 효능**

가지의 보라색에는 안토사이닌 색소가 함유되어 있어 항암효과가 있다. 눈의 피로를 완화하고 시력회복에 좋다. 혈액 속 콜레스테롤 수치를 떨어뜨리고, 혈압을 낮추고, 피를 맑게 해서 고지혈증에 효과적이다. 경련억제와 진정효과가 있으며, 가지 꼭지는 잇몸질환이나 치주염에 좋다.

**복용 방법**

살짝 데쳐서 가지나물 해서 먹는다, 또한 말려서 차로도 섭취한다
(가지 꼭지에는 가장 많은 영양분이 들어있으니 절대 버리지 말고 같이 먹으면 더욱 좋다)

자연인 레시피
01

# 홍감자, 가지찜과 오이냉국

자연인이 직접 키우고 재배한 홍감자와 가지찜에 더위를 식혀주는 시원한 오이냉국. 그의 손길 닿지 않은 것 없이 상을 가득 채우는 간단하면서도 든든한 점심 식사다.

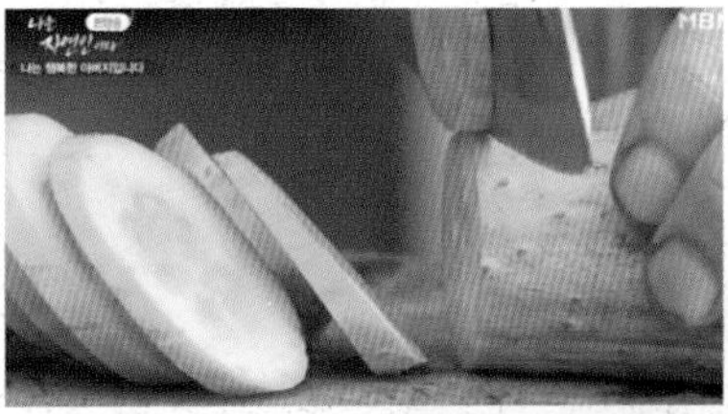

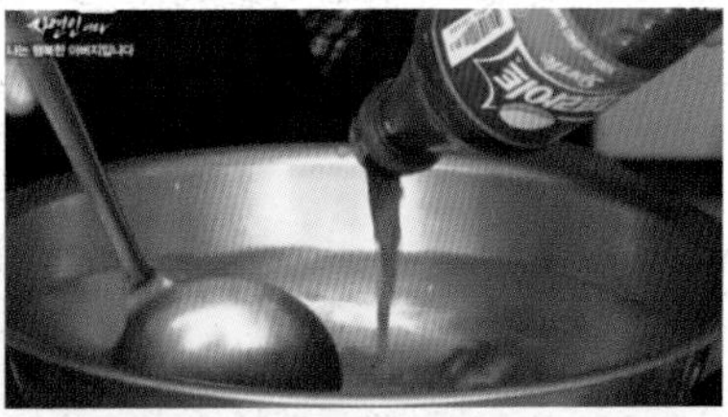

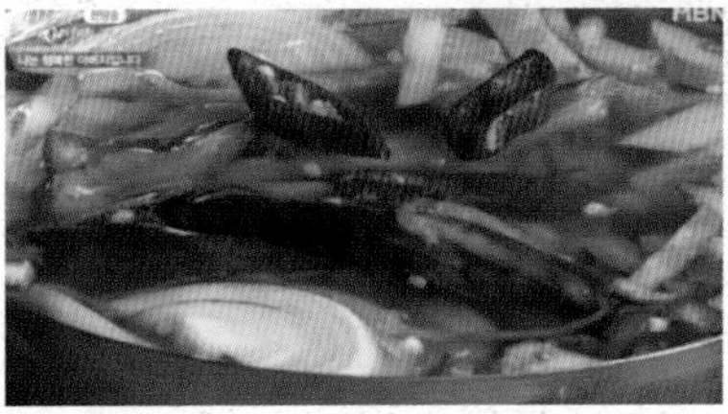

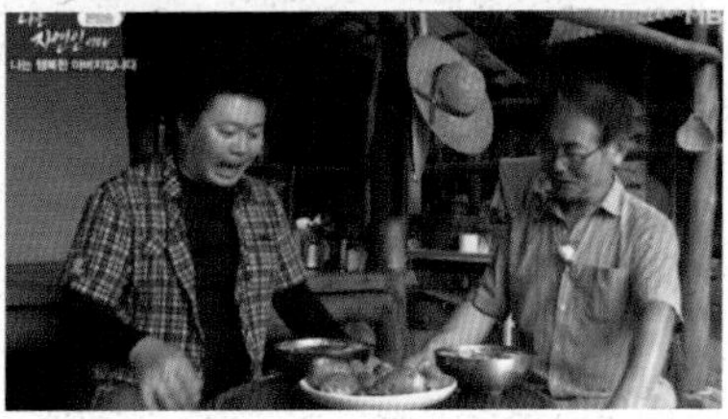

**오이냉국 만들기**

- 오이는 채를 썰고 양파, 고추를 썰어 준비한다.
- 볼에 물 2/3을 넣고 소금 1큰 술, 감식초 2큰 술, 매실액 1큰 술을 넣고 젓는다.
- 섞인 물에 준비해 둔 채소를 넣어준다.
- 얼음을 넣을 경우 얼음 양에 따라 간을 조절한다.

산에서 제철 재료로 먹는 소박한 한 상. 새콤, 달콤, 매콤 3단 콤보가 어우러진 오이냉국과 단맛을 더해주는 감자까지. 열을 내려주는 식재료들이 있어 몸의 열기를 한껏 내려간다.

자연인도 몸에 좋다는 영양제를 빼먹지 않고 챙겨 먹던 때가 있었다. 하지만 여기선 제철 음식을 챙겨 먹는 것만으로도 충분하다고 한다. 사실 제철 음식만한 보약이 없으니 말이다. 감자와 가지오이냉국으로 더위도 식히고, 정겨운 맛으로 속까지 든든히 챙겨본다.

자연에 안겨 천연 식재료를 먹으며 건강함을 느낄수록 가족 생각은 짙어진다. 그리고 늘 아픈 손가락인 아들. 딸 셋을 둬서 막내는 내심 아들이길 바랐던 자연인. 하지만 아들이 태어났을 때 미안하게도 맘껏 축복해주지 못했다.

"막내아들이 장애를 가지고 태어나서 지적 장애 1급입니다. 아내가 혼수상태가 되어 뱃속의 아들이 고통을 받아서. 서울에 있는 큰 병원 여러 군데에 가서 호소도 많이 해봤죠."

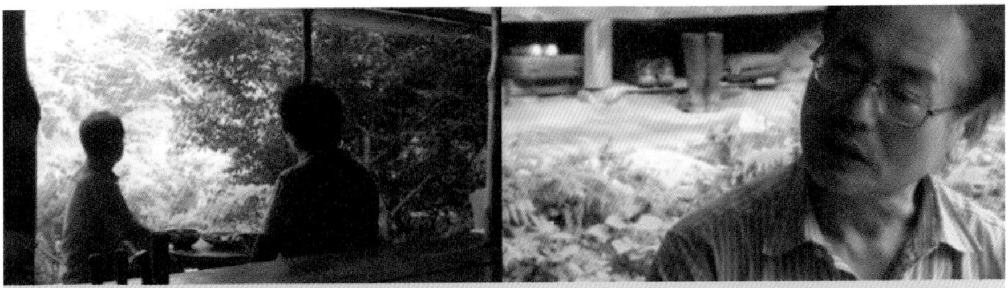

점심 준비하며 이야기 나누는 모습　　아들에 대한 지난날 이야기하는 자연인

충격과 슬픔에 휘청했지만 아버지 이기에 손 놓고 있을 수만은 없었다.

"한겨울에 꿈을 꿨는데 독사하고 청개구리를 잡아서 먹이면 낫는다는 꿈을 꿨어요. 수소문해 찾아 삶아서 먹여 보기도 하고, 실날같은 희망이라도 거는 의미에서 자연에 의지하는 마음을 갖고 있었던 거죠."

깨면 사라질 꿈일지라도 붙잡아야만 했다. 주말이면 아들을 이끌고 산으로 향했고, 자연의 힘 덕분인지 아들은 점차 건강해졌다. 간절한 마음 하나로 안긴 품에서 희망을 본 자연인. 때문에 늙어 쇠약해지기 전에 산으로 가야겠다 마음먹게 되었다.

"제가 노력해서 아들이 누가 보더라도 참 편안하고 좋은 곳에 있다는 걸 느끼도록 공간을 만들기 위해 노력하는 중입니다. 제가 산골짜기에 사는 이유고, 중요한 의무입니다."

아들이 언제라도 맘 편히 찾아올 수 있도록, 그리고 여기서 만큼은 남들 시선에서 자유로울 수 있도록, 자연인은 계속해서 이 산골을 가꾸고 지켜나갈 생각이다.

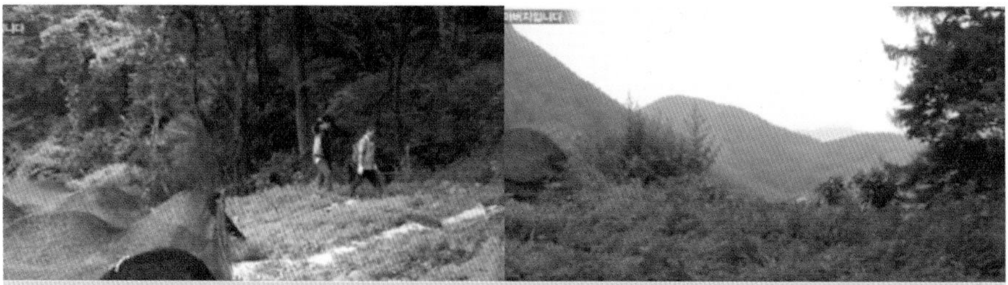
자연인이 산을 가꾸기 위해 심어놓은 인삼밭

여름나기 점심 식사를 마치고 자연인은 산행에 나선다. 이마에 땀이 송골송골 맺히고 그 땀을 시원한 산바람이 식혀준다. 자연인을 따라 집 뒷산에 오르면 자연인이 정성들여 가꾼 인삼밭이 모습을 드러낸다.

크기가 작아도 맛은 진하게 든 인삼. 가족들을 위해서라면 이 정도는 일도 아니다. 우선 밭에 심어 거름을 주며 2년 정도 키우다가 산속으로 옮겨 심을 예정이다.

인삼밭에서 캐온 인삼을 산속에 옮겨 심는다. 계곡 근처의 흙도 좋

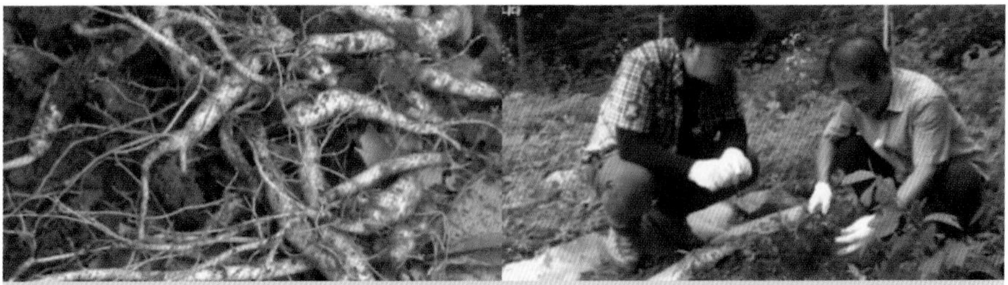

자연인이 직접 심어서 가꿔 키운 인삼

고 반음지인 이곳이 적합하다고 한다.

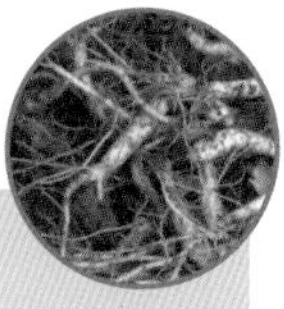

## 자연인 천연 먹을거리 보감

**인삼의 효능**

불로장생의 영약으로 잘 알려진 인삼은 기력을 증진 시켜주는 대표적인 건강식품이다. 그러나 몸에 열이 많은 사람은 피해야 한다. 인삼에는 사포닌 성분이 다량 함유되어 있어 심장질환 예방과 장 안에 있는 콜레스테롤과 결합하여 체외 방출을 한다.

게다가 가공 방법에 따라 효능이 달라지는데, 가공하지 않은 인삼은 '수삼', 말린 인삼은 '백삼', 수증기에 쪄서 말린 인삼은 '홍삼', 수증기에 찌고 말리기를 반복한 인삼은 '흑삼'으로 구분한다.

'수삼'은 위건강, 당뇨 예반 완화 효능이 있으며, '백삼'은 기억력 개선, '홍삼'은 혈관질환 예방, '흑삼'은 항산화 면역력 증강 항암 효과가 있다.

**복용 방법**

- 깨끗한 물에 여러 번 세척하여 생으로 먹거나, 꿀에 재워 먹기도 한다.
- 차로 끓여 먹거나 술에 담가 약용으로도 쓰이며, 튀김옷을 입혀 먹기도 한다.
- 깨끗이 씻은 인삼을 믹서에 넣고 우유, 얼음을 적당량을 넣고 갈아 스무디로 복용한다.

(기호에 따라 꿀 또는 발효 요구르트를 넣어 마시면 좋다.)

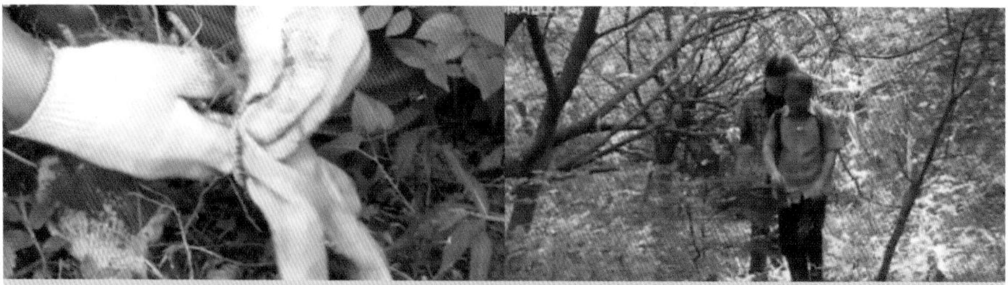

인삼을 챙겨 더 깊숙이 들어가 본다.

### ◉ 자연인 꿀팁

〈인삼 옮겨 심기〉

① 반음지인 곳을 찾는다.

② 관중 같은 풀들이 자란 곳을 찾는다.

③ 낙엽을 걷어낸 부엽토에 30m 간격을 두고 심는다.

산에 직접 씨를 뿌려 삼을 키워볼까도 생각해 봤지만, 좀 더 안정적

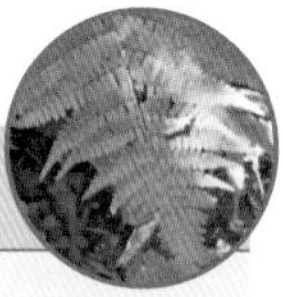

## 자연인 천연 먹을거리 보감

**관중의 효능**

관중은 습기가 많고 토양이 거름진 곳에서 자란다. 관중은 강력한 항산화 작용을 하는 식물로써 항바이러스 작용, 주충작용 등 항균작용에 뛰어난 효능이 있다. 또한 지혈작용에도 효과가 있어 평소 자궁출혈이나 코피가 잦을 때 섭취하면 좋다. 다만 시력장애나 혈뇨 혼수 실명 등의 우려가 있으므로 비위가 약한 사람이나 임산부는 복용하여서는 안 된다.

**복용 방법**

- 말린 뿌리줄기를 하루에 5~12g 정도 물 600~700ml와 함께 약불에 끓여 2회 복용한다.

인 방법을 택하기로 하였다. 적당히 클 때까진 밭에 심어 돌보다가 더 많은 영양분을 얻기 위해 산속으로 옮긴다.

"제가 생각한 것과 달리 잘 안 될 수도 있거든요.
그러면 다른 곳으로 옮겨심기도 하고요."

뭐든 쉽게 얻어지는 법은 없듯, 자연에서도 마찬가지다. 자연인은 여전히 경험하고 배워나갈 게 많지만, 결국엔 이런 노력이 산골살이를 더욱 풍요롭게 한다.

20여 년 전, 처음 이 산을 찾은 이후로 아들에게 좋은 약초가 있을까 싶어 수시로 오르내린 길이다. 자연인에겐 훤한 산길이지만 원체 사람이 다니지 않아 일반인에겐 어려움이 있다. 그럼에도 자연인에겐 아주 감사하고 뜻 깊은 산이다.

아들과 처음 이곳을 찾았을 때는 30미터 올라가는 것도 힘들었다고 한다. 가기 싫어하는 아들을 데리고서 조금씩 산행의 길이를 높여갔다. 덕분에 아들 다리는 근육이 발달됐고 어지간하면 끝까지 따라왔다가 내려갔다. 자연인에게 이 산은 아들과 함께한 추억까지도 품은 아주 소중한 곳이다.

이 산이 주는 좋은 기운을 그대로 품어 가족에게 전할 수 있기를 자연에 믿고 맡겨 본다. 인삼을 옮겨 심고 돌아올 때쯤, 산골에 저녁 어둠이 드리워지기 시작한다.

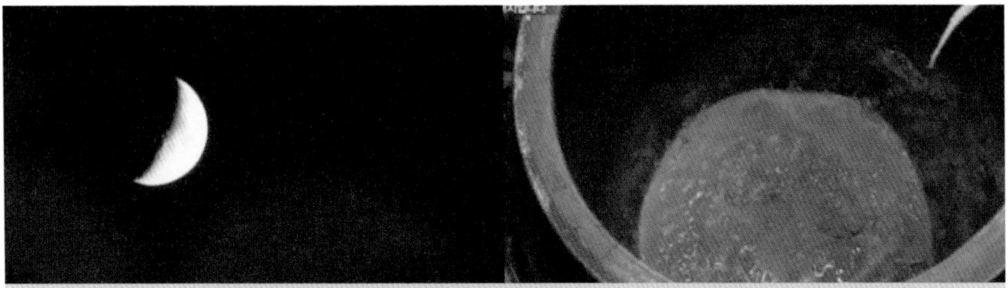

반달 아래 묻어둔 장독에서 꺼내는 아내가 담가준 묽은 된장

칠흑 같은 어둠이 자연인의 보금자리에도 깔리고 무언가를 꺼낸다. 반달 밑에 묻어둔 장독에서 꺼내는 된장이다. 달빛 머금은 된장이라 빛깔이 남달라 보인다. 조금은 묽어 보이는 된장이지만 아내가 직접 담가 보내준 특별하고도 맛있는 자연인의 된장이다. 산에선 정말 잘 담가 둬도 반찬 고민은 덜 수 있다고 하던데 저녁 밥상이 기대가 된다.

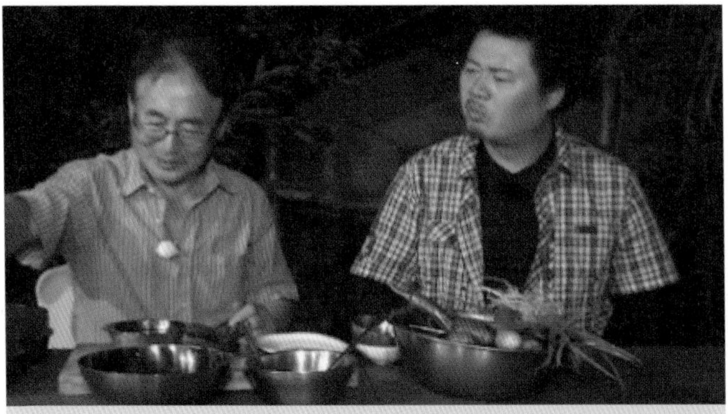

저녁 준비하는 자연인과 윤택

자연인 레시피
02

# 된장국밥

자연인이 손수 키운 채소를 듬뿍 넣어 끓이고 1년 내낸 된장만 있으면 살 수 있다는 자연인이 그중 가장 좋아하는 된장국밥! 신선한 재료가 요리사가 된다는 자연인의 정성이 가득 담긴 뜨끈한 저녁 한 상!

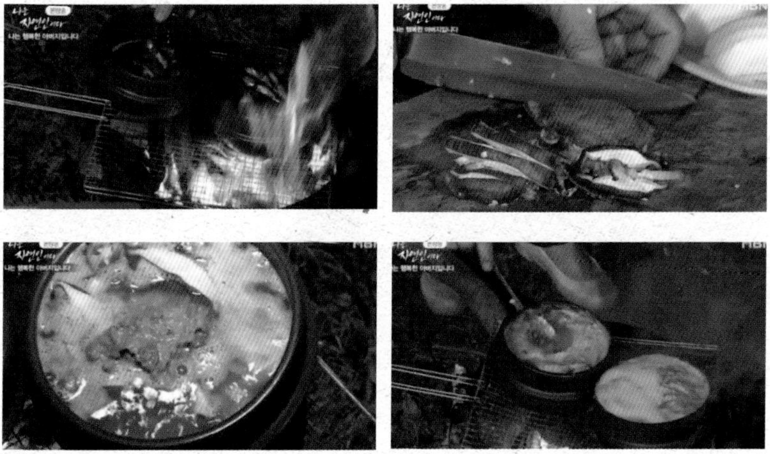

- 뚝배기에 물을 붓고 통멸치를 한줌 넣어 끓인다.
- 감자, 양파, 표고버섯, 고추 등 갖은 채소를 썰어 뚝배기에 넣는다.
- 채소가 익으면 된장을 한 숟갈 넣고 밥을 넣어 한 번 더 끓인다.
  (불이 센 상태에서 된장을 오래 끓이면 향이 날아가서 제일 늦게 넣는다.)

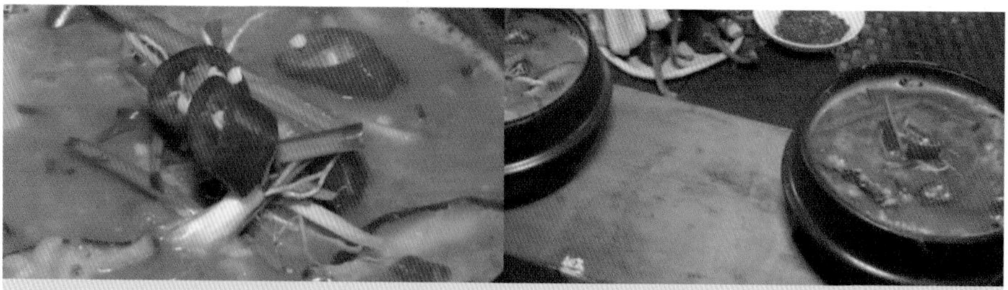

완성된 된장국밥 한 상

"저는 여기 살면서 이런 채소들을 약이라 생각하고

뿌리도 되도록 버리지 않고 먹습니다."

오래 묵은 된장 맛이 입에 착착 감기는 자연인과의 저녁식사는 정성 어린 손맛을 이 산이 5년이나 품고 있어서 그 맛에 만족하지 않을 수 없다.

이렇게 맛있는 음식을 먹을 때면 가족들 생각을 안 할 수가 없다. 혼자서만 잘 지내고 있는 것 같아 늘 미안한 마음인 자연인. 사랑하는 아들을 위해 일찍 산을 선택했지만 도시에서 홀로 아들을 돌보고 있을 아내에게 늘 미안하고 고맙다.

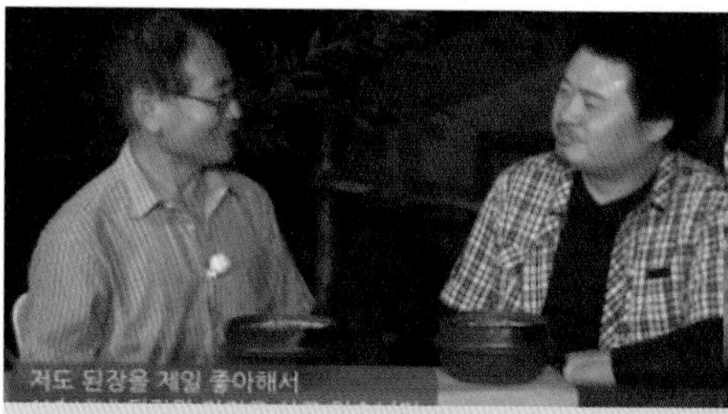


저녁 식사하는 자연인과 윤택

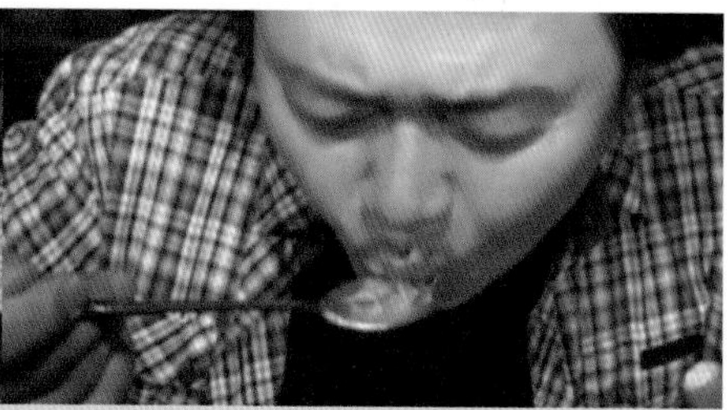

된장국밥 크게 한 술 떠먹는 윤택

자연인보다 더 아파하고, 자책했던 사람. 하지만 그 슬픔을 먼저 떨쳐 버린 것 역시 아내였다. 아들을 위해 산에 간다고 했을 때도 반대는 커녕 용기를 줬던 아내. 자신을 믿고 결혼해 아들을 위해 헌신하는 모습과 아내 혼자 자고 있는 모습을 볼 때, 가장 마음이 아프다.

"우리 집사람의 마음고생을 말로써 표현할 수 있겠습니까.
그러나 빛을 보지 못하고 태어나지도 못한 아이들을 생각하면
더 나쁜 상황과 비교하면, 지금도 다행이라고 생각해요."

셋째 딸까지 시집보내고 나면, 아내와 아들을 이곳에 데리고 올 생각이라는 자연인. 엄마 아빠 품에서, 그리고 이 자연의 품에서 아들이 좀 더 행복하기를 그는 바란다.

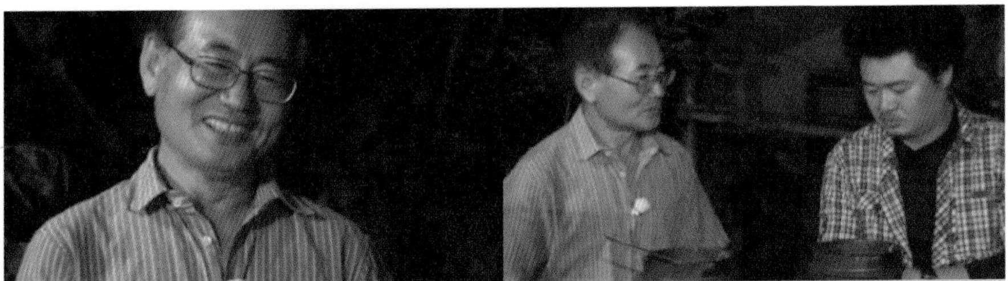

아내에게 영상편지 남기며 쑥스러워 하는 자연인과 이야기 나누는 윤택

# 2일차

이른 아침, 자연인의 하루가 시작된다. 산골에선 하루 삼시 세끼를 챙기는 일도 부지런해질 수밖에 없다. 이 조용한 시간을 틈타 오늘 아침도 묵언 수행으로 맑은 정신과 차분한 마음으로 하루를 연다.

이렇게 준비한 재료를 챙기고 아침 식사 준비하러 간다는데 신발을 신지 않는다.

"저는 아침에 산책길을 맨발로 다니거든요."

맨발 산책은 겨울만 빼곤 자연인이 아침마다 하는 운동이다. 자연인과 함께 맨발로 길을 나서본다. 집 뒤로 100미터 가량 되는 대나무 숲길이 펼쳐져 있는데, 바람에 사각이는 댓잎들 소리가 신선한 아침과도 잘 어울린다.

아들이 찾아올 때도 함께 걷곤 하는 길이 건강은 물론, 자연의 감성을 느끼기에도 좋다. 느긋하게 숲속을 거닐다보면 들려오는 물소리 소리만 들어도 더위가 가시는 집 근처 계곡. 한 여름에 5분도 발을 담그

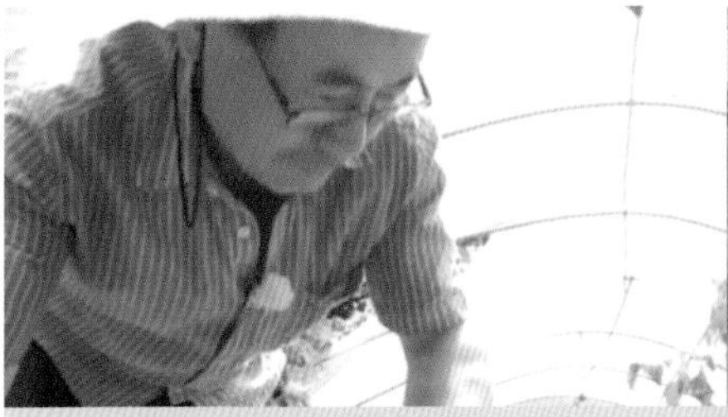
묵언 수행하며 채소 가꾸는 자연인

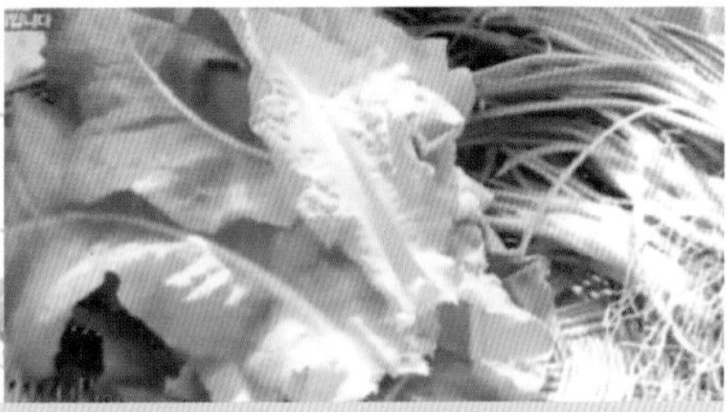
자연인이 키우고 재배하는 채소

고 있기 힘들 정도 차갑다.

그리고 그 속에 자리 잡은 자연인의 수중 테이블이 있다. 공사 현장에서 주워온 걸 재활용해서 쓰고 있는 것이다. 여름이면 맨발 산책을 하고 이곳에서 아침을 즐긴다. 손만 뻗어 흐르는 물에 채소도 금방 헹구고, 계곡에서의 식사는 시원한 건 물론 세상 편하기까지 하다.

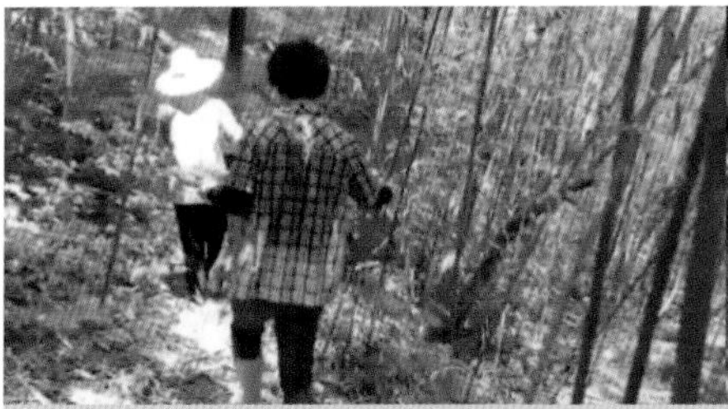
맨발 산책에 나서는 모습

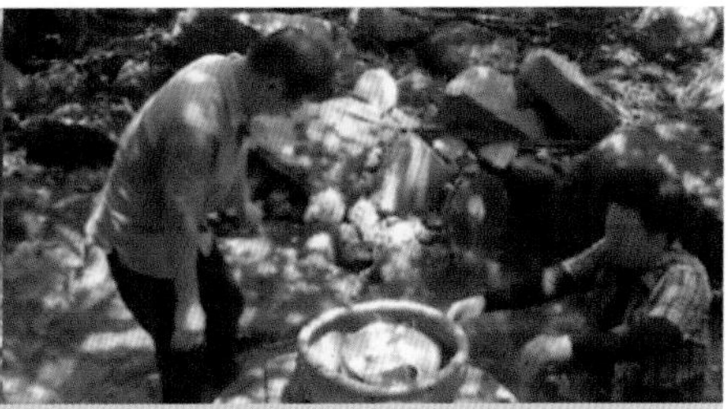
계곡 수중 테이블에서 식사하는 모습

자연인 레시피
03

# 야채 비빔밥

자연인이 직접 키워 갓 딴 채소들로 간단하게 즐기는 야채 비빔밥! 총 아홉 가지의 산야초로 담가 놓은 발효액을 더해 차려진 계곡 밥상이다.

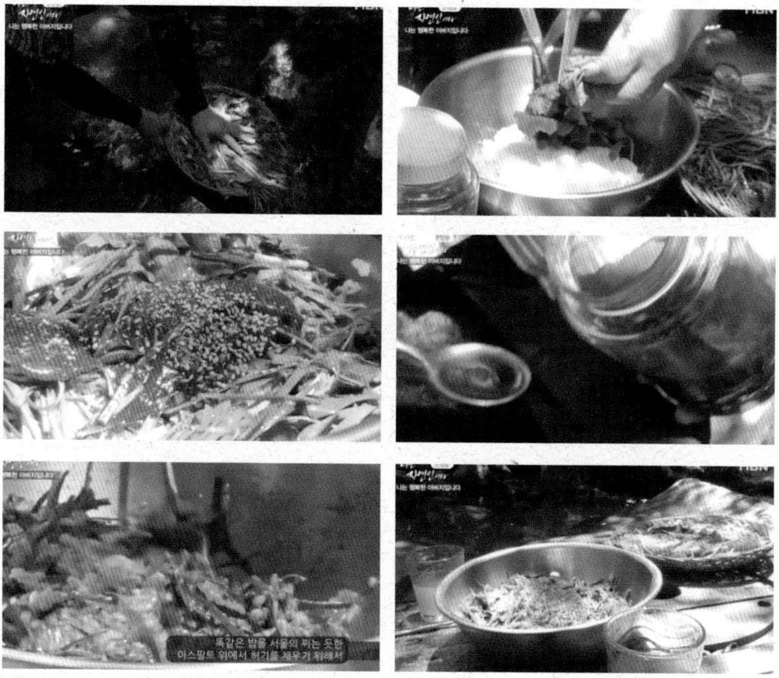

- 흐르는 물에 채소를 헹군다.
- 양푼에 밥을 넣고, 헹군 채소를 먹기 좋게 썰어 넣는다.
- 양념으로 고추장 한 숟갈을 넣고 참기름을 한 바퀴 둘러준 후 깨소금을 뿌려준다.
- 간장 대신 산야초 발효액 두 숟갈을 넣어 비벼 준다.

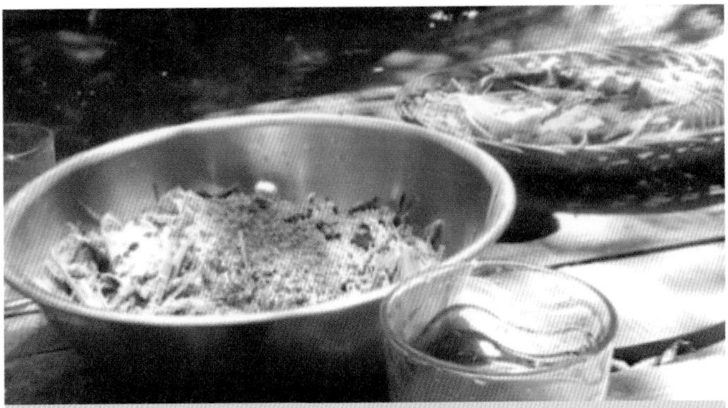

완성된 야채 비빔밥과 산야초 발효 물

무더위를 피해 시원한 계곡에서 먹는 빛깔고운 야채 비빔밥이다. 보기만 해도 침이 꼴깍꼴깍 넘어가는 그 맛은, 가족끼리 방에 앉아 서로 한 숟가락 더하려는 추억을 떠올리게 하는 맛이다. 밥 한 숟가락에 옛 추억도 함께 밀려들어오니 음식이란 참 신기하다.

계곡에 몸 담그고 비빔밥 먹는 오늘도 언젠간 추억이 될 테지만, 자연의 맛과 하기에 취한 이 순간을 떠올리는 것만으로도 힐링이 된다.

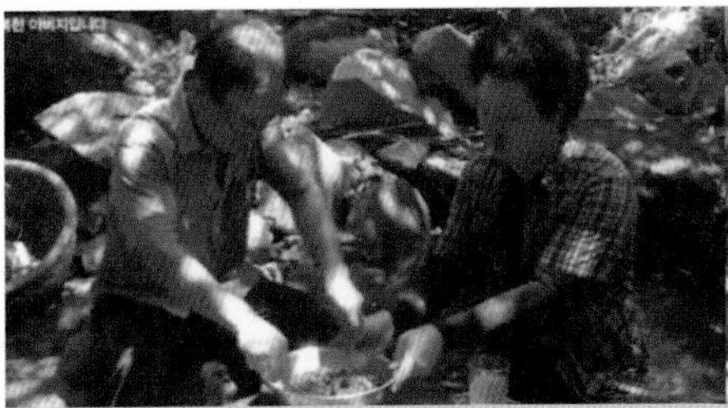

비빔밥 비비는 자연인과 윤택

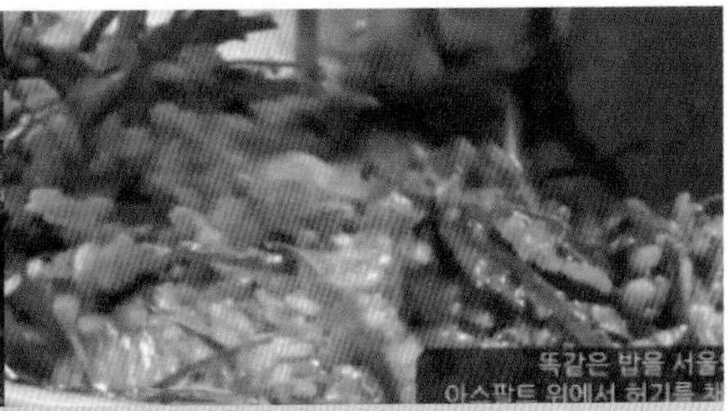

비빔밥 비벼지는 모습

멋진 풍광에 기막힌 맛까지. 정말 완벽한 아침 식사다.

"제가 자연의 제자가 됐어요. 자연의 제자가 돼서 자연이 주는 행복을 듬뿍 받고 있습니다."

오늘 하루도 자연이 주는 행복을 맘껏 만끽할 수 있기를 바라본다.

시원한 아침 식사를 마치고 집에 돌아온 후, 손볼 일이 있다며 톱과 낫을 챙겨 대나무 밭으로 향한다.

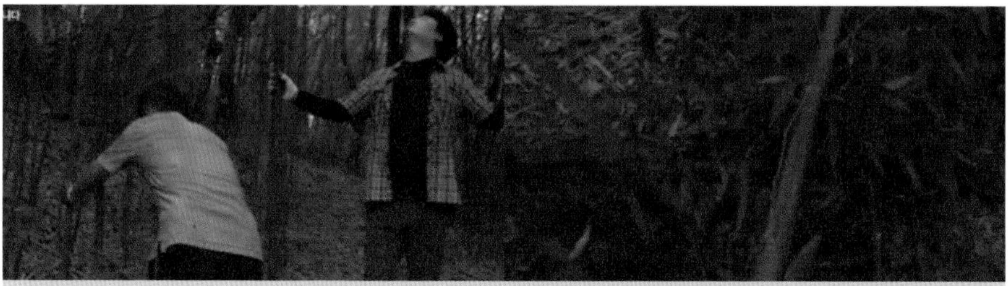

대나무 숲을 유지하기 위해 가지치기하는 자연인과 윤택

건강한 대숲을 유지하려면 묵은 대나무를 솎아내서 숲의 밀도를 조절해야 한다. 솎아내기 작업으로 얻은 대나무는 또 쓸 곳이 있다. 대나무를 들고 집으로 돌아와 마루의 길이를 잰다.

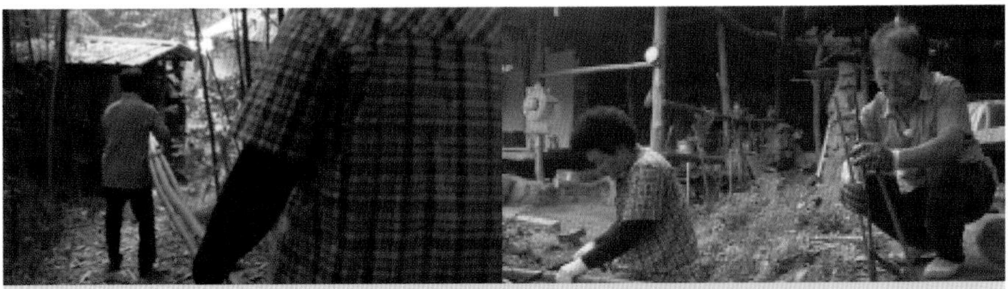

솎아낸 대나무를 집으로 가져와 아늑한 마루를 만드는 데 사용한다.

한쪽은 마루와 아궁이를 구분 짓기 위해 만들고, 맞은편은 가끔 놀러오는 손자들이 마루에서 안전하게 놀 수 있게끔 만들 참이다.

20여 년 전이지만, 흙집도 뚝딱 지었던 자연인에게 이 정도는 일도 아니다. 주변에서 구할 수 있는 재료만을 가지고 밥도 짓고, 집도 지어야 하는 게 산속 생활이다. 이 산에 나는 모든 건 어떤 식으로든 꼭 필요한 것들이다.

대나무를 갈라 대나무의 탄력성을 이용해 적당히 구부려 만드는 자연인표 안전망이 된다. 어렸을 적 어머니는 대나무로 바구니도 만들고 효자손도 만들어 쓰셨는데, 그때 어깨 너머로 본 기억이 산중 생활에 도움이 되었다. 그리고 자연인에게 도움이 된 게 또 하나가 있다. 그것은 바로 자연인의 전공인 수학이다.

수학이야말로 실생활에 꼭 필요한 학문이라 자부하며 살아 왔는데,

산골에서도 도움이 될 줄은 자연인도 미처 몰랐다고 한다.

"산에서 생활하다 보면 배우는 게 아니고
하다 보면 할 줄 알게 되고."

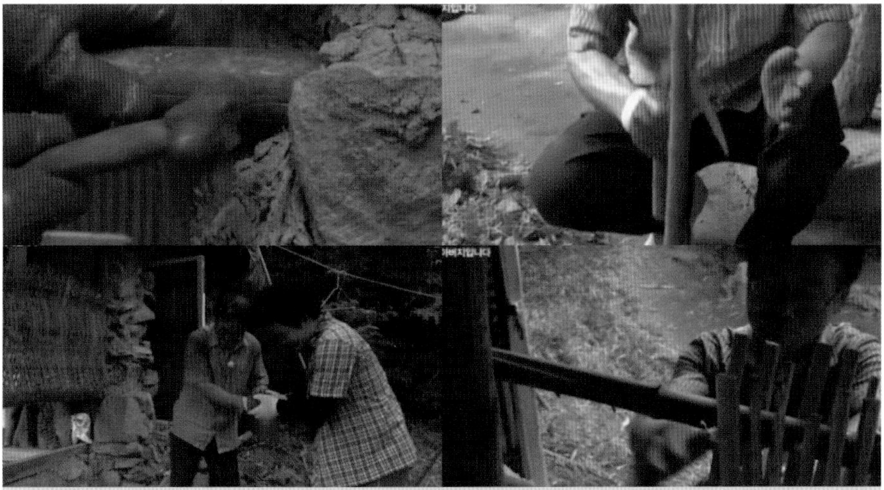

자연에서 얻은 재료와 어머니 어깨 너머로 배운 기술 그리고 수학 전공이 자연 생활에 도움이 된다.

손주들이 놀러 와도 안심하고 뛰어놀 수 있는 안전망이 완성이 되고, 이번엔 집에서 100미터 정도 떨어진 곳으로 향한다. 할 일이 하나 더 있다는 자연인. 공사 현장처럼 보이는 이곳에는 정자 겸 농막을 혼자서 한 달 째 짓고 있는 중이다.

주춧돌을 놓고 기둥 여섯 개를 세우는 데에도 오랜 시간이 걸렸지만, 무거운 나무 기둥을 옮기며 근육 강화 운동한다고 생각한다는 자연인. 나무 하나 쓰는 데에도 자연인만의 노하우가 담겨 있다.

가족들이 찾아와 함께 정자에 앉아 자연의 멋진 풍광을 맘껏 감상할 생각에 힘들어도 멈추지 않는 그 시간이 기다려진다.

## 자연 생활 TIP

### 통나무 정자 겸 농막 짓기

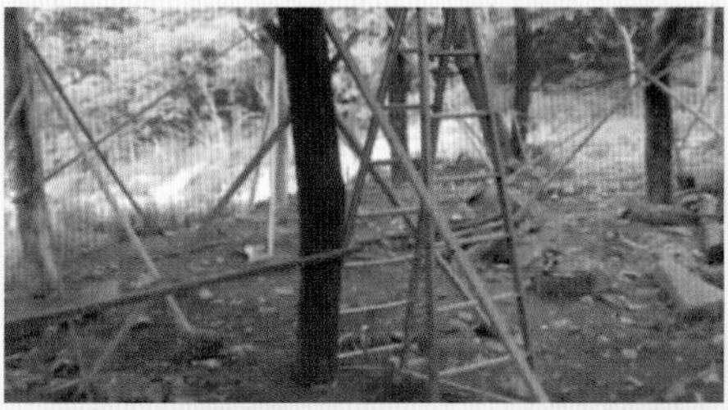

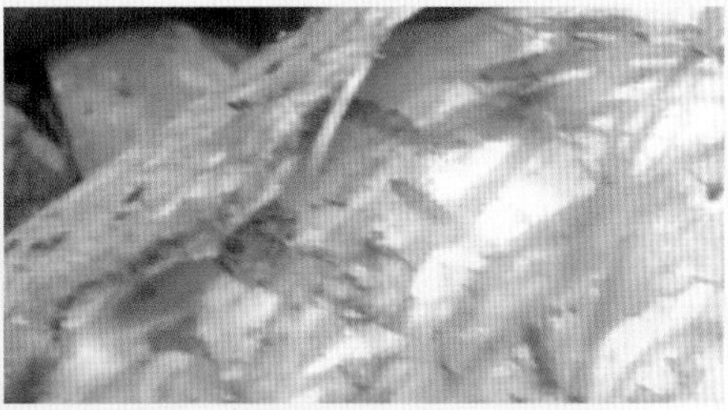

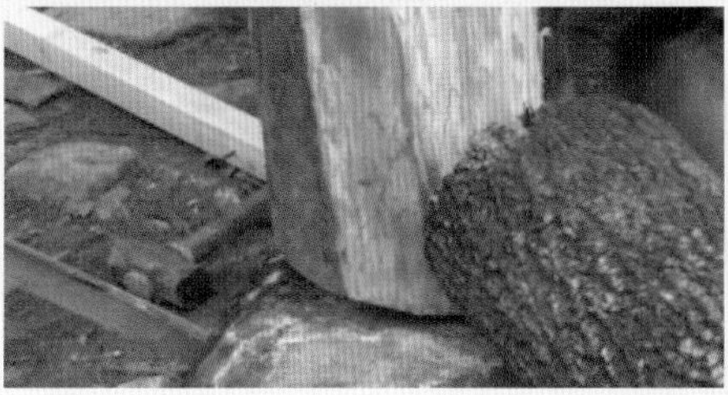

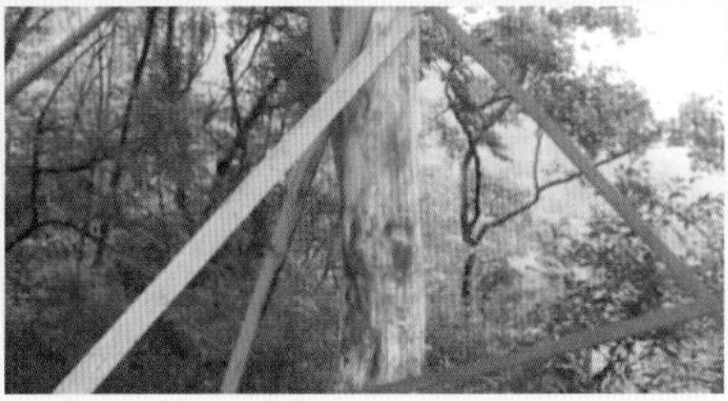

- 벌레가 들지 않도록 통나무를 일주일 정도 말린 후 껍질을 벗긴다.
- 주춧돌에 껍질을 벗긴 통나무를 세우고 기둥이 쓰러지지 않도록 각목을 받치고 못을 받아 지지한다.
- 기둥과 주춧돌 사이에 돌을 박아 넣어 수평을 맞춰준다.
- 뼈대가 완성되면 땅과 사이 간격을 두고 나무판자를 깔아 바닥(마루)를 만든다.
- 지붕은 판자로 덮은 다음 단열처리가 된 압축 스티로폼을 올린다.
- 그 위로 방수 루핑으로 마감한다.
- 작업이 끝나면 오일스텐으로 외벽에 2~3번 덧칠하여 마감한다.

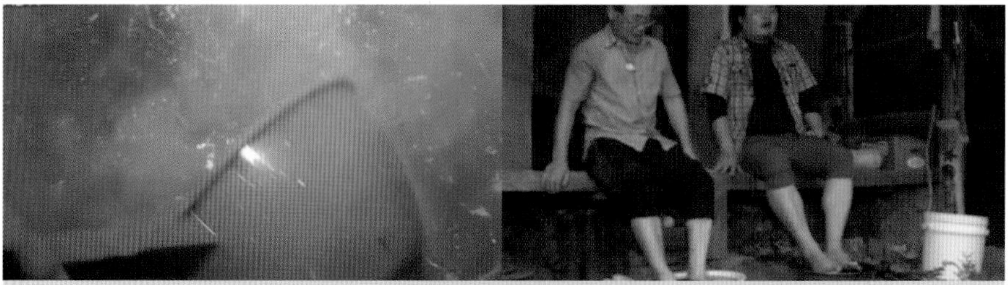
자연 속에서 할 일을 끝내고 쑥물을 우려내 족욕을 하며 하루의 피로를 푼다.

일을 마치고 집에 돌아온 자연인. 말려둔 쑥을 아궁이에 푹 우려낸다. 뜨거운 불기운도 마다않고 자리를 지키며 정성을 들인다. 그가 이렇게 쑥물을 우려내는 이유는 바로 하루 종일 고생한 발의 피로를 풀기 위해서다.

한여름이라고 너무 시원한 것만 쫓다간 건강에 해롭기에, 뜨뜻한 물에 발을 담그고 은은한 쑥 향 맡으며 하루의 피로를 말끔히 날려 보낸다. 아들과 산행을 한 후에도 꼭 족욕을 했었다. 잠시 발을 담그고 휴식을 취한다.

자연인 레시피 04

# 약밥

달콤한 휴식 후 출출한 배를 채울 시간이다. 자연인이 키운 인삼에 대추까지 보인다. 자연인이 준비하는 저녁은 바로 평소에도 즐겨 먹는 약밥이다. 손이 많이 갈 거라고 생각하지만, 몸에 좋은 갖은 재료들을 한데 넣고 찌기만 하면 돼서 크게 어려울 것도 없다.

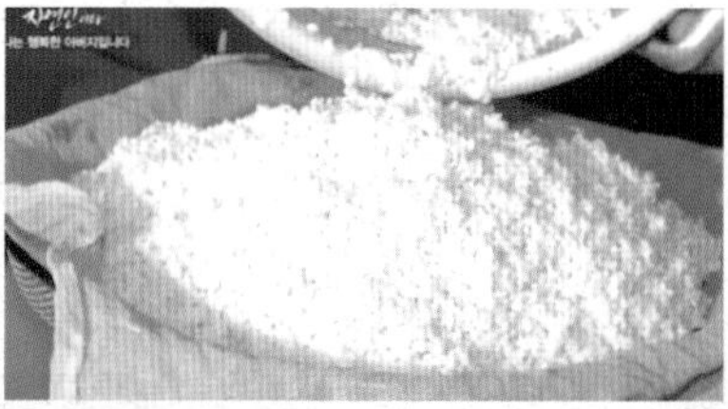
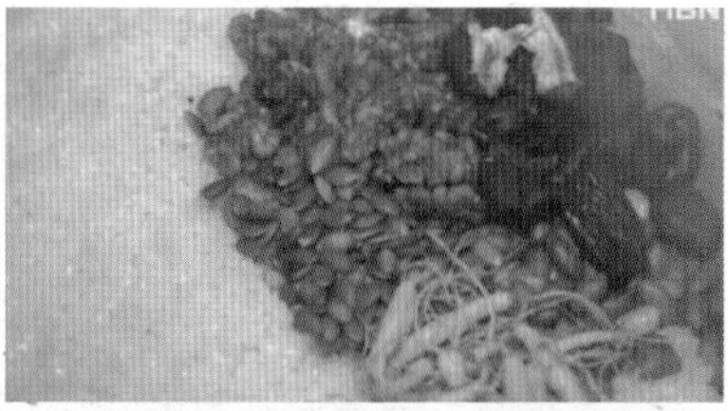
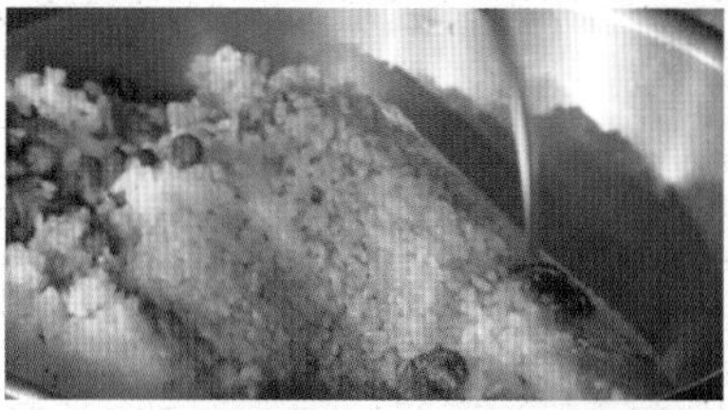
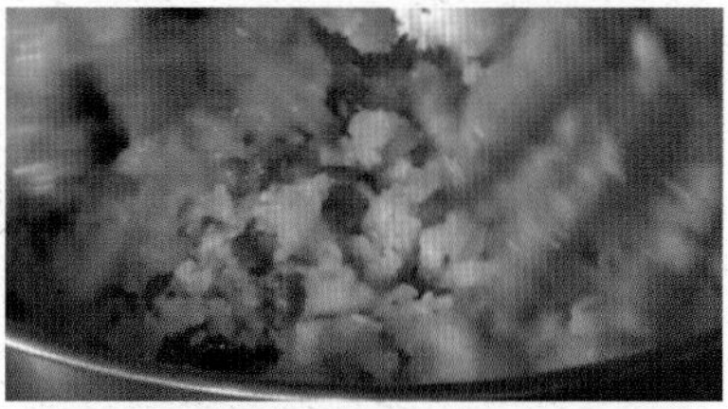
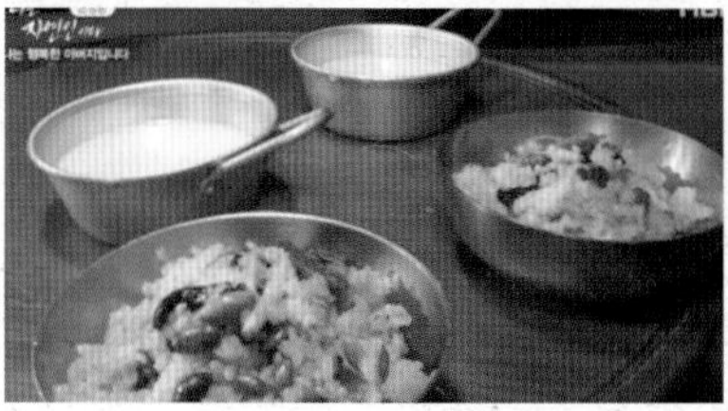
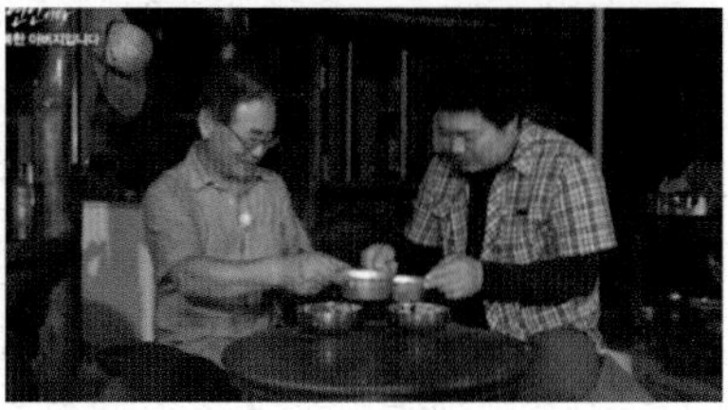

- 찹쌀을 2~3시간 물에 불린 후 체에 밭쳐 물기를 제거한다.
- 밤, 대추, 잣, 호두 등을 먹기 좋은 크기로 잘라 준비한다.
- 면포 위에 불린 찹쌀을 올리고 그 위에 준비한 재료를 올려 쪄낸다.
- 밥이 쪄지면 간장과 참기름을 넣고 설탕 두 숟갈을 넣어 섞어준다.

자연에선 매 끼니가 그야말로 보약이나 다름없다. 밥그릇 한 가득 건강한 맛을 듬뿍 담아내고 간소하지만 부족할 것 없는 밥상. 거기에 구수한 막걸리로 목을 축인다. 대충 만들었어도 맛은 일품인 자연의 맛이다.

"나 혼자만 행복해서는 안 되고 첫째는 우리 아들한테
아빠로서 행복을 줘야 하는데 그게 숙제입니다.
저는 잘 될 거라고 늘 믿고 있습니다."

처음부터 기쁜 마음을 안고 찾은 곳은 아니었지만, 이젠 이곳이 아니면 안 될 것 같다는 자연인. 얻으려 하지 않아도 내어주는 자연이 있어 다시 한 번 힘을 내본다. 그리고 오늘도 지난날의 슬픔은 묻은 채 인생의 행복을 배워나간다.

## 자연인 에필로그

살다 보면 내 힘으론 도저히 어쩔 수 없는 일들이
일어나곤 합니다.
하지만, 이건 절대 우리의 잘못이 아닙니다.

그 역시도 맘껏 슬퍼하고 실컷 원망했지만
너무 오래 아파하진 않았습니다.

그 모든 상처를 산에 묻는 대신 희망을 얻었고,
인생을 배워 나갔죠.

그리고 이젠 그의 삶에 다시 한 번 최선을 다해 보기로 합니다.

아버지란 그 위대한 이름으로,
그는 오늘도 행복해지기로 합니다.

엄재만

# 산골에 핀 오뚝이 인생

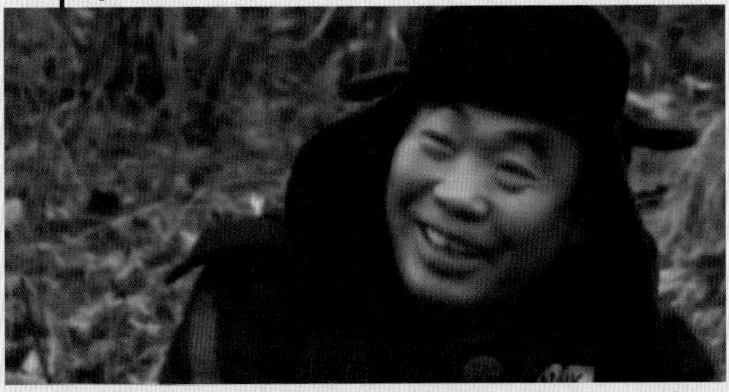

# 나를 걷게 만든 자연의 기적

자연 생활 Tip

① 간장 돼지감자 깍두기 담그기

② 이중 비닐하우스 만들기

자연인 레시피

① 우거지 밥과 양미리 찌개

② 꿩 양념 구이

③ 칡 물 칼국수

④ 술빵 만들기

## 1일차

도시의 회색빛에 물든 우리들 마음에 여유를 칠하는 이 겨울의 숲. 잎을 다 떨군 솔직한 아름다움으로 찾는 이의 발걸음을 부추긴다. 하늘로 높이 뻗은 나무가 감싸 안는 듯 산은 포근함마저 든다. 날선 추위가 옷깃을 헤집을수록 더 찾게 되는 마음의 안식처이기도 하다. 그 깊은 곳을 향해 조심스레 다가가 본다. 그리고 산길 한 가운데서 마주한 신발 한 켤레. 이 깊은 산중에서 얼마 동안 주인을 기다리고 있었던 걸까?

그때 자연인이 모습을 나타낸다. 어디 다녀왔는지는 몰라도 첫 만남부터 예사롭지 않다. 추운 날씨에 맨발로 산에 다녀왔단다. 매일 오르는 산이라 길이 나서 아프지도 않다고 한다.

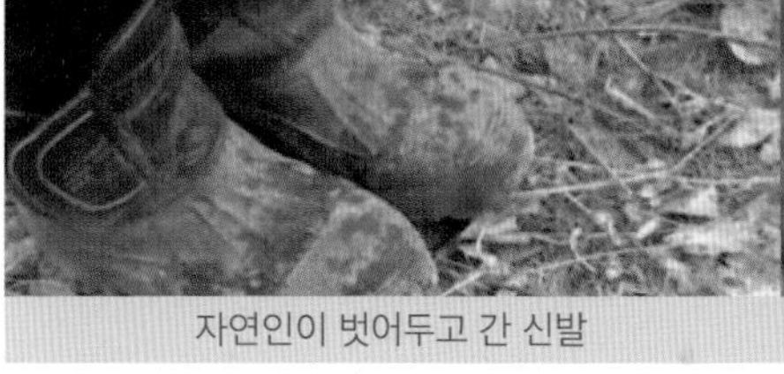
자연인이 벗어두고 간 신발

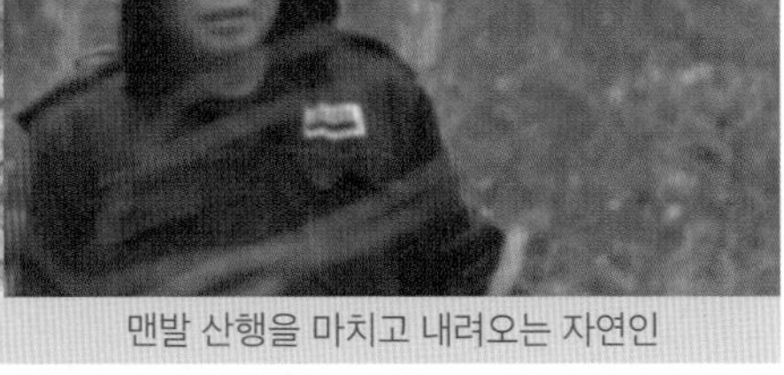
맨발 산행을 마치고 내려오는 자연인

하체 마비라는 아픔을 딛고 기적처럼 다시 일어섰다는 자연인. 몇 마디 나눈 이야기만으로 그가 걸어온 인생길이 궁금해진다. 맨발 산행과 예전에 입던 작업복을 입고도 멀쩡해 보이는 자연인은 자연 생활 4년차의 엄재만 씨다.

"처음 들어왔을 때는 장화에 돌이 배겨도 몰랐는데,
깨져서 피가 나면 '깨졌구나' 알고 그랬는데
지금은 이제 그런 감각은 다 돌아왔어요."

해발 600미터 고요한 산골에 자리하고 있는 자연인의 보금자리가 있다. 4년 전 퇴직 후 고향 땅을 찾아 돌로 뒤덮였던 험한 산을 홀로 일궈왔다. 시원치 않은 다리를 절며 밭을 일구고 조금씩 터를 잡아 왔다.. 몸을 계속 움직이는 게 회복에 도움이 되다보니, 부지런함은 어느새 습관이 되었다. 덕분에 그는 이 산골에 자신만의 낙원을 일굴 수 있었다.

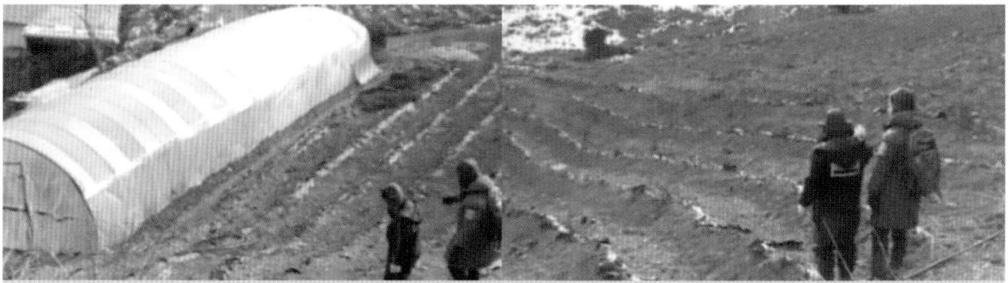

자연인의 보금자리로 향하는 길에 넓게 일궈진 그의 텃밭

성치 않은 몸을 움직여 일궈낸 텃밭을 지나면 곳곳에서 자연인을 반기는 식구가 있다. 바로 그의 안전과 외로움을 달래주는 30마리의 개다. 산에 올 때 두 마리를 사서 왔는데 시간이 지나다 보니 새끼를 낳고 그만큼 식구가 들었다.

"생명이라고 태어났는데, 사료는 비싸서 못 줘도 내가 먹는 거 같이 나눠 먹어야죠."

자연 식구들의 반가운 마중을 받으며 그의 보금자리에 좀 더 다가선다. 집 근처에 널린 돌 위가 좋아서 그곳에 집을 지었다. 산에 들어오기 전 터널공사 현장에 몸담았던 자연인에게 돌은 그만큼 익숙한 존재이다. 그는 자신이 해오던 일을 십분 활용해 터를 일구고 집을 지었다.

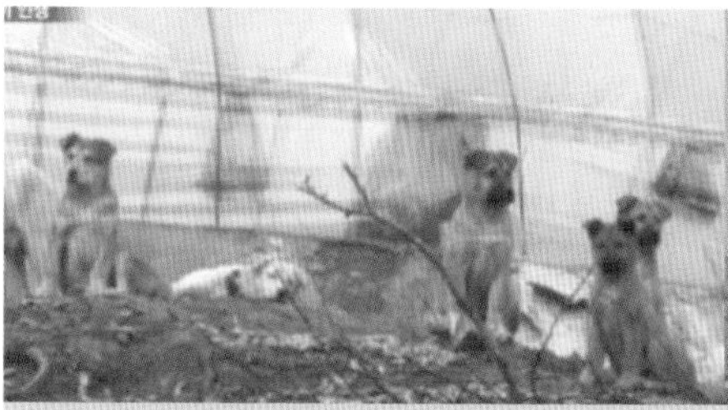

자연인을 반겨주는 30마리의 개들

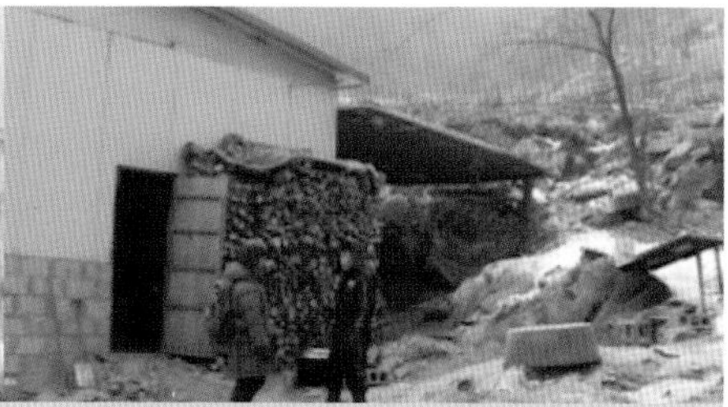

집 터전에 대해서 이야기 나누는 모습

워낙 바윗돌이 많은 험한 산에 장비도 없이 혼자 힘으로 돌을 옮기고 집을 짓는 건 쉽지 않은 일이다. 그래서 최대한 자연스럽게 돌들을 이용할 방법을 고민했고, 그에게 딱 맞는 맞춤형 보금자리를 6개월 만에 완성했다.

"공사 다닐 적에 창문 크게 해놓은 카페 같은 데서 내려다보면 그게 부럽더라고요."

터널공사 현장에서 터득한 기술을 활용해 만든 자연인의 보금자리. 그의 집안에서 보는 창밖 곧게 뻗은 잣나무 풍광과 채광, 통풍은 물론 시선 가는 곳곳 계절의 아름다움을 때맞춰 누릴 수 있는 낭만까지 더한다.

자연인의 정성과 노력이 묻어나는 집안 구경을 마치고, 출출해진 배를 채우기 위해 뒷마당으로 향한다.

자연인 레시피
01

## 우거지 밥과 양미리 찌개

2주 전 말려둔 양미리로 먹는 양미리 찌개. 산중에서 귀한 음식인 양미리를 참옻나무로 담근 된장으로 끓인 찌개와 그에 어울리는 우거지 밥. 푸짐한 재료가 듬뿍 들어간 자연인과의 첫 식사이다.

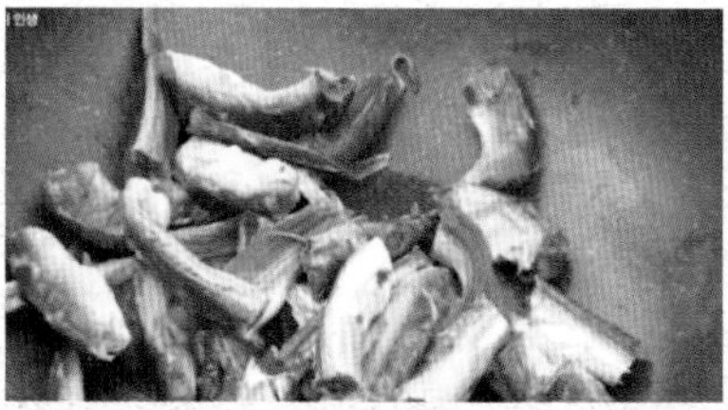
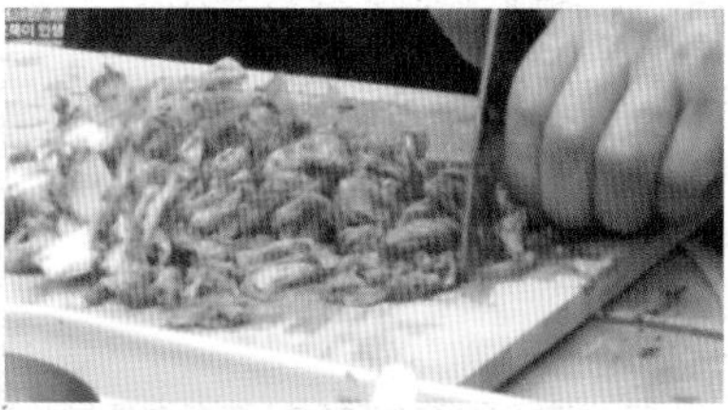
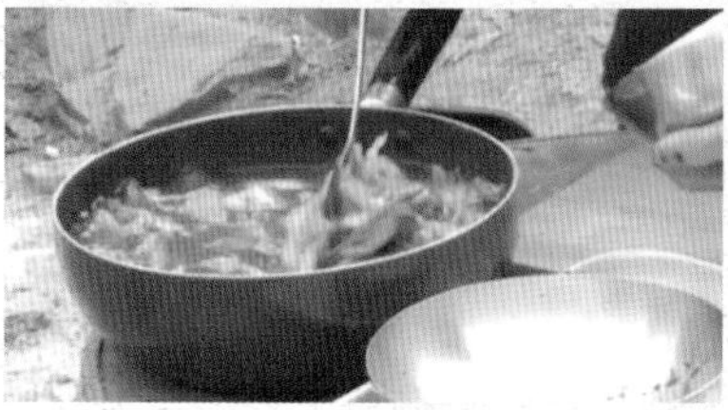
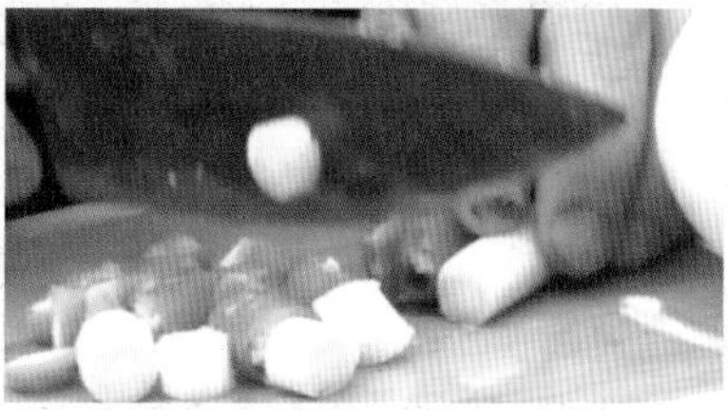
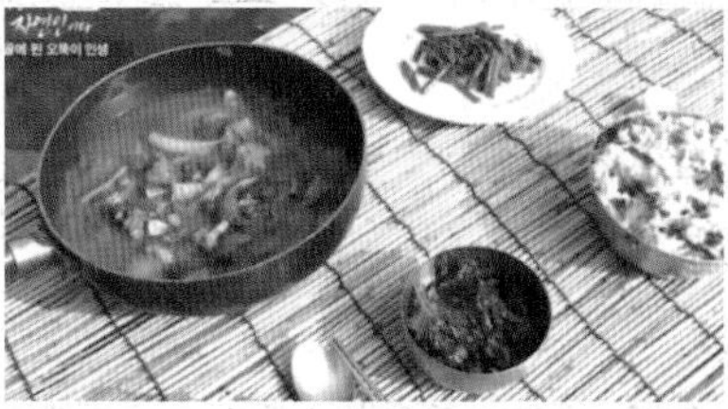

- 말려둔 양미리를 먹기 좋게 썰어 냄비에 넣는다.
- 김치도 작게 썰어 넣는다.
- 헛개나무와 칡을 넣어 끓인 육수를 자작하게 부어 비린내를 잡는다.
- 된장 세 숟가락과 고추장 한 숟가락을 섞어 풀어준다.
- 양파, 파, 고추를 썰어 함께 넣어 끓인다.

## 자연인 천연 먹을거리 보감

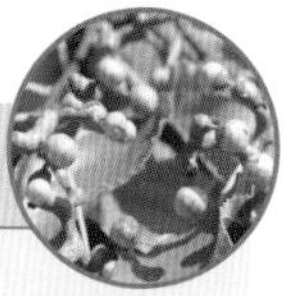

**헛개의 효능**

헛개는 혈중 알코올 농도를 낮춰 주는 효과가 입증되어 숙취에 의한 갈증을 풀어주는 것으로 알려져 있다. 간 건강은 물론, 관절염 개선, 피로회복, 변비 개선, 이뇨 작용 등에도 효능이 있으며 소화기능을 향상시켜주고 근육긴장 완화, 황달 치료에도 도움이 된다.

**복용 방법**

- 채취한 잎을 깨끗이 씻어 그늘에 물기를 완전 건조해준 후, 덖음차로 음용한다.
- 헛개나무 7kg과 황설탕 9kg을 켜켜이 재어두고, 1~2년 발효 시켜 하루 2잔 복용한다.

### ◉ 자연인 꿀팁

〈참옻나무로 된장 담그기〉

1. 메주를 씻어 채반에 물기를 햇볕에 말린다.

2. 천일염으로 소금물을 만든다.

3. 마른 메주를 단지에 넣는다.

4. 참옻나무와 참숯, 홍고추, 대추 몇 알을 함께 넣는다.

5. 재료를 다 넣으면 소금물을 부어준다.

6. 맑은 날에는 장독 뚜껑을 열어주고, 비 오는 날에는 닫아주며 숙성시킨다.

6. 40여일 후 메주를 건져 치대어 다독인다.

7. 참옻은 방부제 역할을 해주며, 위장질환이나 간질환에 효과가 있다.

## 자연인 천연 먹을거리 보감

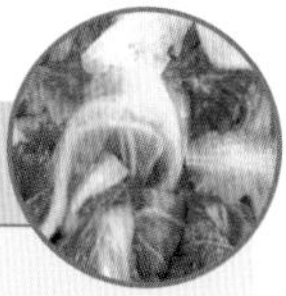

**우거지의 효능**

배추 같은 채소의 겉대 부분을 따로 모아 놓은 우거지는 겨울철에 모자라기 쉬운 비타민과 미네랄 식이섬유소를 골고루 담고 있다. 식이섬유소가 많아 위와 장에 포만감을 주어 비만을 예방하고, 당의 농도가 높아지는 것을 예방한다. 또한 철분이 많아 빈혈에 좋고, 칼슘도 함유되어 있어 혈중 콜레스테롤을 떨어뜨려 동맥경화 억제 효과가 있다.

**복용 방법**

- 물에 불리거나 데쳐서 남은 물기를 제거하고 냉동 보관한다.
- 불린 우거지는 찌개에 넣어 먹거나, 밥을 지어 먹기도 한다.

## 자연인 천연 먹을거리 보감

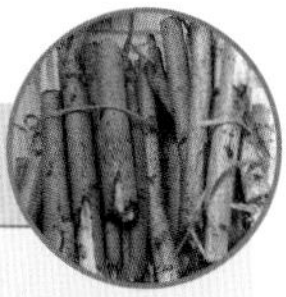

**참옻나무의 효능**

토심이 깊고 배수가 잘 되는 토양에서 나는 참옻나무. 옻나무는 뭉친 피를 풀어주며 살균효과가 좋아 알코올 분해 능력이 뛰어나다. 게다가 따뜻한 성질이 있어 수족냉증과 배를 따뜻하게 해서 생리통 완화에도 도움이 된다.

**복용 방법**

- 오리, 불고기, 족발, 편육 등 다양한 요리에 함께 넣어 잡내 제거를 위해 끓여 먹는다.
- 옻나무에는 우루시올이라는 성분이 함유되어 있어 피부에 닿으면 염증을 유발한다.
- 체질에 따라 심한 경우가 있으므로 진액을 직접 만지는 것은 피하는 게 좋다.

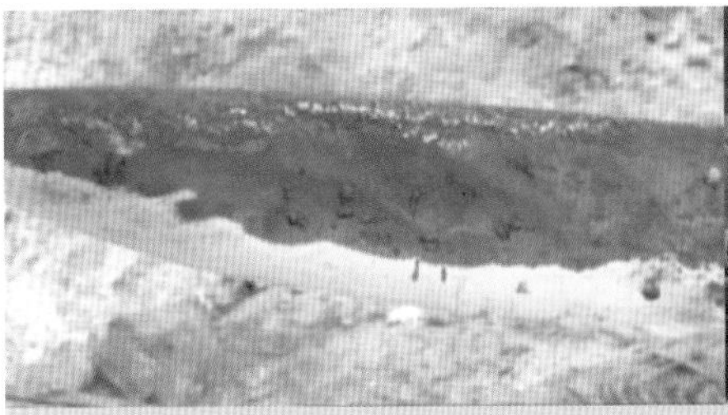

어머니의 유일한 유품인 오래된 칼

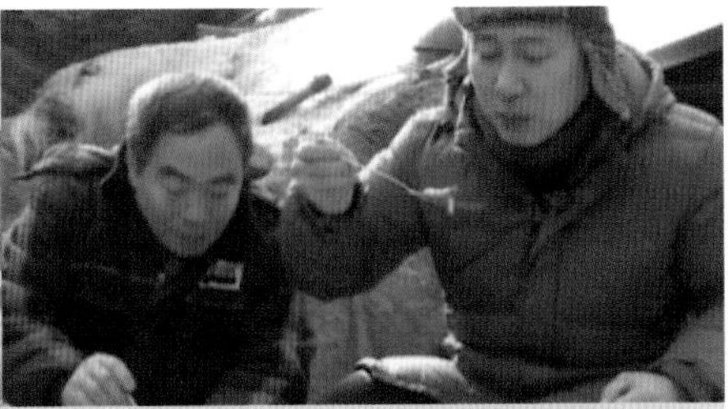

점심 식사하는 자연인과 이승윤

소박해도 밥상에 꽉 들어찬 자연인의 내공이 느껴진다. 산에 들어오기 전, 공사 현장에서 사먹는 밥이 지겨워 동료 인부들과 직접 음식을 해 먹다보니 다년간 쌓인 내공이다. 그에게는 땅 파는 연장만큼 익숙한 게 또 있다. 바로 오래되어 보이는 부엌칼인데 일찍 돌아가신 어머니의 유일한 유품이다. 어머니의 손길이 깃든 칼로 음식을 하면 맛이 배가 돼 다른 칼은 쓸 수 없다고 한다.

제철 맞아 한껏 맛이 오른 양미리찌개와 청량한 산바람에 잘 말린 우거지 냄새가 전해져 오는 따뜻한 점심 한 상. 지난날의 아픔을 딛고 누구보다 활기차게 자연 속에서 건강을 찾아가고 있었다.

지난날 위암으로 돌아가신 어머니와 이듬해 진폐증으로 어머니 곁으로 가버린 아버지. 먹고 살기 위해 그리고 가장의 책임을 위해 탄광에서 광부로 오랜 시간을 보냈다. 7남매 중 장남이었던 자연인은 아버지를 따라 광부의 길을 걸었다. 매일 어두운 갱도에 들어가 탄을 파내던 어느 날, 19살이었던 자연인에게 가스 폭발 사고가 일어났다.

죽을 고비까지 넘겨야 했던 큰 사고였다. 뇌손상을 입고 3년간 후유증에 시달렸지만, 그는 생계를 위해 터널 공사현장의 인부로 취직했다. 많은 돈을 벌진 못했어도 동생들의 든든한 울타리가 되어 주었고, 단란한 가정도 꾸렸다.

하지만 두 아들을 얻고 난 후, 그는 돈을 더 벌기 위해 힘들어도 위험한 일을 마다할 수 없었다. 결국 아이들의 학비를 위해 다시 갱도로 들어가야만 했다.

"도시락 들고 가면서 '사주 밥 들고 또 일 나간다.' 이래요. 언제 죽을지 모르니까요."

목숨을 담보로 자식을 위해 흘린 검은 땀방울. 두 아들의 학비를 마련한 후에도, 쉬지 않고 일만 했었다. 그러던 어느 날 일터에서 건설자재에 척추를 부딪치는 사고를 당했다. 평생 몸 쓰는 일을 해왔던지라 대수롭지 않게 넘겼다. 하지만 하반신 마비라는 청천벽력 같은 판정이 내려졌다.

다시는 하체를 쓸 수 없다는 말에 절망에 빠졌던 자연인. 밤이 되면 극심한 통증과 괴로움에 수면제를 달고 살았고, 결국 극단적인 생각까지 했다.

"수면제를 모아서 한꺼번에 먹어야 내가 죽잖아요. 그거 먹었을 때 위 청소를 6시간 했대요. 위청소를 하고 살아났는데 의사가 와서 '이제 그 죽을힘을 가지고 살아보라'고 하더라고요."

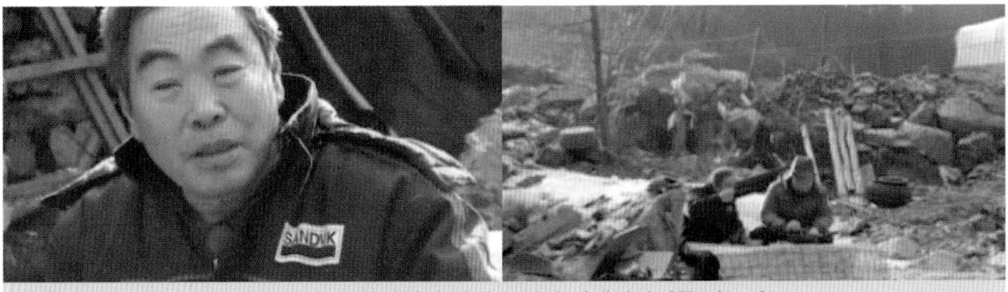
점심 식사 후 자연인이 걸어온 지난 인생이야기를 나눈다.

재활에 매달려도 마음을 잡기가 쉽지 않았다. 다리는 다리대로 끌려가고, 상체만 매달려 있는 자신의 모습에 더욱 회의감을 느꼈다. 그리고 그 옆에서 함께 고생했던 아내. 혹여나 놓치면 남편이 죽어버릴까 손을 더욱 꼭 잡았다.

"내가 살아있으면 나도 고생이고, 당신도 고생이야.
그 당시 생각하면 정말 눈물이 나요."

다시 일어서겠단 의지로 자연인은 하루 8시간씩 이어지는 재활훈련에만 몰두했다. 하반신마비 판정을 받은 1년 후, 결코 포기하지 않았던 그에게 기적이 찾아 왔다. 퇴원을 하고 다리 힘을 기르기 위해 매일 같이 산을 찾았던 그에게 자연은 남은 평생을 살아가야 할 병원이나 다름없었다.

산에 오면 반드시 다 좋아질 거라는 믿음 하나로 오른 산은 새소리, 바람소리는 마치 응원가 같았던 지난 4년이었다. 멈추지 않는 그의 한 걸음, 한 걸음에 힘을 보태준 산은 변하지 않는 활력으로 삶의 희망을 주었다. 다시 발걸음을 내딛는 오늘 하루가, 그에겐 선물이나 다름없다.

자연에서 귀한 별식으로 배도 채웠으니, 매일 부지런히 오르는 산을 동행한다. 저만치 앞질러 가다가도 주인이 뒤쳐진다 싶으면 기다려 주는 든든한 보디가드들과 함께, 불편한 다리 때문에 끊임없이 움직이는 자연인이다. 처음 산에 왔을 땐 30분을 걷는 것도 힘들었지만, 이젠 2시간 넘는 산행이 가뿐하다. 덕분에 산에서 얻는 선물도 점점 늘어났다.

건강 지켜줄 자연의 선물을 챙기고, 이곳에 와 두 다리에 힘이 붙어갈수록 산행 재미는 더 쏠쏠해진다는 자연인이다. 소풍 가듯 오르는 깊은 산속엔 소중한 생명의 기운이 가득하다.

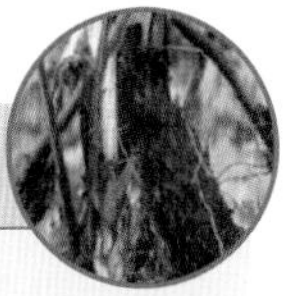

## 자연인 천연 먹을거리 보감

**지치의 효능**

붉은 산삼, 지초, 치혈, 자근이라고도 불리는 지치. 보라색 빛이 나는 뿌리는 주로 겉에 바르는 약으로 쓰인다. 색소에 함유된 시코닌 성분이 새살을 돋게 하고, 화상 연고의 주요 성분이 된다. 또한 치핵, 탈항 등에도 효능이 있다. 또한 암, 변비, 동맥경화 등에 효과가 있다.

**복용 방법**

- 간질병에는 지치뿌리를 캐서 흙을 제거한 후 적당한 크기로 잘라 참기름에 졸여 먹는다.
- 불면증에는 뿌리를 술로 담가 취침 전에 한두 잔씩 마신다.
- 화상에는 뿌리를 달인 물을 상처에 바른다.
- 황달에는 지치로 효소를 담가 하루 3번 공복에 먹는다.
- 생으로 먹을 경우 구토와 복통, 두드러기 증상이 나타날 수 있으므로 건조시켜 끓여 먹는다.

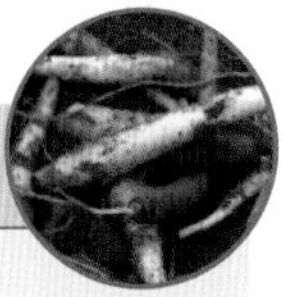

## 자연인 천연 먹을거리 보감

**도라지의 효능**

기관지에 좋은 도라지에는 사포닌 성분이 많아 혈당 강하 작용을 한다. 또한 가래 삭힘, 콜레스테롤 저하에도 효능이 있고, 섬유소질이 많고 비타민과 무기질이 풍부해 면역력 강화, 항염 작용 등에 효과가 있다.

**복용 방법**

- 껍질을 벗기지 않은 채 신문지에 싸서 서늘하고 통풍이 잘되는 곳에 보관한다.
- 도라지와 배즙으로 탕으로 달여 하루 2~3번 복용한다.
- 도라지를 깨끗이 씻어 껍질 제거 후 데쳐 먹거나, 작게 썰어 요리에 더해 먹는다.

오랜 시간 광부로 살았던 그는 마른기침을 달고 살다시피 했다. 묵은 탄가루를 씻어낼 약으로 처음 심었던 약초가 바로 도라지이다. 갓 채취한 도라지에 묻은 흙을 털어내고 한 입 베어 먹으면, 쌉싸래한 도라지 향이 입 안에 가득 퍼진다.

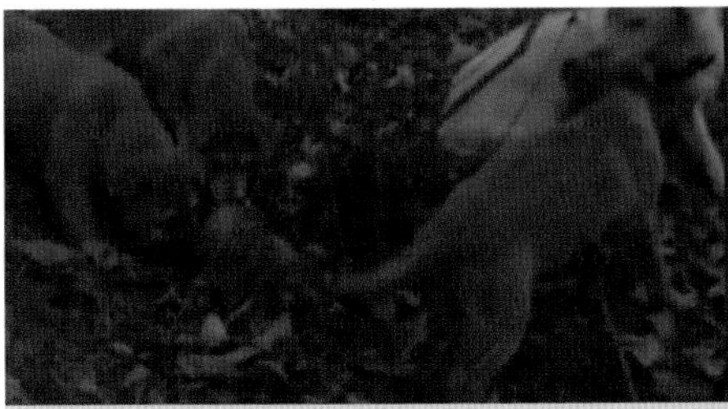
꿩 사냥에 성공한 자연인의 개들

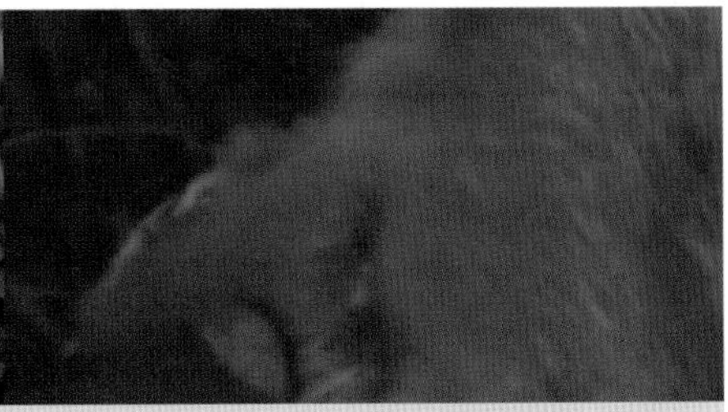
오소리 잡다가 상처가 생긴 똘이의 귀

그런데 갑자기 개들이 어디론가 달려간다. 평소엔 부르면 냉큼 달려오는 녀석들인데, 지금은 주인의 부름이 안중에도 없어 보인다. 개들이 한바탕 소란을 피운 이유는 바로, 꿩 사냥 때문이다. 사냥 본능에 올해 오소리도 3마리나 잡았었던 자연인의 든든한 보디가드들은 귀한 것들을 한껏 얻어 집으로 돌아간다

어느 새 어둠이 내린 산골. 저녁식사 준비를 하기 전 할 일이 있다. 바로 캐온 지치로 술을 담그는 일이다. 간단하게 지치주를 담그고 본격적인 저녁식사 준비에 들어간다.

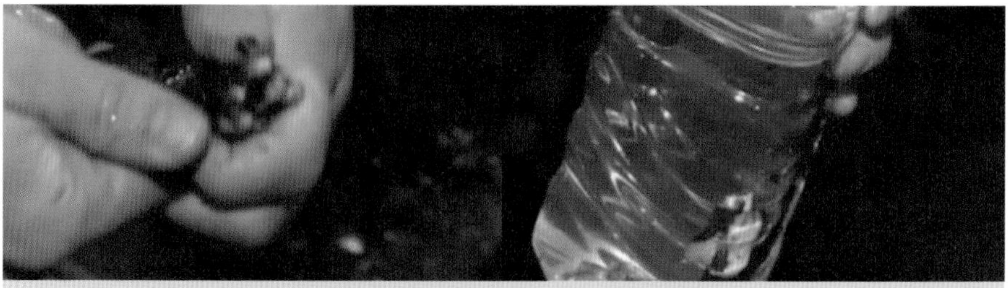
흐르는 물에 흙을 씻어내고 소주나, 담금주에 넣어 우려낸다.

### ◉ 자연인 꿀팁

<지치주 담그기>

1. 뿌리껍질이 벗겨지지 않게 흙만 살살 씻어준다.

2. 소주를 병에 부어 씻어낸 지치를 넣는다.

3. 지치는 캐고 난 후 바로 담가야 약성이 좋다.

4. 지치주는 담근 지 하루가 지나면 붉은 색으로 변하고 이때가 가장 깔끔한 맛이 난다.

5. 보통 하루면 우러나고 2~3일 후에 복용한다.

자연인 레시피
02

# 꿩 양념 구이

산에서 잡은 꿩으로 먹는 자연인표 꿩 구이. 아궁이를 만들다 남은 돌은 활용해 만든 돌판과 자연인의 건강을 책임지는 도라지로 맛과 영양이 더해진 저녁 식사다

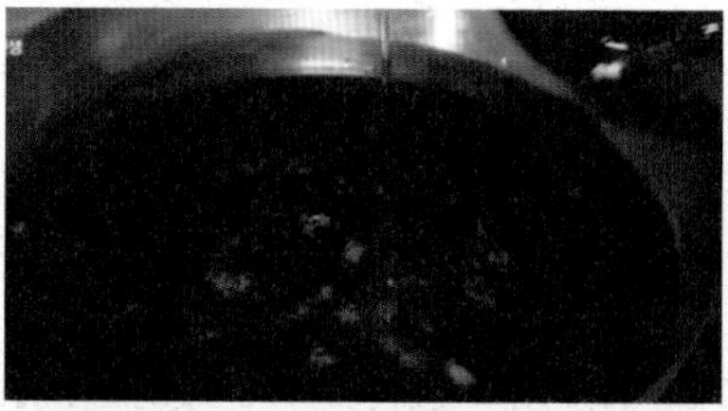
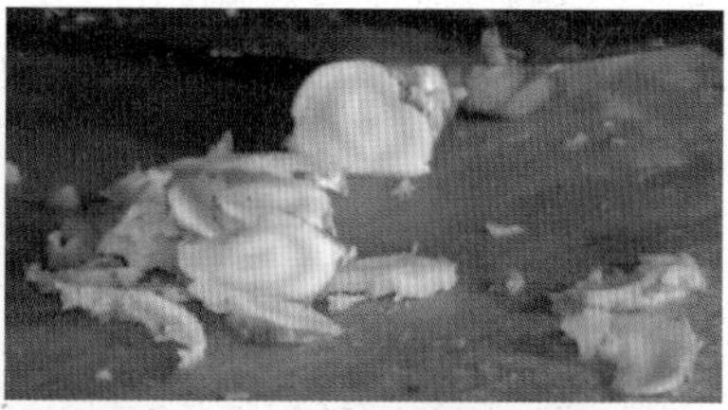
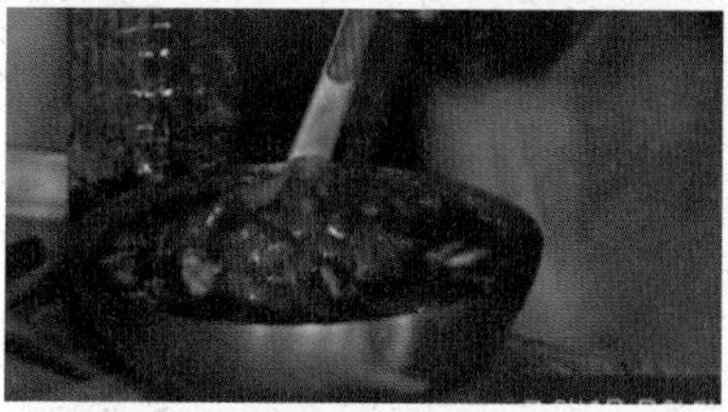
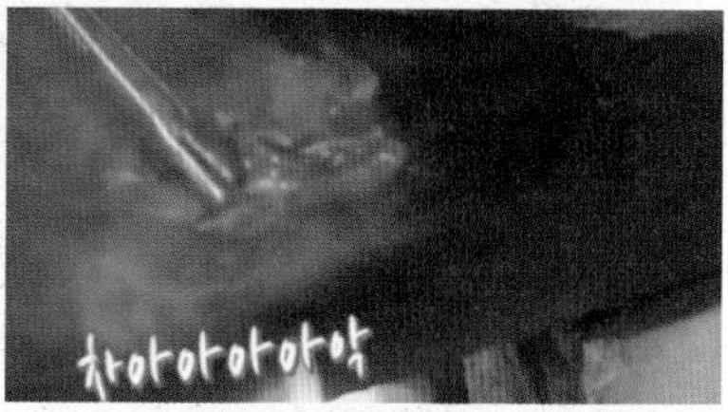

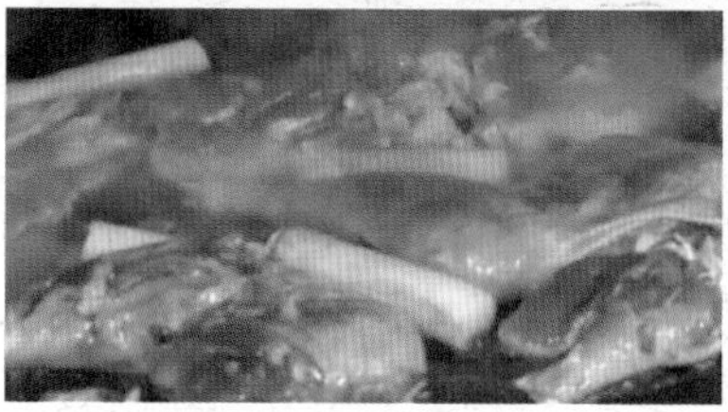
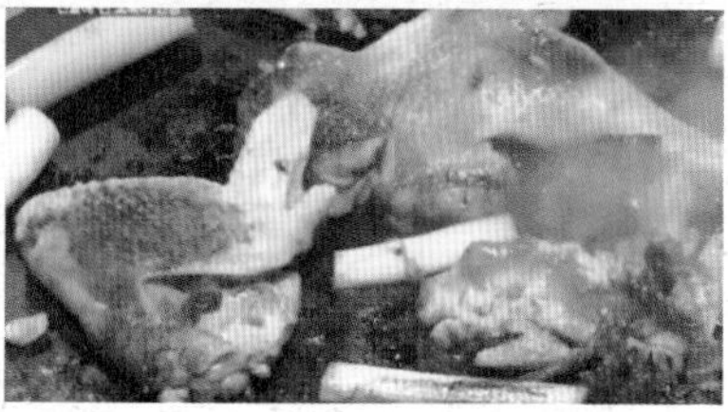

- 꿩을 손질해 주고 칼집을 낸다.
- 고기의 부드러움과 냄새 제거를 위해 간장과 매실액을 소주 컵 2잔 씩 넣고, 도라지를 얇게 썰어 양념을 만든다.
- 양념장에 손질한 꿩 고기를 담가 준 후 달궈진 돌판에 올려 굽는다.
- 고기가 익어갈 즘 대파를 큼직하게 토막 내어 함께 구워준다.

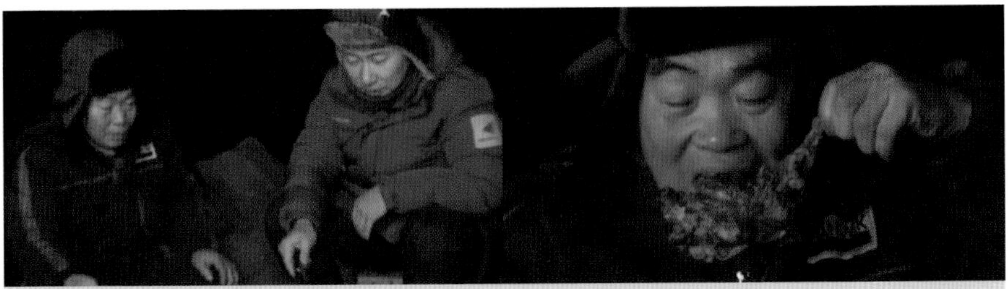

예전엔 수라상에 올랐다는 꿩고기다. 산중생활의 원기회복을 돕는 고단백질인 보양식이 따로 없다

꿩 특유의 새콤한 맛과 달큰한 양념이 어우러져 씹으면 씹을수록 저절로 감탄만 터져 나온다. 꿩 구이와 환상궁합이라는 통째로 구운 대파까지. 자주 먹을 수 없는 음식이니 더 제대로 즐겨본다.

지금은 그 누구보다 산골에서의 삶을 즐기고 있지만, 마음 한 구석에는 늘 그의 건강을 염려했던 각별한 존재가 자리하고 있다. 완쾌되지 않은 다리로 홀로 산을 선택한 그를 늘 걱정하는 아내. 이제는 몸이 조금씩 나아져 맘을 놓았다지만 지난날 고생시킨 것만 생각하면 마음이 저절로 저려온다.

재활기간 동안 낮에는 병수발, 저녁엔 식당일을 하며 걷지 못하는 남편 대신 집안의 생계까지 책임졌던 아내이다. 흔들림 없는 믿음으로 그가 다시 일어서는데 가장 큰 용기를 준 건 아내와 두 아들, 바로 가족이었다.

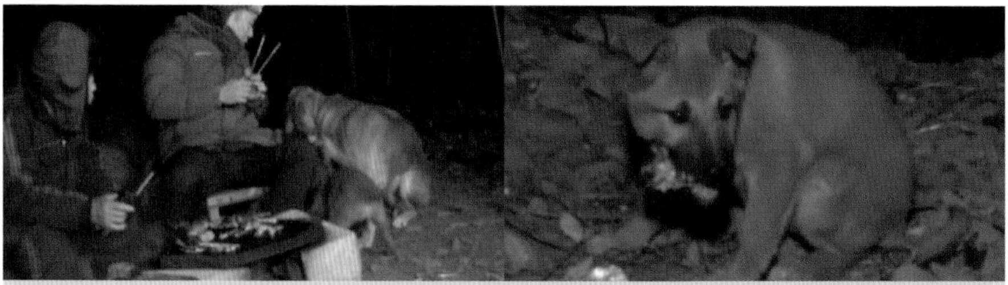

고기 냄새 맡고 모인 개들. 꿩을 잡은 똘이에게 준 고기는 결국 새끼의 몫이 됐다.

"내가 어렸을 때 부모를 일찍 잃어서 버팀목이 없었는데, 가족 생각하니까 힘이 나서 힘든 게 없었어요. 사람이 생각에 달렸어요."

일곱 번 넘어져도 여덟 번 일어나는 그 뚝심. 자연의 품에서 이젠 그 무엇도 두렵지 않다. 고단한 현실을 살아내면서도, 주저앉은 적 없었던 그를 세상 가장 너른 품으로 안아주는 이곳에서 오늘도 참 행복하다.

마음까지 따뜻해지는 산중의 깊은 밤이다. 밤새 꺼지지 않는 아궁이에서 물을 퍼낸다. 그가 물을 퍼낸 이유는 바로 목욕을 위해서다. 산에 들어오기 전부터 목욕하는 걸 워낙 좋아했다.  그가 준비한 물은 쑥물이다. 뜨끈한 쑥물에 몸을 담그고 하루의 피로를 씻어내고, 내일을 위

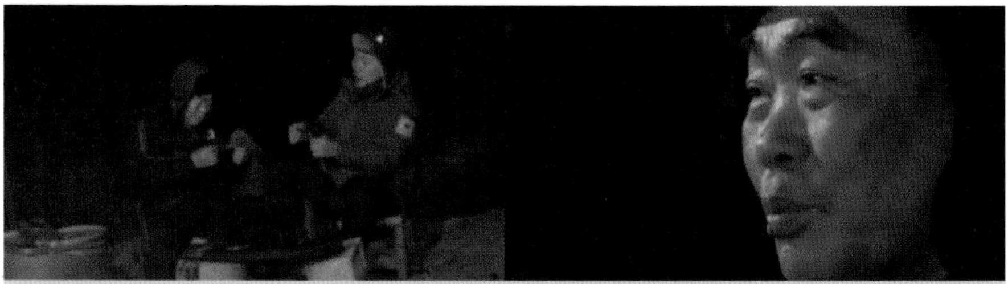

아내에 대한 고마움과 가족들에 대해 이야기 나누는 자연인과 이승윤

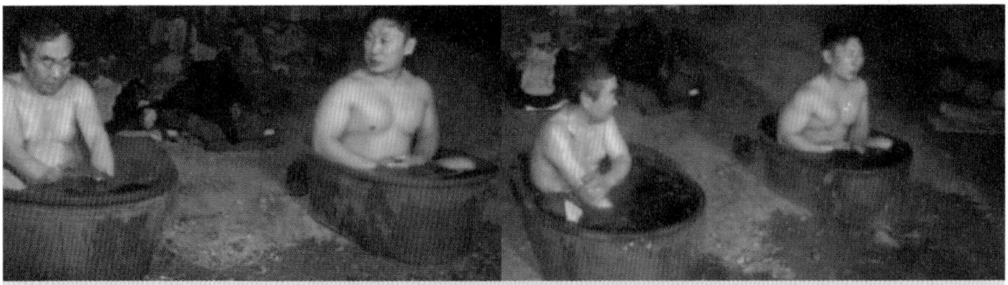
쑥 향을 가득 끼얹는 산중의 깊은 밤. 내일을 위한 활력을 충전한다.

한 활력을 충전하는 그만의 건강 목욕법이다.

## 2일차

눈뜨자마자 행복이 시작되는 자연의 품. 언제 봐도 정겨운 산골의 집에 활기찬 하루을 시작한다. 늘 묵묵히 분주한 우리의 자연인은 이른 아침부터 뭔가를 준비하느라 바쁘다. 미역국에 고기까지 넣어 끓이는데, 꿩고기 포식에 이은 만찬이라니, 자연인의 생일인걸까?

하지만 다 된 미역국에 얼음물을 붓는다. 미역국의 정체는 바로 새끼를 낳은 어미 개에게 주는 영양식이다. 자연인에겐 자식이나 다름없는 식구이기에 먹을 것을 나눠준다. 새 가족이 하루가 다르게 커가는

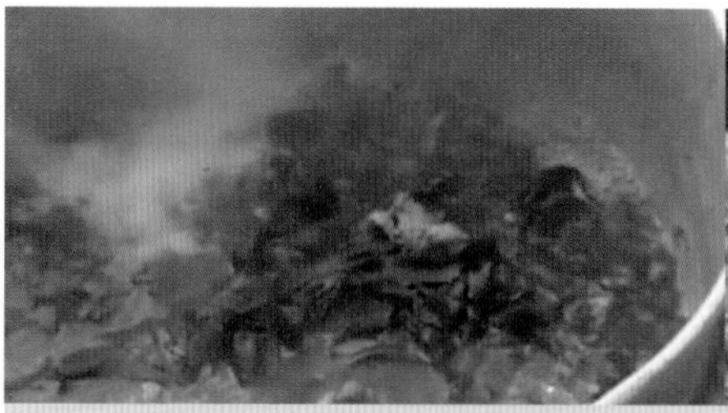
새끼를 난 어미 개에게 먹을 미역국

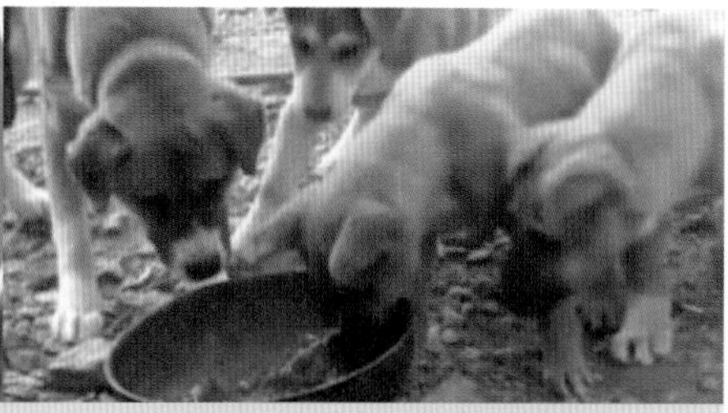
어미 개는 다시 새끼에게 양보한다

모습을 보며, 자연인의 산골에 사는 즐거움도 더욱 커져간다.

"짐승이나 사람이나 먹는 건 똑같죠."

함께하는 개식구들의 아침을 챙겨주고, 신발을 벗는다. 추운 겨울이지만 빼먹지 않는 맨발 운동을 나서기 위해서다. 그저 숨만 쉬어도 치유될 것 같은 피톤치드 가득한 이곳에서 자연인은 매일 운동을 한다.

처음 이곳에 왔을 때부터 그는 눈을 뜨면 가장 먼저 산으로 향했고, 지금도 변함이 없다. 그렇게 4년이 지난 지금, 그는 처음보다 훨씬 더 건강해진 두 다리를 갖게 되었다. 감각이 없어 그 모습을 보고 마음 아파하던 아내가 생각해 낸 것이 신발 대신 버선을 신는 것이었다. 감각 신경을 자극하기 위해 4년간 이 곳을 매일 빠짐없이 걷다보니 그가 디딘 곳은 자연스레 길이 다져졌다.

혼자 일어서 첫 발을 내딛던 그날이, 그에겐 아직도 생생하다. 발가락 끝에서부터 종아리, 허벅지를 지나 폐까지. 얼어붙었던 몸이 녹듯

저릿해 오던 전율. 그 기억은 그가 오늘을 사는 에너지가 되기도 한다.

산행을 끝낸 후에도 지칠 줄 모르는 자연인이 다시 분주해진다. 손에서 잠시도 일을 놓지 않는다. 자연인이 산중에서 건강을 지켜가는 방법이기도 하다.

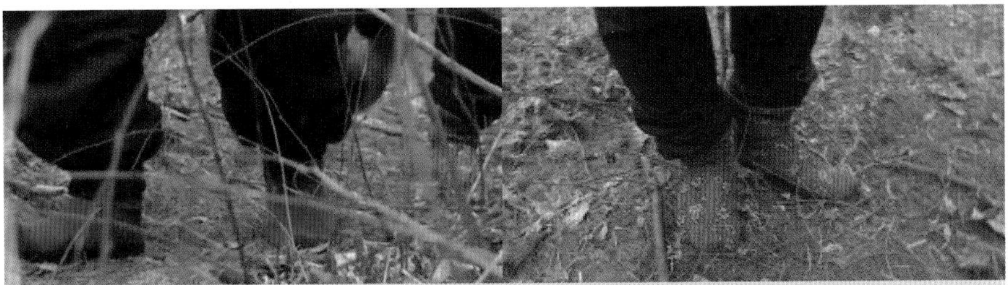
매일 버선발로 산행하며 감각신경을 깨우는 자연인의 아침

개들이 듬직하게 지키고 있어 멧돼지가 파먹지 않은 곳에서 돼지감자를 캔다. 한 겨울을 버티며 맛과 영양이 한껏 올랐다. 부지런한 자연인답게 어떤 일이든 속전속결이다. 바로 깍두기 담그기에 돌입한다.

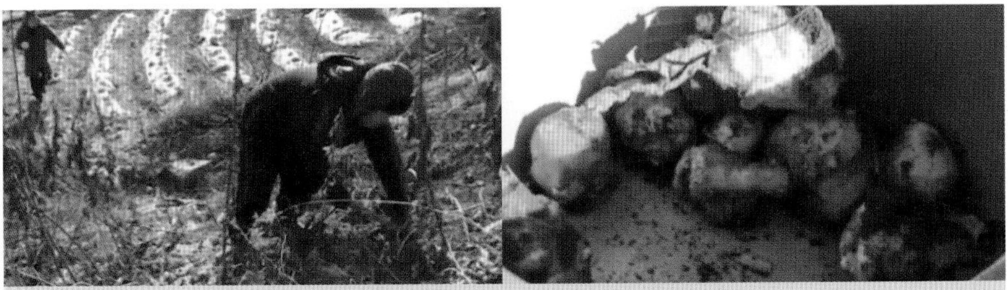
돼지감자를 캐서 겨울 준비에 나서는 자연인

## 자연 생활 TIP

### 간장 돼지감자 깍두기 담그기

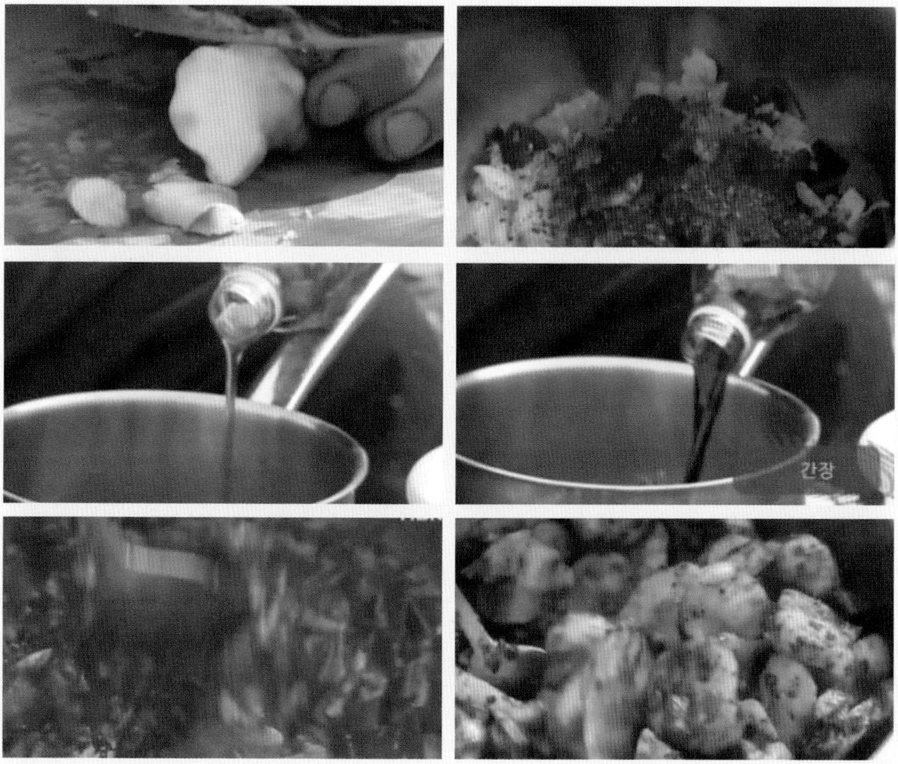


- 돼지감자를 깨끗이 씻은 후 얇게 썬다.
- 대파와 양파도 얇게 썰어 준비한다.
- 마늘과 고춧가루로 양념을 섞어준다.
- 참기름과 간장을 1:1 비율로 넣고 준비한 재료를 넣어 섞는다.

금방 무쳐서 겉절이로 먹거나 익혀서 먹어도 그 맛이 아주 좋다. 이맘때 특히 식감이 좋아 겨울이 가기 전 한 번 더 담근다. 깍두기 담그는 양념이라기엔 좀 독특해 보인다. 바로 간장으로 양념을 하는 게 자연인만의 비법이다. 요리고수가 제일 좋아하는 반찬으로 먹을 점심이 기대가 된다.

## 자연인 천연 먹을거리 보감

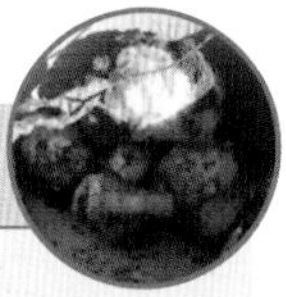

**돼지감자의 효능**

천연 인슐린으로 불리는 돼지감자. 당분, 이눌린, 루테인 등이 함유되어 있어 당뇨 개선, 진통 효능이 있다. 게다가 자양 강장의 효과가 있으며 뼈 건강, 다이어트, 혈관질환 예방 등 신경통, 류머니스의 치료약으로 쓰인다. 생으로 먹는 것보다 말리면 이눌린 성분이 더 늘어난다.

**복용 방법**

- 말린 돼지감자를 약불에 여러 번 볶아준 후 물 1L 기준으로 5~6 조각을 넣어 끓여 먹는다.
- 돼지감자는 찬 성질이 있으므로 평소 몸이 차거나 소화기관이 약한 사람은 설사, 복통을 유발할 수 있으므로 적정량을 복용한다.
- 공복상태에서 먹는 경우 저혈당 상태를 유발하므로 주의한다.
- 수확 시기는 11에서 4월까지이므로 겨울을 보내지 않은 돼지감자에는 독성이 있어 주의한다.

자연인 레시피
03

# 칡물 칼국수

밥도둑 스타일로 밥을 부르는 맛에 자연인표 돼지감자 깍두기와 그에 어울리는 요리는 바로 칼국수이다 밀가루 음식을 건강하게 먹기 위해 칡 물로 만드는 그의 산중생활 노하우가 곁들어진 그만의 개발 메뉴다.

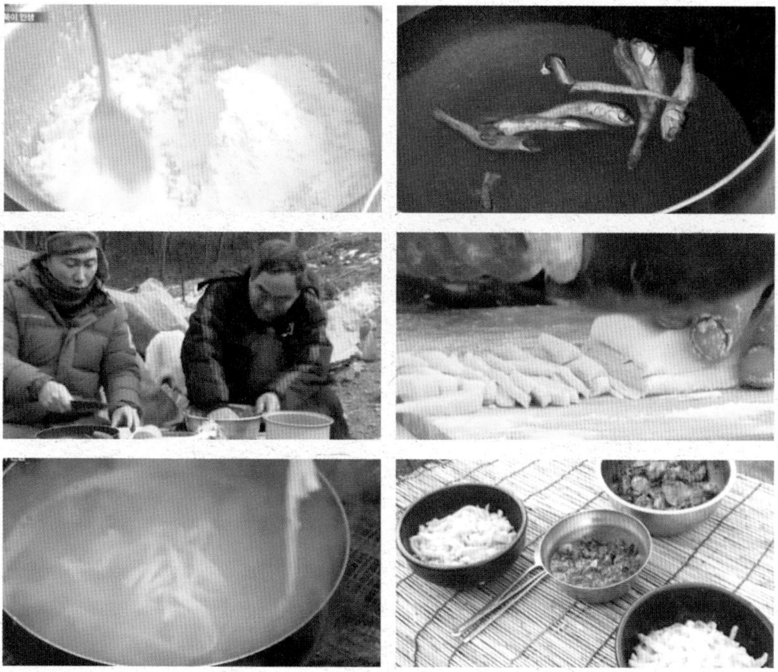

- 우러난 칡물로 밀가루 반죽을 해서 면을 만든다.
- 통멸치를 냄비에 넣고, 갖가지 채소를 큼지막하게 썰어 넣고 끓인다.
- 육수가 끓으면 썰어둔 면을 넣는다

칡 물로 반죽해 탱글탱글한 식감이 배가 되고, 아내가 제일 좋아하는 칡 칼국수다. 텃밭에서 정성들여 기른 청정의 재료와 산에서 얻은 약재로 아내에게 맛있는 음식을 대접하는 것도, 그가 산에 온 후 새롭게 찾은 즐거움이다.

"우리 아내가 나 때문에 워낙 고생을 많이 했기 때문에 아내한테 잘하려고 노력하는데, 그게 마음대로 안 돼요."

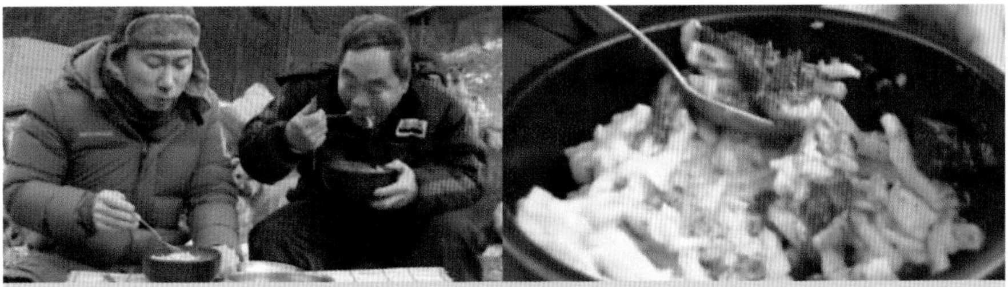
숟가락으로 칼국수를 비벼먹는 별미인 비빔칼국수 탄생의 순간!

정성이 듬뿍 들어간 산골의 건강밥상이다. 무엇보다 국물이 조금 없는 자연인표 칼국수와 돼지감자깍두기를 만들고 남은 양념간장에 곁들어 먹어본다. 이렇게 해서 새로운 자연인표 메뉴가 탄생하는 순간이다.

시행착오와 실패는 즐거운 경험이 되고, 별 거 아닌 것에도 웃음이 새어 나오는 낭만과 여유에 자연 속에서 조금 더 행복해진다.

나른함이 감도는 산골의 오후다. 하지만 우리의 자연인만은 예외다. 낮잠 한 번 늘어지게 잘 법도 하련만, 언제나 쉴 틈 없이 움직인다. 뭔가를 또 준비하는 듯 분주하다. 여전히 손길이 필요한 일들은 곳곳에 펼쳐져 있다.

작물도 기르고 약초를 말리기도 하는 그의 비닐하우스 안에 또 다른 하우스를 만든다. 입춘에 씨를 뿌려 고추모종을 키우려면, 이맘때부터 준비를 해야 한다고 한다. 유난히 춥고 봄이 늦게 오는 고지대이다 보니, 이렇게 이중으로 비닐하우스를 만들어 땅이 안 얼게끔 보온효과를 높인다.

터널공사 일을 하며 배운 방법으로 이중 비닐하우스를 만드는 자연인이다. 주변 농사짓는 사람들의 노하우를 어깨 너머로 봐둔 방법과 벽돌을 이용한 자연인의 아이디어가 결합된 결과이다. 다음 달이면 오늘의 수고가 보온효과 두 배인 이곳에서 파릇한 싹을 틔울 것이다.

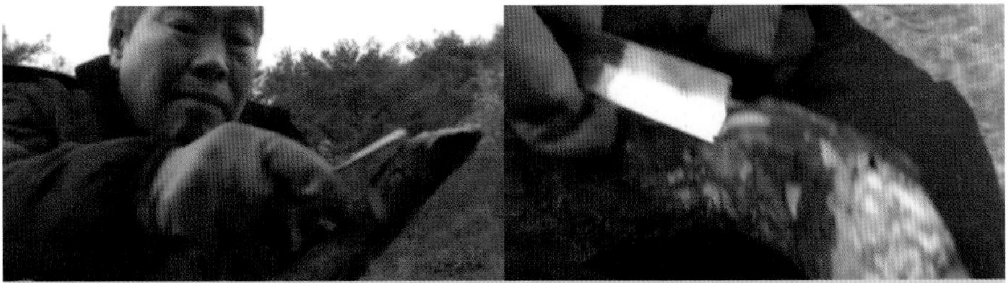

산에 와 새롭게 생긴 취미. 자연을 다듬는 즐거움에 푹 빠져본다.

## 자연 생활 TIP

### 이중 비닐하우스 만들기

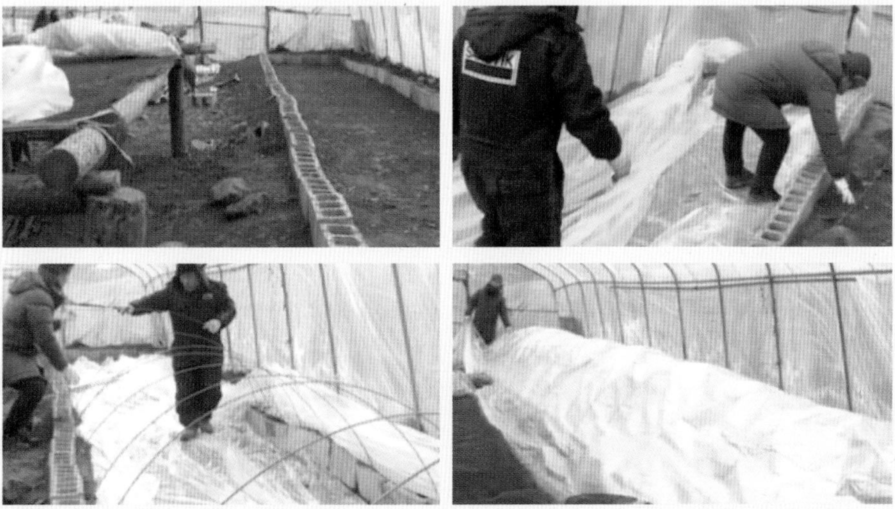

- 하우스 대를 세우기 위해 벽돌로 간격에 맞춰 새운다.
- 벽돌 구멍마다 흙을 채워 넣는다.
- 철사를 이용해 하우스대를 세운다.
- 그 위로 비닐을 씌우고 틈이 생기지 않게 남은 비닐을 벽돌 사이에 끼운다.

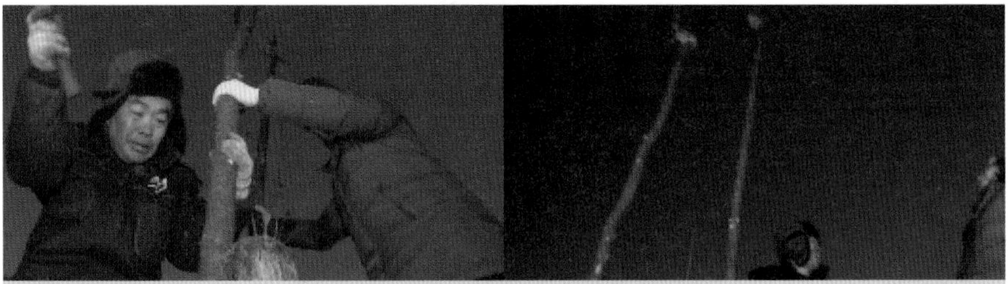

만든 솟대를 세우고 올려다보는 자연인과 이승윤

잠시도 가만히 있지 못하는 우리의 자연인. 해가 바뀌니 벼르던 일이 있다고 한다. 그것은 바로 솟대 만들기이다. 잔뿌리가 많아 솟대 만들기 안성맞춤인 으름나무뿌리로 어떻게 무엇을 만들려는 걸까?

죽은 으름나무뿌리 한그루가 멋진 작품으로 재탄생되었다. 새해 소망을 세우는 것이니 만큼 단단히 박아둔다. 이 솟대에 자연인은 어떤 바람을 담았을까? 그게 무엇이든 분명 이뤄질 것 같은 밤이 찾아온다.

"올해는 복이 많이 들어오겠네~"

자연인 레시피
04

# 술빵 만들기

낮에 발효시켜 둔 밀가루막걸리 반죽으로 술빵을 만들어 본다. 오늘 저녁도 제대로 된 별식을 맛본다. 술빵과 찰떡궁합이라는 꿀 고구마도 함께 곁들여 먹는 재미까지!

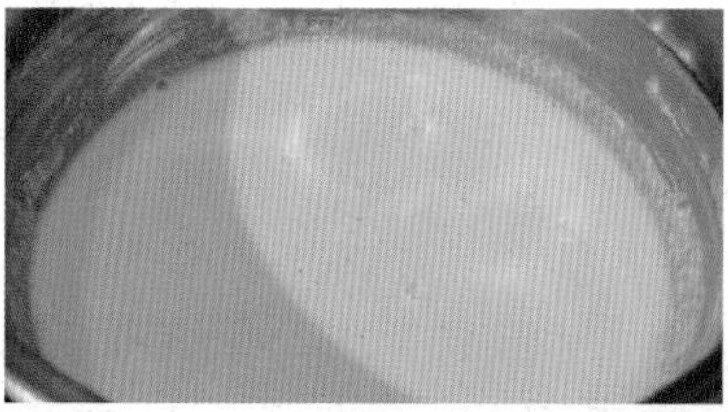
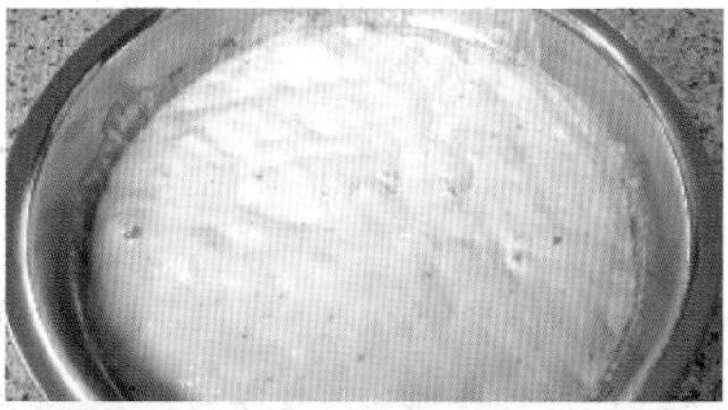
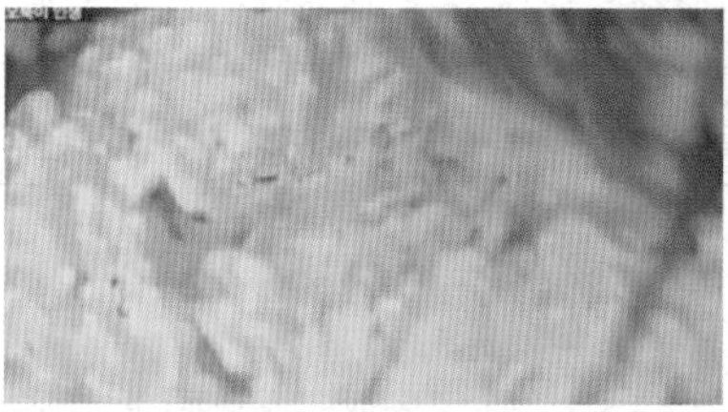
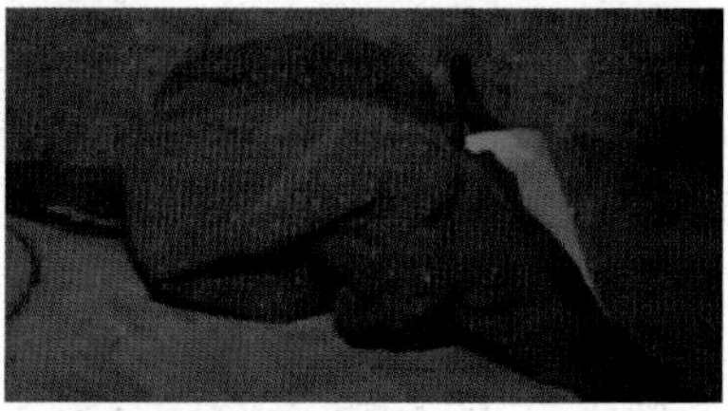
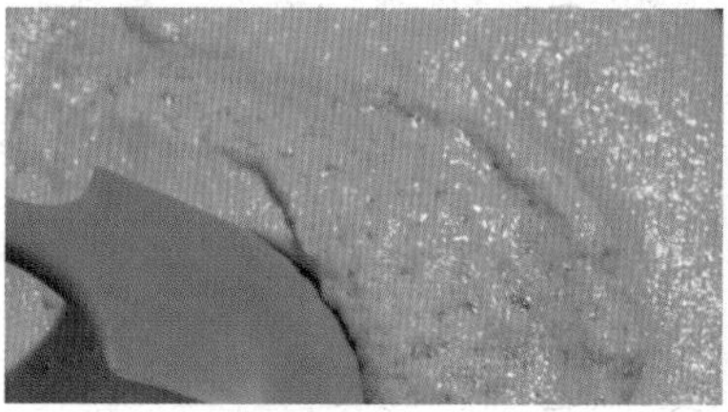
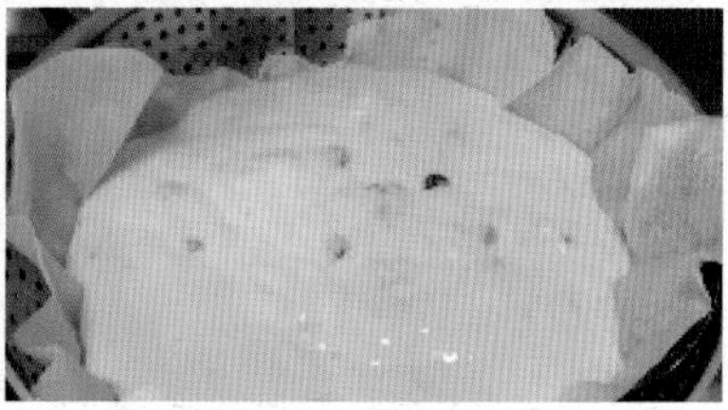

- 생막걸리 1컵에 설탕 반 컵, 소금 반 스푼을 넣어 저으면서 녹인다.
- 밀가루에 생막걸리를 부어가면 반죽한다. (반죽에 달걀을 더하면 더 부드러워진다.)
- 반죽이 되면 면포를 씌워 기포가 생길 때까지 따뜻한 곳에서 발효시킨다 .
- 찜통에 면포를 깔고 반죽을 넣어 30분간 쪄준다.

(기호에 따라 견과류 및 건포도를 함께 넣어 쪄준다.)

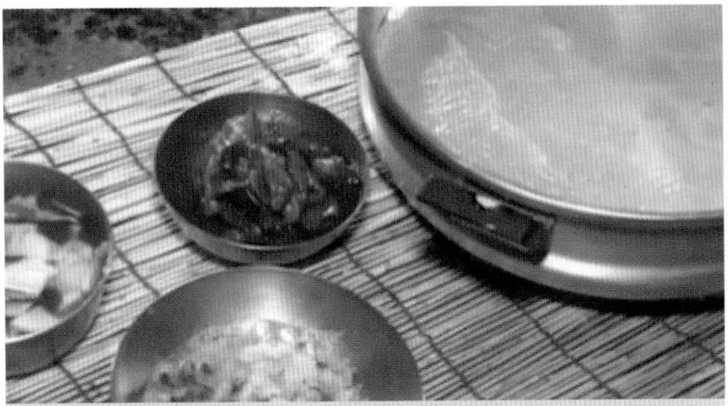

완성된 술빵과 꿀 넣어 으깬 고구마 별식

별다른 조미를 하지 않은 담백한 빵과 으깬 고구마에 꿀을 넣는다. 이렇게 달달한 짝꿍을 붙여주니 오직 자연인의 손에서만 맛볼 수 있는 겨울밤의 별미다. 거기에 가을에 만들어둔 복숭아절임까지 먹으니, 꿀 고구마 못지않게 술빵과 잘 어울리는 그만의 메뉴다.

모든 삶이 이제는 보상처럼 느껴진다. 앞으로의 바람이 있다면 그저 가족들과 자신의 건강, 그 뿐이라고 말한다. 산은 그를 웃게 만드는 최고의 보물이라 말하는 자연인은 내일을 꿈꾸며 빛나는 오늘을 살아가고 있다.

# 자연인 에필로그

참 열심히 살아왔습니다.

아득한 절망, 쓰라린 시련을 모두 겪었습니다.

하지만 그는 어두운 터널 같던 삶의 끝자락에서

꿈처럼 새로운 세상을 만났습니다.

누구보다 굳건한 에너지로

자신을 일으켜 준 자연을 닮아가는 남자.

그는 이곳에서 또 어떤 행복을 그려나갈까요.

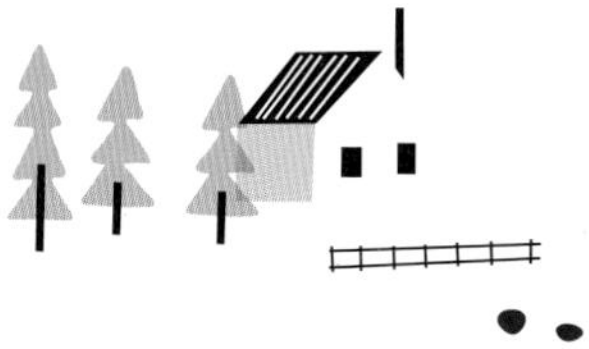

김만두

# 비로소 찾은 행복

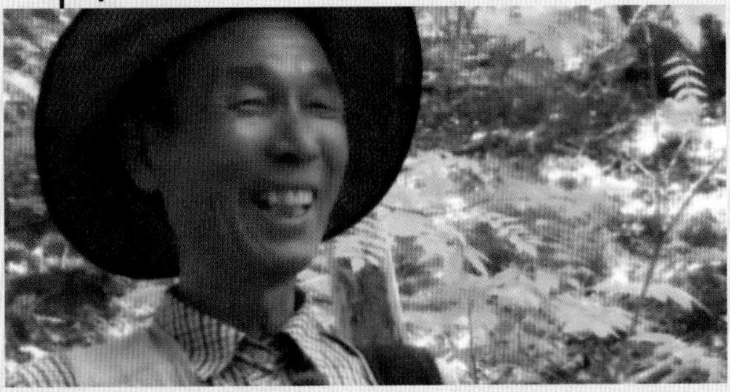

# 가장 나다운 삶을 사는 방법

자연 생활 Tip

① 발효식품 저장하기

② 오두막 벽 보수하기

자연인 레시피

① 베스요리

② 방앗잎 육개장

③ 머위만두

④ 죽순 된장찌개와 죽순 볶음

# 1일차

넘실대는 초록의 물결에 지친 마음까지 시원해지는 계절. 싱그러운 기운이 가득한 자연으로 오늘도 발걸음을 내딛는다. 뙤약볕을 피해 인적도, 길도 없는 산길을 얼마나 올랐을까? 조금씩 힘겨워지는 산행에 걸음을 멈추게 하는 자연의 모습을 마주했다. 푸름이 가득한 산 속 그림처럼 펼쳐진 저수지를 바라보고만 있어도 시원해지는 기분이다.

자연이 주는 풍경 감상도 잠시, 낚시를 하는 누군가가 있다. 얼굴 한 번 안 쳐다보고 낚시에 집중하는 남자가 보인다. 방해되지 않도록 조심조심 다가가 본다. 그때 그의 대나무 낚싯대에 걸려 올라 물고기는 '베

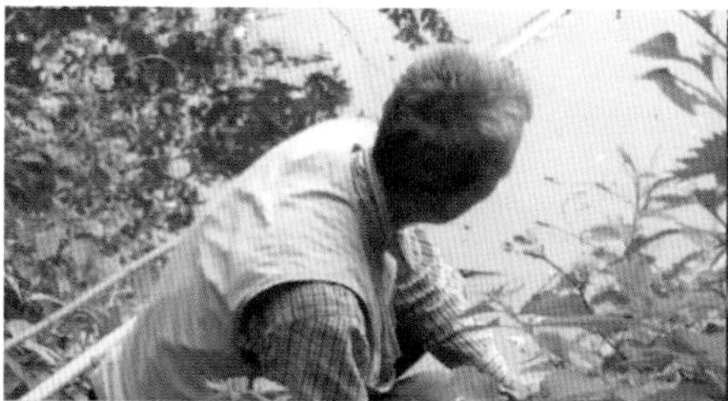

낚시에 집중하는 자연인

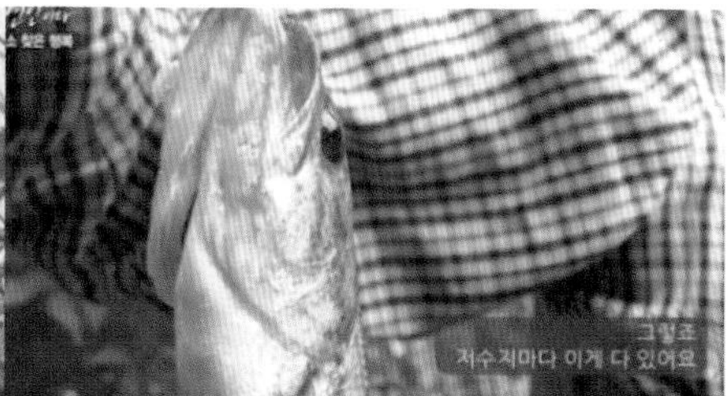


자연인이 잡은 생태계 교란 어종 베스

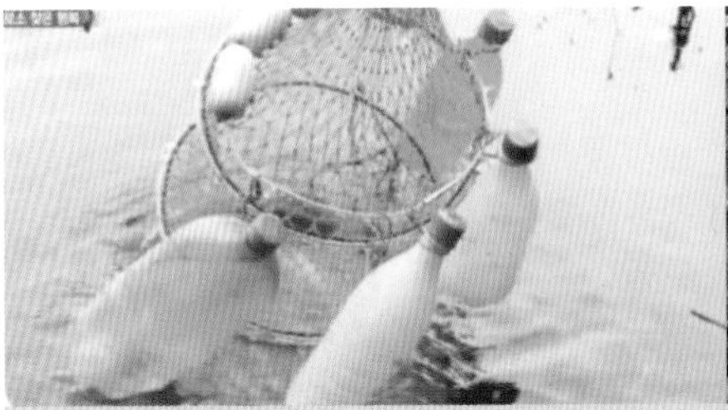

자연인이 만들어 사용하는 통발

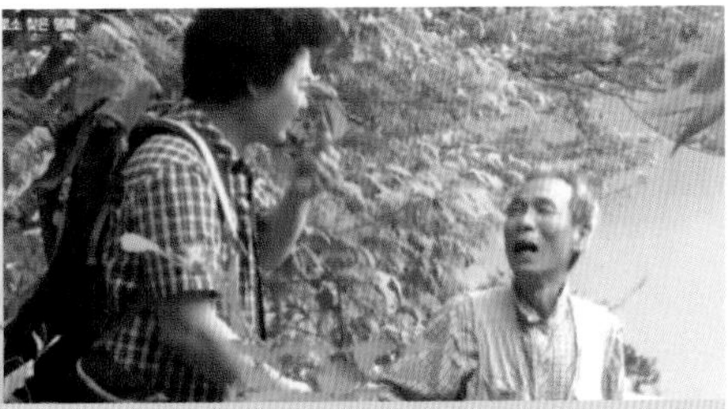

자연인과 첫 만남 인사하는 윤택

스'라는 어종으로 저수지마다 있는 생태계 교란 어종이다.

단단한 대나무 낚싯대와 주변에 있는 재료를 활용해 자연 속 신선처럼 낚시를 즐기는 진정한 자연인이다. 바로 산중생활 16년 차의 김만두 씨다. 흔치 않은 이름에 농담처럼 웃게 되지만, 사실 그의 이름을 한자로 풀면 '부자로 살아라'의 뜻이라고 한다. 들을 때마다 기분이 좋아지는 이름 같다.

물가 바로 앞에 자리한 자그마한 집 한 채. 16년 전 이곳으로와 손수 지은 나무집은 세월을 못 이기고 내려앉아 5년 전 조립식 패널로 새로 지은 집이다. 그 참에 가족들이 오면 쉬어갈 별채도 하나 지어놓았다고 한다.

자연인을 따라 그의 보금자리로 발길을 옮긴다. 집으로 가는 길목에 곧게 뻗어 감탄을 자아내는 나무들은 이곳에 들어와 10여 년 전 왼쪽엔 벚꽃나무, 오른쪽엔 소나무를 심어 놓아 멋진 길이 완성된 것이다. 그 길목을 따라 좀 더 들어가면, 진한 꽃향기가 먼저 마중을 나오는 자

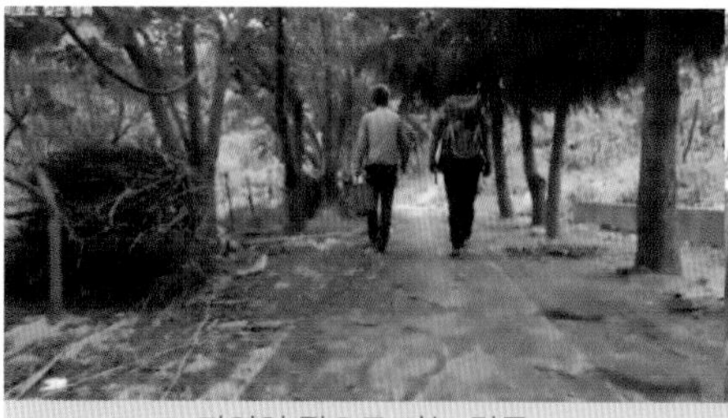

자연인 집으로 가는 길목

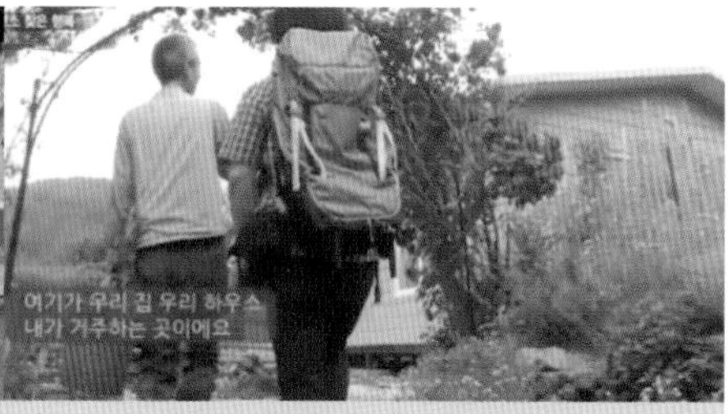



자연인 집 앞에 있는 장미 넝쿨

연인의 집이 보인다.

마치 별장을 연상케 하는 자연인의 집과 바로 앞에서 탁 트인 자연 속 저수지 뷰가 압권이다. 욕심 안 내는 사람이 없을 정도로 멋진 풍경이 그가 이곳에 터를 잡은 이유이다.

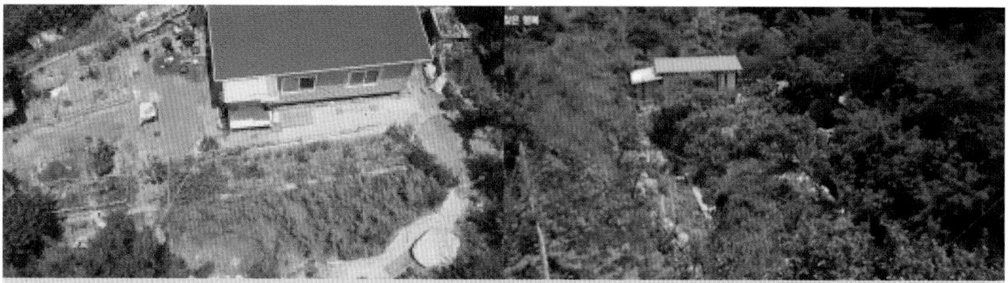

저수지 건너편에 있는 자연인의 집과 가족들이 오면 사용하는 별채

그리고 깔끔하게 정리된 집 앞 정원. 시간이 날 때면 직접 탑 쌓듯 담을 쌓고, 하다 보니 성취욕도 생겨 화단도 만들게 됐다고 한다. 그리고 화단에 꽃보다 고사리가 가득하다. 정원에 고사리를 재배한다니 특이하다.

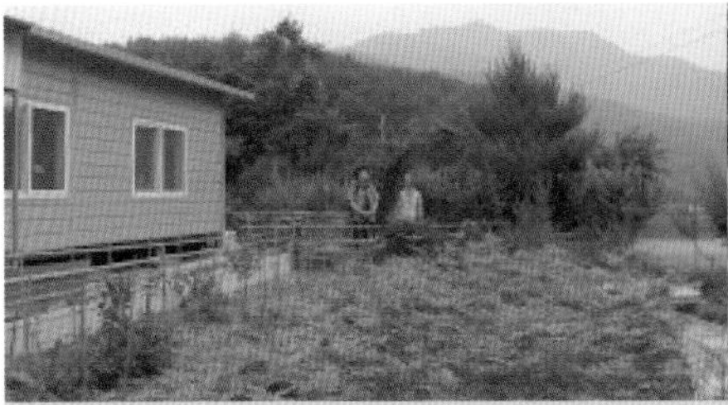

자연인 텃밭 앞에서 이야기 나누는 모습

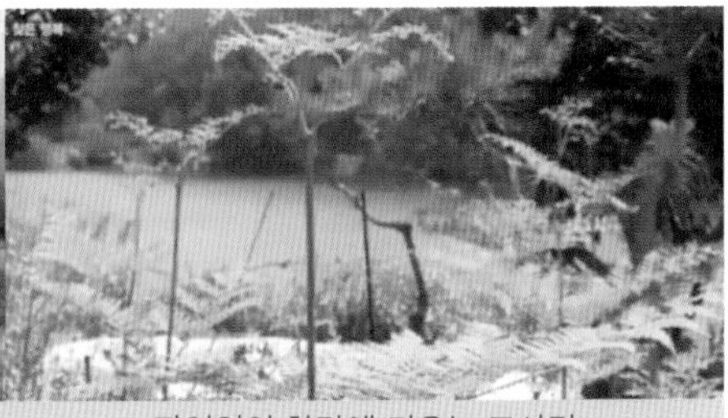

자연인이 화단에 키우는 고사리

"정원에 고사리 재배하는 사람은 대한민국에 나뿐이지 싶은데."

평소 고사리를 즐겨 먹고 좋아하는 것도 있지만, 고사리의 푸른 잎이 좋아서 10년 전부터 집 앞 화단에서 키우고 있다.

오랜 시간을 공들여 쌓은 축대와 돌담, 손수 심고 가꾼 나무와 꽃들

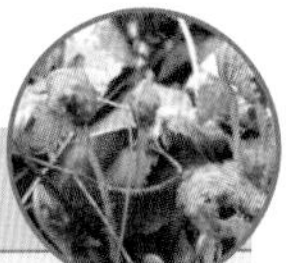

## 자연인 천연 먹을거리 보감

**고사리의 효능**

고사리는 식이섬유 소질을 다량 함유하고 있어 다이어트 할 때 섭취하면 포만감을 주어 효과적이다. 또한 변비를 없애고 소변을 잘 보게 하여 부기를 내리는 작용을 한다.

파와 마늘에는 알리신이 많아 고사리와 함께 먹어주면 영양적 결함을 없애주며, 비릿한 냄새를 제거하는데 효과적이다.

**복용 방법**

- 어린잎은 삶은 뒤 볶아서 나물로 먹으며, 국이나 전골에 넣어 먹기도 한다.
- 전분은 추출하여 고사리 떡을 만들기도 한다.
- 끓는 물에 소금을 넣고 데쳐서 냉동 보관하거나 건조된 상태에서는 밀봉하여 냉장 보관한다.

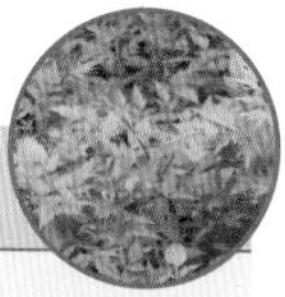

## 자연인 천연 먹을거리 보감

**돌미나리의 효능**

《동의보감》에 따르면, 미나리는 황달과 부인병, 음주 뒤의 두통과 구토에 효능이 있다. 비타민B, 비타민A와C, 미네랄이 풍부하여 간의 기능을 개선시키는 효과가 있다. 또 칼륨이 함유되어 있어 몸속에서 나트륨 작용을 억제하여 수분과 노폐물을 배출하는 것을 도와 주고 신장 기능을 강화 시켜주기도 한다.

**복용 방법**

- 나물로 무쳐서 먹기도 하고 데쳐서 제육이나 편육에 감아 강회로 먹기도 한다.
- 전골이나 생선 종류의 탕을 끓일 때 넣어 먹는다.
  이외에도 미나리전, 물김치, 미나리 효소 등 갈아서 마시기도 한다.

이 산골 풍경과 퍽 잘 어울린다.

안 먹어도 배부를 것 같은 풍경이지만, 자연에 젖어든 만큼 더욱 재촉하는 배꼽시계. 점심 먹을거리 채취를 위해 텃밭으로 향한다. 웬만한 건 다 있어서 자급자족이 가능하다. 텃밭 옆에서 자생한 야생 돌미나리며, 참외, 부추, 갓 등 '가짓수는 많게! 양은 적당히!' 다양한 맛을 즐기고자 하는 자연인만의 농사법이다.

자연인 레시피
01

# 베스요리

자연인은 시간이 날 때면 유유자적 집 앞 저수지에서 낚시를 즐기곤 한다. 그에 맞게 자연인이 준비하는 점심은 바로 베스요리다. 자연인이 직접 키운 갖은 채소와 입맛 돋을 재료들로 만들어지는 베스로 만든 한 상차림은 근사하다.

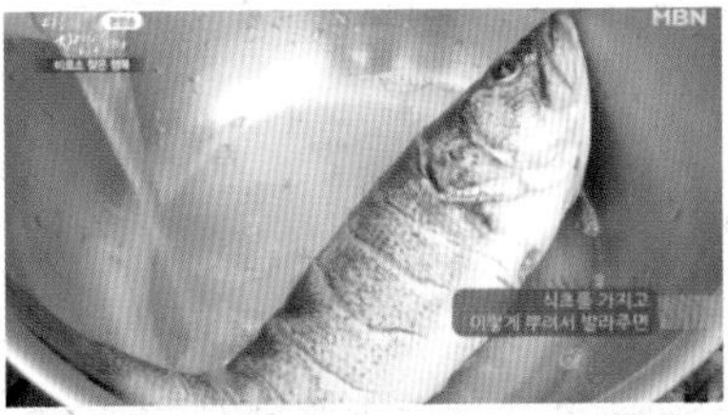

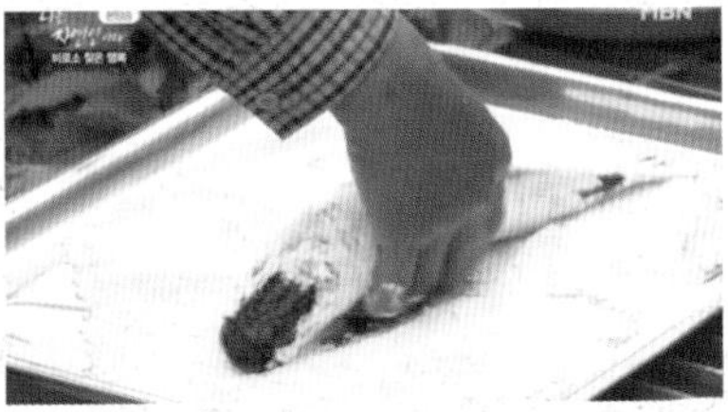
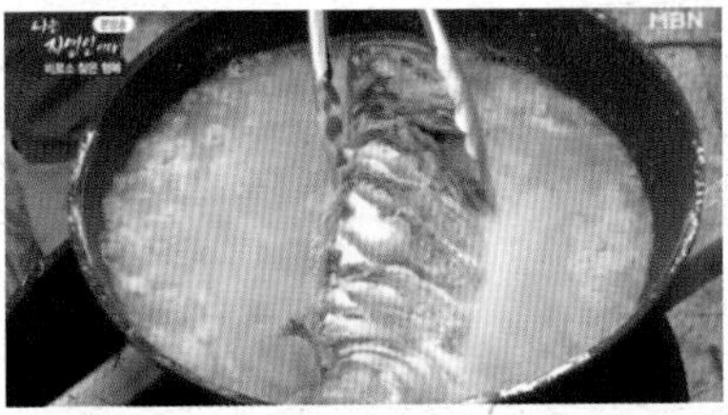
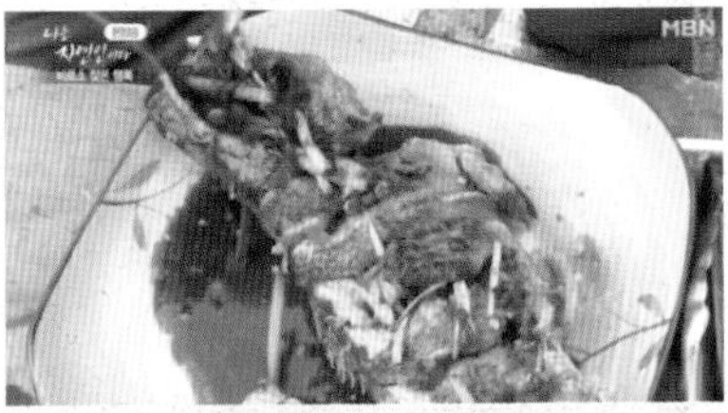
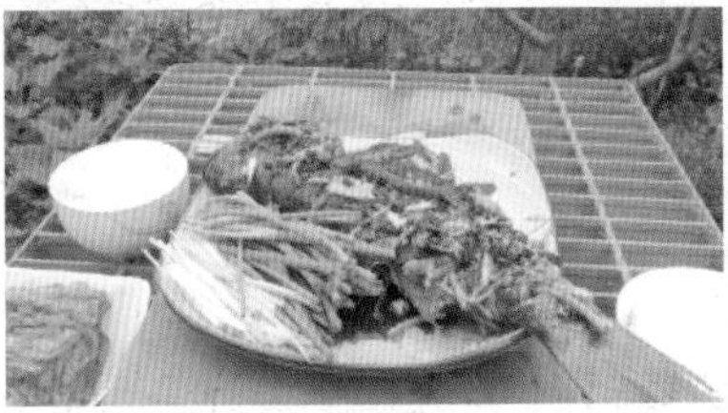
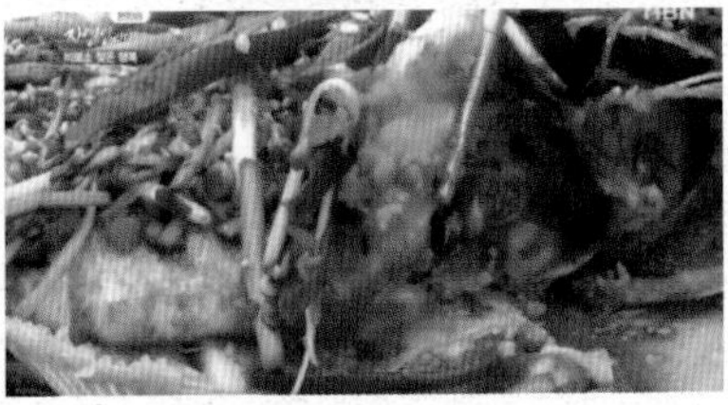

- 잡은 베스는 먼저 비닐을 벗기고 지느러미를 잘라 준다.
- 손질한 베스의 몸통에 칼집을 내어 양념이 잘 스며들게 한다.
- 비린내 제거와 생선뼈를 연하게 하기 위해 감식초를 볼에 살짝 부어 베스를 담근다.
- 감식초에 비린내를 제거한 베스를 밀가루에 겉면만 옷을 입혀 통째로 기름에 튀긴다.
- 생선살이 잘 익도록 앞뒤로 돌려준 후 익은 베스를 건져 접시에 담는다.
- 생선 위로 양념장을 얹어준다.
- 양념장 : 파와 고추를 엄지손가락 정도 크기로 잘라 채를 썬다.
  미나리도 파와 고추 크기에 맞춰 썬다.
  간장 1T, 매실엑기스 1T, 감식초 1T를 준비완 채소와 섞어준다.

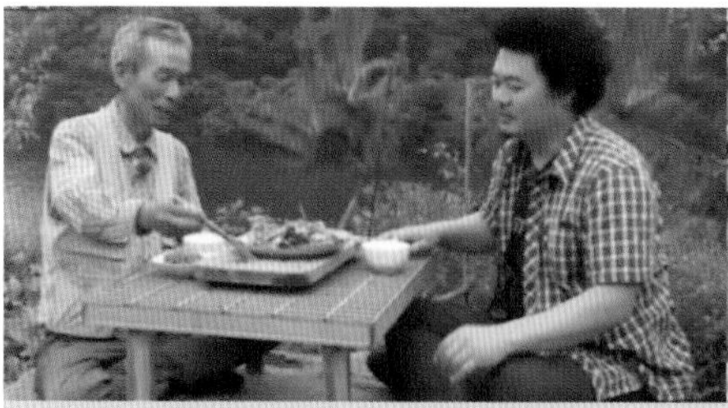

함께 식사하는 자연인과 윤택

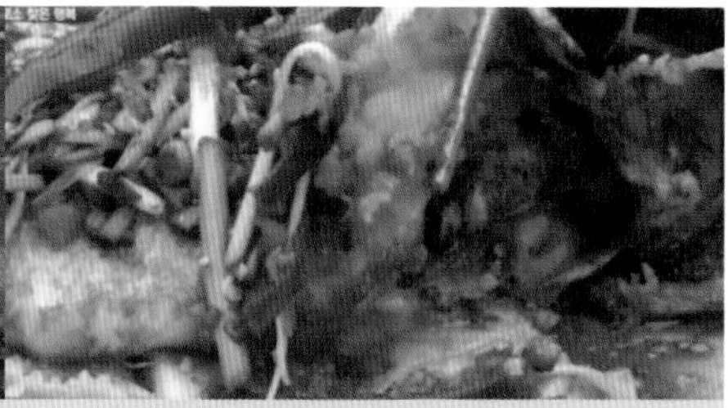

통통하고 맛있어 보이는 베스요리)

갓 잡아서 살이 통통한 베스로 만든 한 상에 버려진 하수구 뚜껑을 주워와 직접 다리를 붙여 만든 야외용 밥상이 분위기를 한 층 더한다. 못 먹는 생선이라는 인식이 강한 베스가 자연인에겐 한 번씩 즐기는 산중별미이다. 환경도 보호하고 맛도 즐기는 일석이조의 점심이다.

그런데 언뜻 눈에 띄는 자연인의 손가락이 짧아 보인다. 어릴 적 엄마를 찾기 위해 더듬다가 그만 화덕에 손을 짚었다. 너무 어릴 적 일이라 그때의 고통조차 기억에 없다. 아무 것도 몰랐던 두 살, 그렇게 손가락 네 개가 짧아졌다. 하지만 그는 손가락 때문에 좌절한 적은 단 한 번도 없었다. 바로 늘 옆에서 용기를 주시던 자연인 어머니의 가르침 덕분이었다.

"손이 약간 작고 불편하다 하더라도
절대 남에게 뒤질게 아니니까, 네 마음에 달린 거니까 열심히
공부 잘해서 훌륭한 사람이 되라고 늘 용기를 주셨죠."

일찍 아버지를 여의고 소작과 바느질로 밤낮 없이 일했던 어머니였다. 하지만 하루에 한 끼도 못 먹는 날이 더 많았다. 그런 가난이 싫어 철이 들고서는 돈을 벌겠단 생각뿐이었다. 때문에 식당부터 도장방까지 안 해본 일이 없었다.

양장 재단을 배우며 아내를 만나 결혼을 하고 가정도 이루었다. 6~7년 동안 양장점을 운영하다 오일쇼크로 경기가 안 좋아졌고, 결국 문을 닫을 수밖에 없었다. 하지만 책임져야 하는 가족이 있기에 주저앉을 수 없었다. 재단일 경험으로 자본이 없어도 되는 수선집을 시작했다.

"한 가지 일만 해가지고 생활하고 자식들 키우기가
힘들지 않을까 싶어서 한 단계 한 단계 더 나은 업을 찾다 보니까
직업을 많이 바꿨죠."

매일 쪽잠을 자며 단 하루도 쉬지 않고 앞만 보고 달린 30년 후에는 형편은 점점 나아졌고 나이 50이 넘어서는 삶의 여유도 생겼다. 그 사이 훌쩍 커버린 아들과 딸은 더 나은 삶을 찾아 호주로 이민을 계획했다. 자식들 권유에 자연인 역시 새로운 곳에서 행복한 인생을 꿈꿨다,

가족이 모두 모여 한 곳에서 살고 싶은 꿈은 금방 물거품처럼 사라

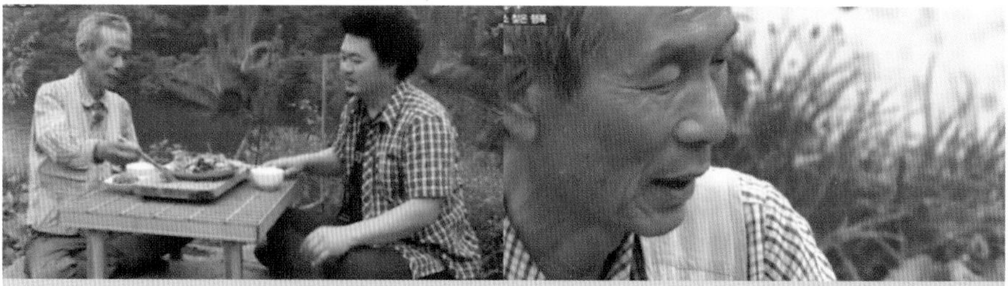
식사한 후 지난 날 이야기 나누는 자연인과 윤택의 모습

지고 말았다. 먼 타국은 한국과 달리 낮에도 거리엔 사람이 없고, 길을 잃었을 때 말이 통하지 않았다. 결국 1년 동안 호주에서 그가 할 수 있는 건 집을 지키는 일 뿐이었다. 시간이 지날수록 한국을 떠나기 전 오가며 지냈던 이곳 산골이 자꾸만 생각이 났다.

"막상 가서 내가 겪어 보니까 호주 땅은
내가 견딜 수 없을 정도로 생활이 불편해서 못 견디겠는 거예요.
너무 너무 가슴이 답답한 거예요."

결국 그는 홀로 한국으로 돌아와 지금의 보금자리를 택했다. 갑갑하기만 한 호주보다 한국에서 생활은 천수를 누린 듯하였다. 그리고 숨 트인 삶을 살기 위해 평생 가족의 행복이 우선이었던 삶에서 딱 한 번, 나를 먼저 생각한 선택이었다. 그렇게 가족을 떠나 홀로 산으로 들어왔고 16년이 흘렀다.

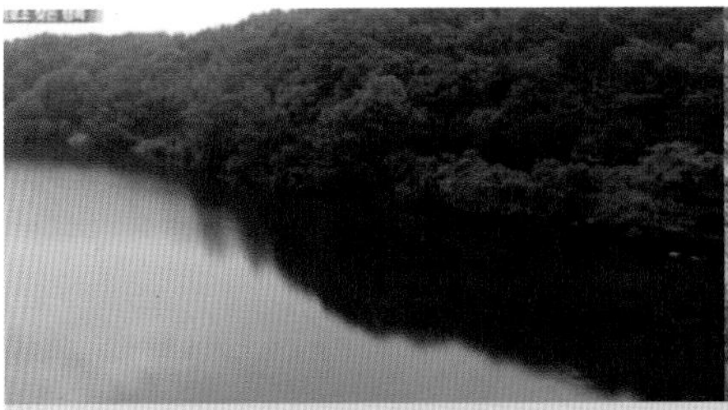
자연인 집 앞 저수지 풍경

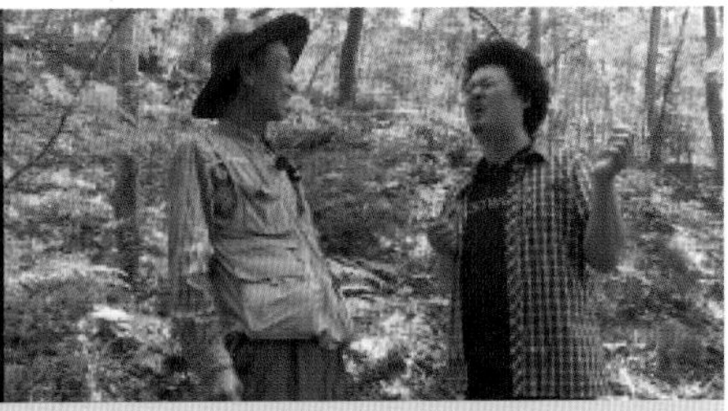
산행하는 자연인과 윤택

"극락세계가 여기구나. 오길 잘했다는 그런 생각이 들어요.
이 나무 밑에서 기웃하고 저 나무 밑에서 기웃하고요.
여기 저기 가다 보면 또 하루 해 가고,
그럼 밥맛도 있고 편안하게 지금 살고 있는 거예요.

지금껏 홀로 산골행을 택한 걸 단 한 번도 후회한 적 없다. 그는 오늘도 산을 마음껏 누빈다.

## 자연인 천연 먹을거리 보감

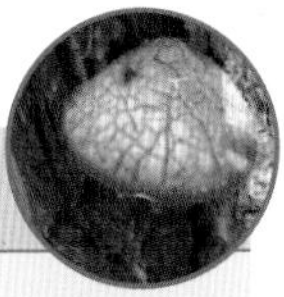

**한입버섯의 효능**

죽은 소나무에 무리지어 나는 한입버섯. 진한 솔향기가 나는 게 특징이며, 쉽게 눈에 띄지 않는 버섯이다. 기관지 질환과 같은 기관지염, 천식 등의 순환기 장애에도 탁월하며, 기침이 잦고 가래가 많은 사람들에게 좋다. 때문에 폐 기능 강화에 효과적이며 항암효과 항염증 작용도 뛰어나다.

**복용 방법**

- 쓴맛이 강하므로 말려서 약한 불에 한 시간 가량 달여 마시거나 대추를 넣어 끓여 먹는다.
- 술을 담을 때는 25도 이상의 담금술 1.5~2L 당 버섯 10개, 대추를 같이 넣어 숙성시킨다. 숙성된 담금술은 소주잔 반잔 내지 한잔 정도 자기 전 섭취하면 좋다.

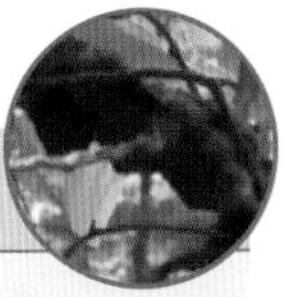

## 자연인 천연 먹을거리 보감

**토복령(망개뿌리)의 효능**

토복령은 열을 내리는 작용을 하며 몸의 습한 기운을 없애 준다. 관절통, 악성 종기를 가라앉히는 효능이 있으며 성병, 수은중독 치료에도 효능이 있다.

**복용 방법**

토복령 10~15g을 물 1L에 넣어 약한 불로 물이 반 정도 줄어들 때까지 달여 마신다. 하루 식전 3번 마시는 게 좋으며, 평소 몸이 찬 사람이나 과다 섭취할 경우 설사와 같은 증상이 나타날 수 있다.

너른 자연에 안긴 저수지 풍경에 한 번, 푸른 산이 신선함을 전해주는 바람에 또 한 번 마음을 적셔준다. 산에 오면 뭐든 할 일이 생긴다. 발길 따라 산길을 오르다보면 마주하게 되는 자연의 진귀한 선물들. 약

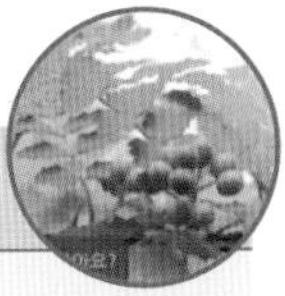

## 자연인 천연 먹을거리 보감

**산초의 효능**

쌉싸름한 맛을 가진 산초나무 열매. 산초는 기관지 질환, 폐 질환 등과 같은 질환 예방에 효과기 있다. 또한 체력 보충, 소화제, 노폐물 배출에도 효능이 있다.

**복용 방법**

- 산초를 깨끗이 씻어 물기를 제거하고, 설탕과 1:1로 버무려 숙성시켜 효소로 먹는다.
- 산초에 식초와 물을 1:1로 넣어 끓여 식초로 섭취한다.
- 산초 20g과 물 2L를 약불에 1시간 끓여, 대추나 꿀을 넣어 차로 마신다.
- 산초기름을 내어 화상, 피부염, 아토피 등에 발라주거나 치통이 심한 경우 가글해주면 효과적이다.

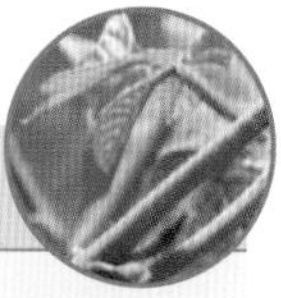

## 자연인 천연 먹을거리 보감

**칡 순의 효능**

녹용에 버금간다고 소눈만 칡 순. 사포닌 성분이 풍부해 양기 부족, 기력 부족, 피곤한 사람에게 효과적이며, 여성은 자궁근종으로 하혈을 할 때 기력을 높여주는 효능이 있다. 또한 이명, 신경쇠약, 식욕부진, 신장병, 심장혈관질환 등에도 효능이 있다.

**복용 방법**

- 칡 순을 깨끗이 씻어 말린 후 물에 달여 하루 3번 100cc로 나눠 마신다.
- 소금물에 30분 정도 담가 세척한 후 물기를 제거하고 설탕과 1:1 비율로 배합해 6개월 간 숙성시켜 발효액으로 먹는다.

을 구하기 어려운 산중에 '자연 약국'인 셈이다.

땅의 영양분을 받아 귀하게 자란 약초들. 좋은 구경도 많이 하고 가방도 두둑해지고, 어쩐지 마음까지 풍부해진 기분이다. 해가 조금씩 산을 넘어가기 시작할 무렵에는 꼭 해치워야 될 일이 있다. 바로 산에서 캐온 칡 순으로 발효액을 담근다. 몇 해 전에 한 번 먹어 본 뒤로 효과가 좀 있는 것 같아 해마다 담근다고 한다.

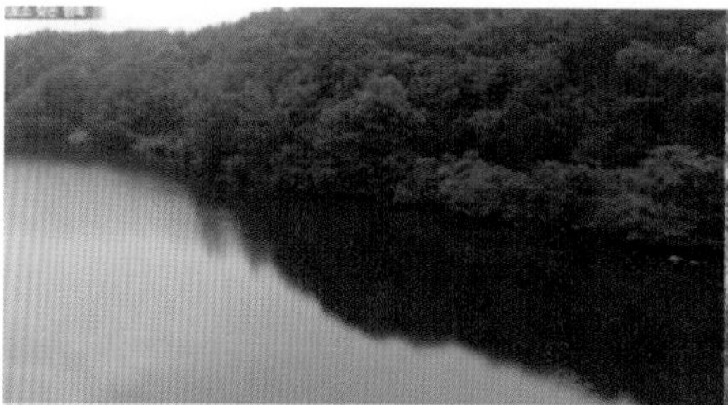

자연인 집 앞 저수지 풍경

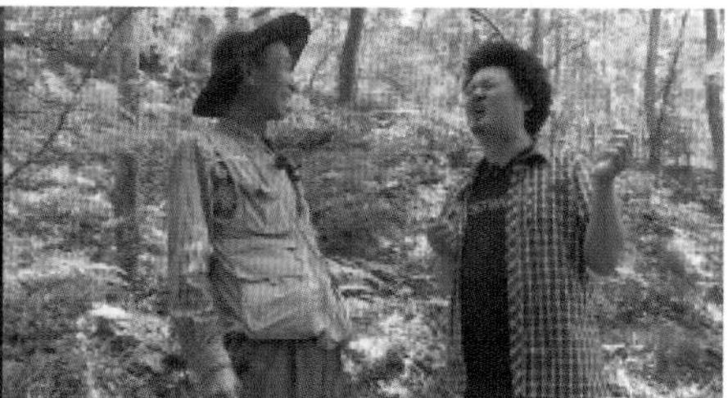

산행하는 자연인과 윤택

# 자연 생활 TIP

## 발효식품 저장하기 1

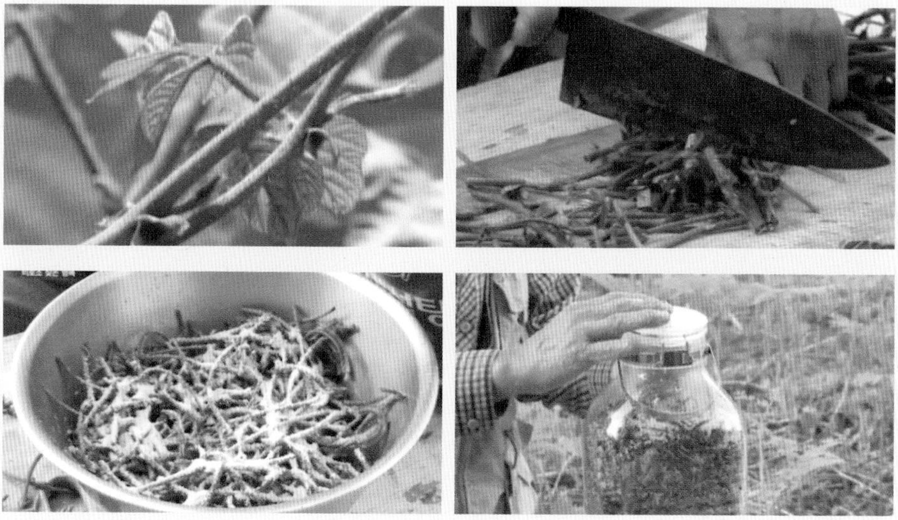

- 채취한 칡 순을 일정한 크기로 자른다.
- 자른 칡 순을 먼저 깔고 설탕을 1:1로 깔기를 반복한다.
- 병에 담긴 칡 순은 3개월 숙성 후 건더기를 제거해 주고 원액을 차나 음식에 넣어 먹는다.

"술 한 잔 하고 속이 안 좋으면
이걸 희석 시켜 먹으면 한 10년 더 살죠."

10년 건강을 책임질 자연인표 보약이 완성됐다. 보는 것만으로도 든든해진다. 푸르스름 넘어가는 해와 자연이 만드는 녹음을 보고 있노라면 마음이 저절로 편안해진다. 해질녘 마주하는 이 풍경은, 산골에서 누리는 작은 사치다.

"세상 좋지요. 여기가 극락이죠."

어둠이 빠르게 찾아오는 자연에서 저녁 준비를 서두른다. 직접 키워 만든 고추장과 쌀뜨물 활용까지 16년 산중 내공이 물씬 드러난다. 그리고 호주에 살며 제일 그리워했던 조금 특별한 그만의 따뜻한 육개장 한 그릇도 선보일 예정이다.

자연인 레시피
03

# 방아잎 육개장

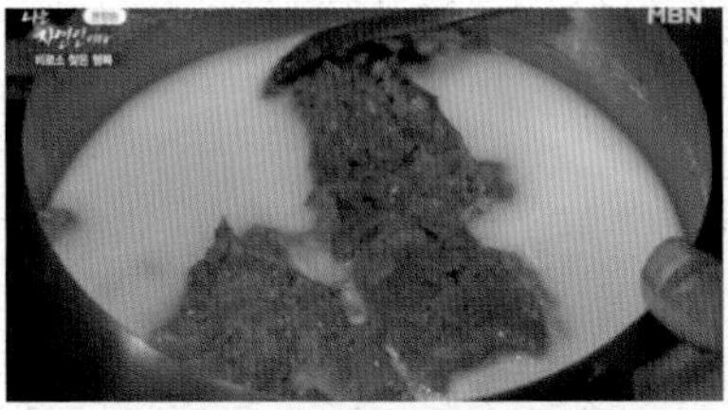
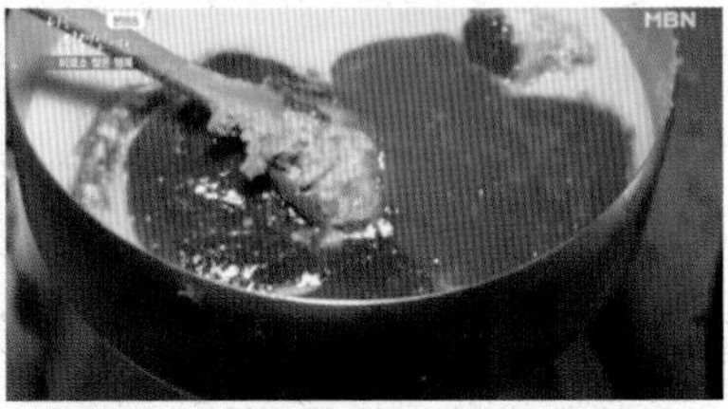
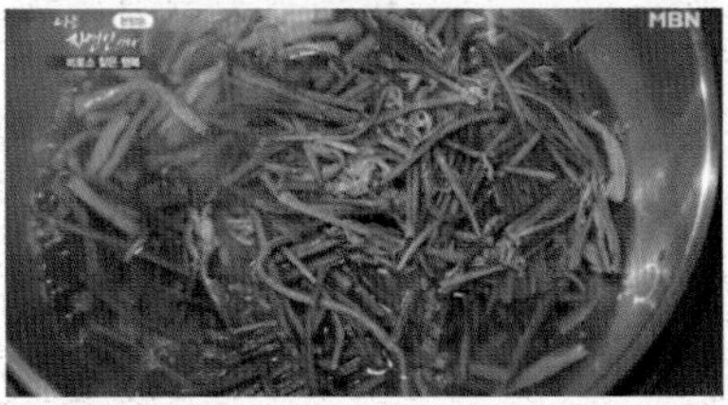
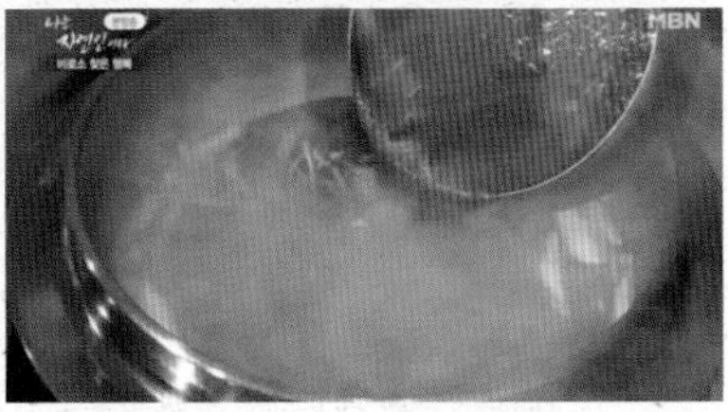
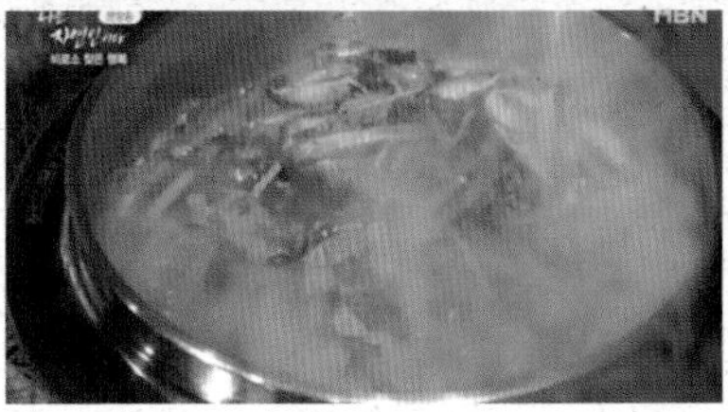
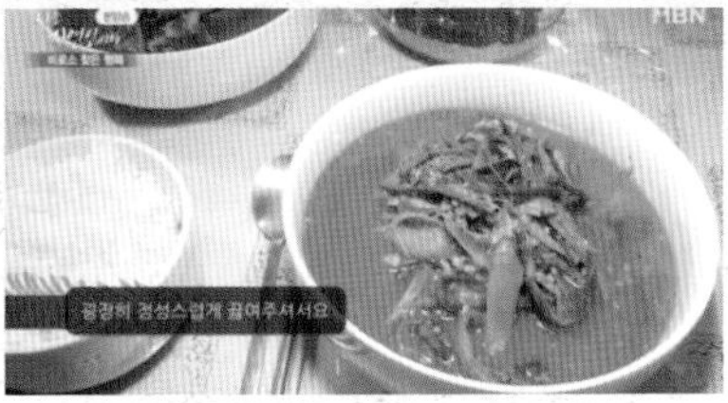

- 쌀뜨물에 된장 2큰 술, 고추장 1큰 술, 고추 장아찌 국물 1국자를 넣어 양념장을 만든다.
- 불려놓은 토란대와 고사리, 표고버섯을 한 입 크기로 썰고 끓는 솥에 넣어 끓인다.
- 끓는 솥에 준비해둔 양념장과 대파를 넣고 끓인다.
- 매콤함을 위해 고추를 썰고, 방아잎도 함께 썰어 향과 맛을 더한다.

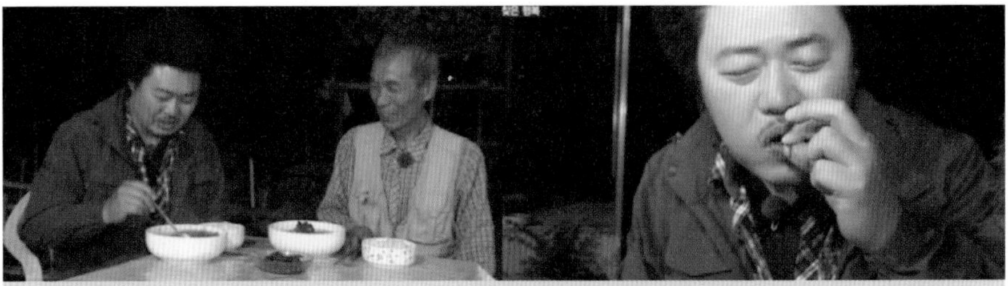

저녁 식사하는 윤택과 자연인)　　　　(육개장 먹고 고추 장아찌 먹는 윤택)

매콤하면서도 구수한 방아잎 육개장 향기가 산골 구석구석 퍼져 나간다. 직접 키우고 만든 재료만 끓여낸 진짜 산골 육개장이다. 뜨끈뜨끈한 육개장 한 숟가락에 직접 담근 고추 장아찌 한 입이 이보다 더 완벽할 수 없다.

16년 자연 내공에 버금가는 자연인의 요리 실력에 감탄을 자아낸다. 스스로 깨우칠 수도 있지만 그의 요리 실력은 모두 아내의 덕분이라고 한다. 아내가 요리를 잘해서 함께 식당도 하고 반찬 가게도 했다. 그때 어깨너머로 보고 들은 게 처음 산골생활 할 때 많은 도움이 됐다.

그런 아내와 함께 한국으로 꼭 돌아오고 싶어 했다. 하지만 그가 혼자 돌아온 이유는 아내가 노후를 편하게 지내길 바라는 마음에서이다. 가난하게 신혼살림부터 시작해 손발이 닳도록 함께 고생했던 아내이다. 고맙고 또 미안한 아내였기에 홀로 산골행을 택했다.

처음 한국으로 돌아간다고 했을 때 가족 모두가 반대했다. 하지만 평생을 가족을 위해 살았던 아빠였고 남편이었기에 한번쯤은 원하는 인생을 살라며 모두 자연인의 뜻을 따라주었다. 그리고 그런 그를 다시 웃게 해준, 때때로 부는 바람과 흐르는 물처럼 살아도 된다는 행복을 알게 해 준 자연이 있었다. 처음 이곳에 들어온 날도, 지금도 자연인은 여전히 참 좋다.

"날아다니는 새처럼 가고 싶은데 가고 오고 싶은데 오고.
여기 있길 참 잘했다는 그런 생각이 들어요."

## 2일차

눈부신 아침 햇살이 산골 구석구석을 깨운다. 부지런히 자리 털고 일어나면 습관적으로 할 일을 찾는다는 자연인. 별채 근처 화단으로 향한다. 매일 아침 그가 눈을 뜨면 제일 먼저 하는 화단 정리가 그의 아침 일과다.

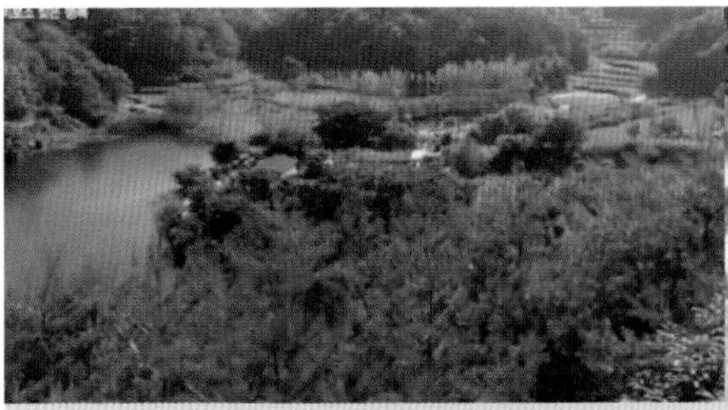

이튿날 아침 자연인이 사는 자연

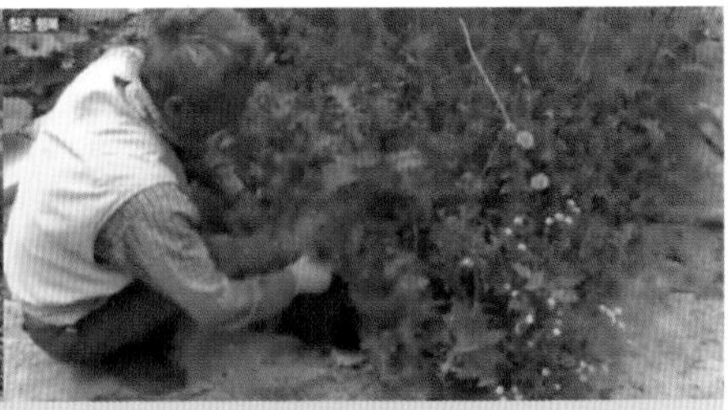

화단 정리하는 자연인

꽃 사이사이 무성해진 잡초도 제거하고, 한데 모여 핀 꽃들은 옮겨 심어 주고. 일거리를 찾아서 해야 무료함도 없고 신체적으로는 물론, 정신 건강에도 도움이 된다. 게다가 지금은 멀리 호주에 있어 자주 보지 못하지만, 가족들과의 즐거운 만남을 상상할 수 있는 이 순간이 행복하다.

부지런히 몸을 움직인 후, 식사를 위해 머위 잎사귀를 따는 자연인. 계절적으로 뻣뻣해지기 때문에 속대 잎사귀를 따서 먹는다. 미세먼지

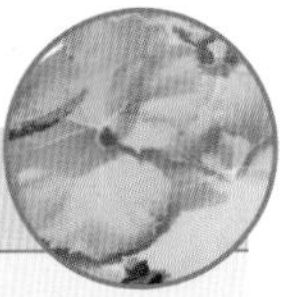

## 자연인 천연 먹을거리 보감

**머위의 효능**

머위는 늦겨울이 지나고 초봄을 알리는 나물로 특유의 쌉싸래한 맛이 난다. 머위에는 비타민A가 다량 함유되어 있어 눈을 보호하고 백내장, 간암 예방에 도움이 된다. 또한 칼륨 성분도 많아 혈관 건강에 좋으며 뇌질환 예방, 항암 효과에도 뛰어난 효능이 있다.

**복용 방법**

볶음, 조림, 장아찌, 정과 등으로 조리하기도 한다. 또한 10~15g을 달이던가 또는 짓찧어 낸 즙을 복용한다.

가 심한 요즘 기관지에도 좋은 머위이다.

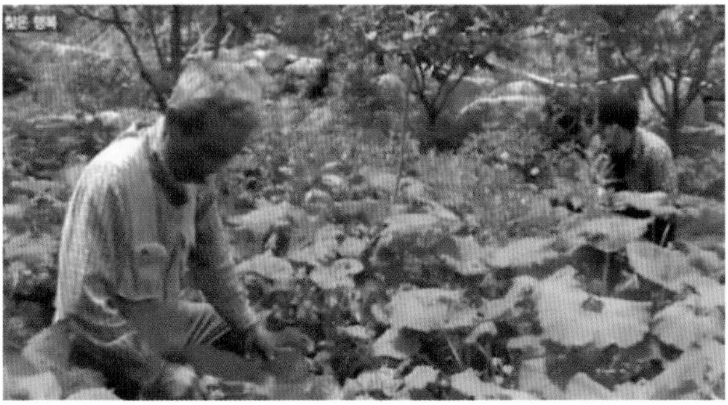

머위잎은 주로 데쳐서 쌈을 싸서 먹거나, 나물로 무쳐 먹는다. 요리 실력이 뛰어난 자연인이 만들어 먹는 특별한 머위잎 요리는 바로, 머위잎을 만두피 대신해서 먹는 머위만두이다.

자연인 레시피
03

# 머위만두

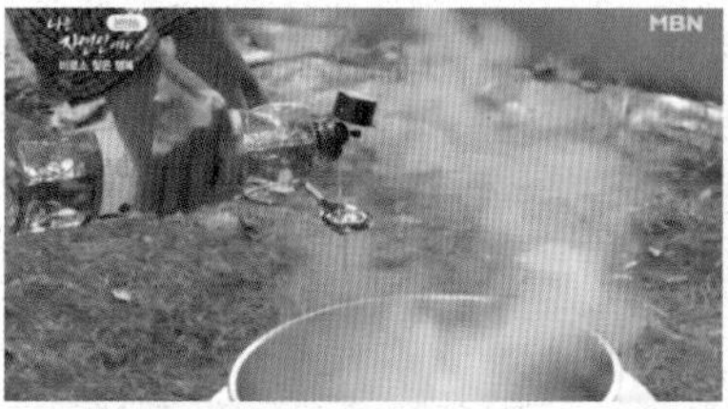

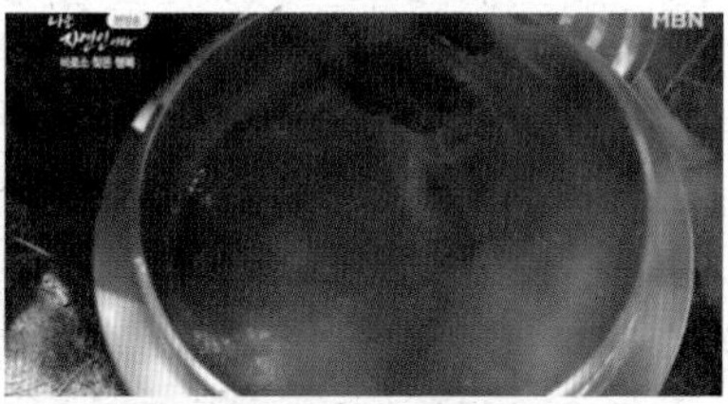

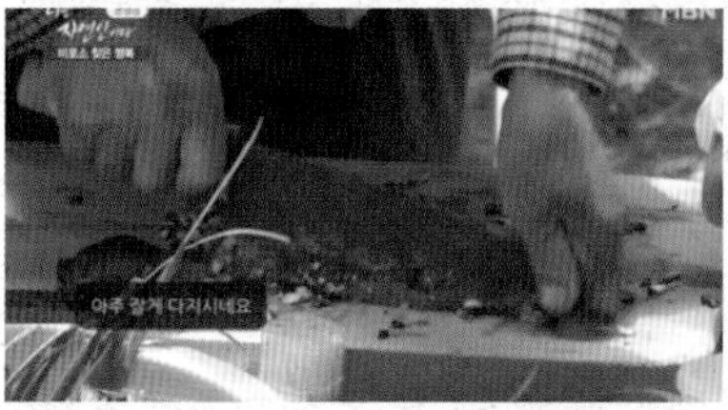


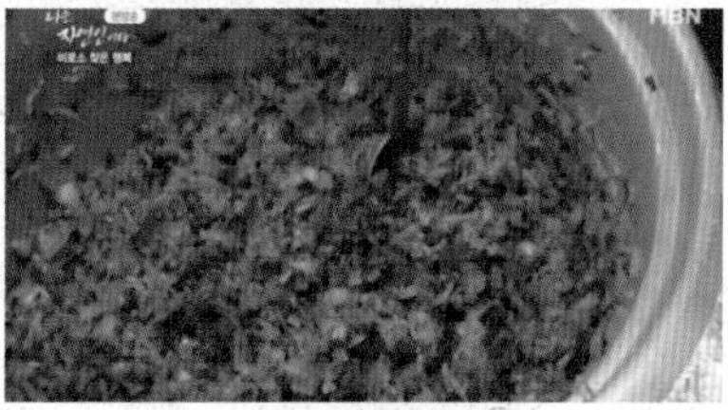

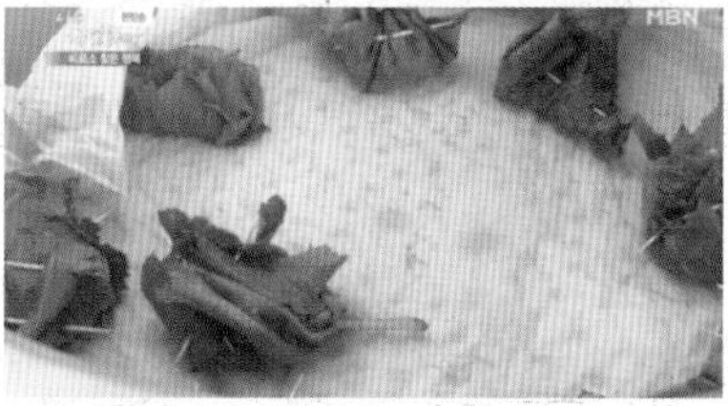

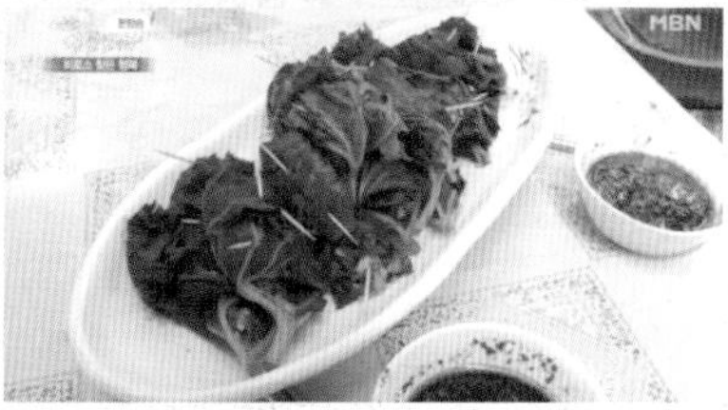

- 끓는 물에 진간장 한 큰 술, 식용유 한 큰 술을 넣는다.
- 미리 불려 놓은 당면을 넣어 삶아준 다음 체에 건져 찬물에 식힌다.
- 표고와 부추, 김치, 당면을 잘게 다져 한 볼에 넣는다.
- 다음 참기름 한 큰 술, 다진 마늘 한 큰 술, 간장 한 큰 술을 넣어 잘 섞어준다.
- 준비된 만두소를 머위 잎에 한 숟가락 넣고 감싼 뒤 이쑤시개로 고정한다.
- 열기 가득한 찜 솥에 쌈을 넣고 약 10분 쪄낸다.

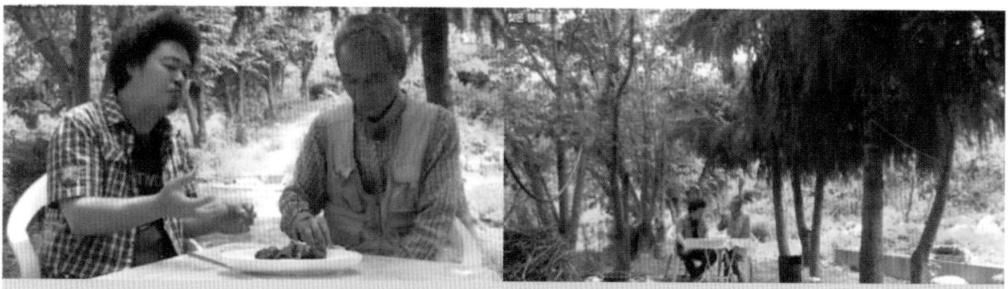

머위만두 먹는 자연인과 윤택의 모습

산골에서야 남는 게 시간이고 넉넉한 게 정성이니 그 마음이 가득 담긴 머위만두이다. 진한 머위 향과 가득담긴 속이 입안에 자연을 한가득 머금고 있다. 먹어도 먹어도 질리지 않는다. 한 끼 식사에 더 건강해지는 기분. 이게 바로 산골살이를 포기할 수 없는 이유다.

"도시처럼 큰돈이 드는 것도 아니고 여기가 내 세상인가보다.
그런 느낌을 받을 수가 있죠."

근사한 한 끼를 대접 받고 뭔가 일을 도와 드리고 싶은데, 마침 집 앞 저수지 쪽에 할 일이 있다는 자연인. 여기저기서 주워 오고, 얻은 재료로 만든 오두막에서 낚시도 하고, 낮잠도 즐기기 위해 물가 바로 앞에 만들어 둔 것이다.

오두막에 비가 잘 들어와 벽을 두르기 위해 주변 신우대를 주워온다. 예전 시골에서 울타리나 발을 만들어 썼기에 익숙한 재료라고 한다. 야무짐이 무기인 자연인의 손재주로 휴식처가 완성이 된다.

있는 재료를 활용해서 필요한 걸 만들고, 불편하면 또 손보고. 일을 찾아서 하는 자연인에게 이런 일들은 소소한 즐거움이다.

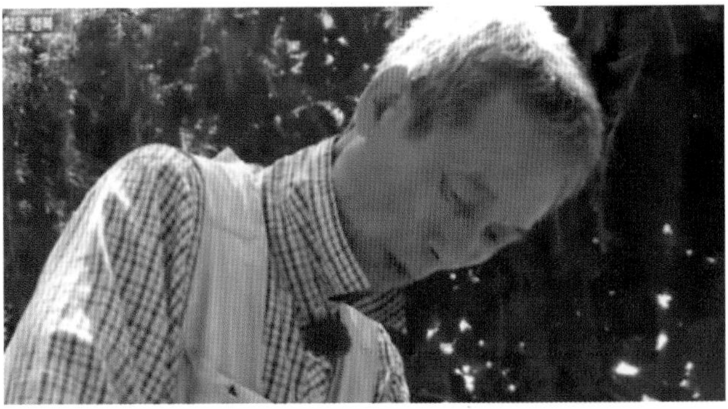

## 자연 생활 TIP

### 오두막 벽 보수하기

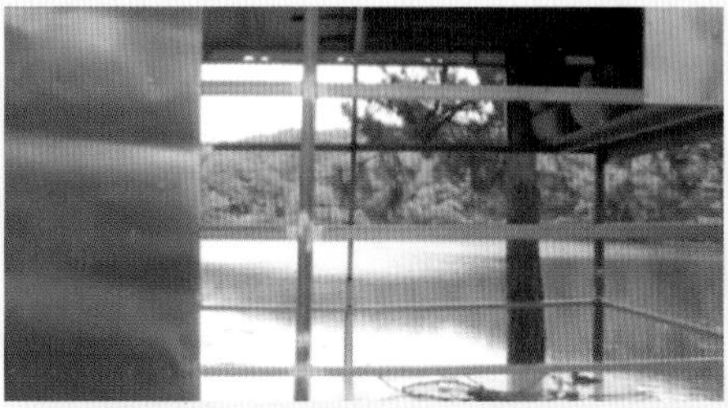

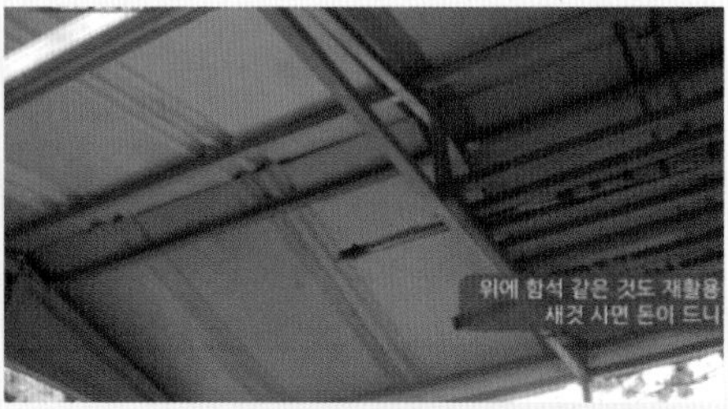



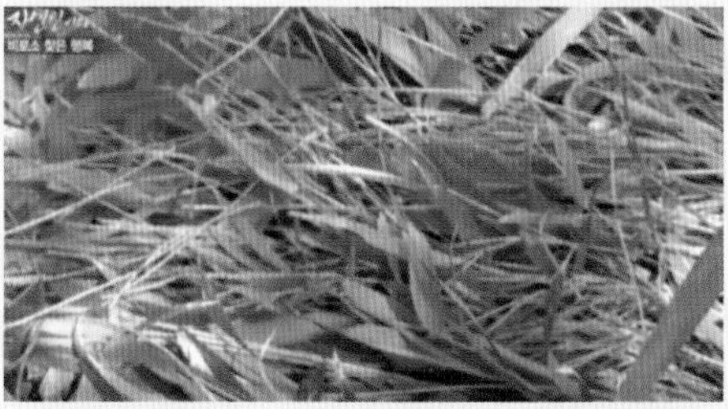

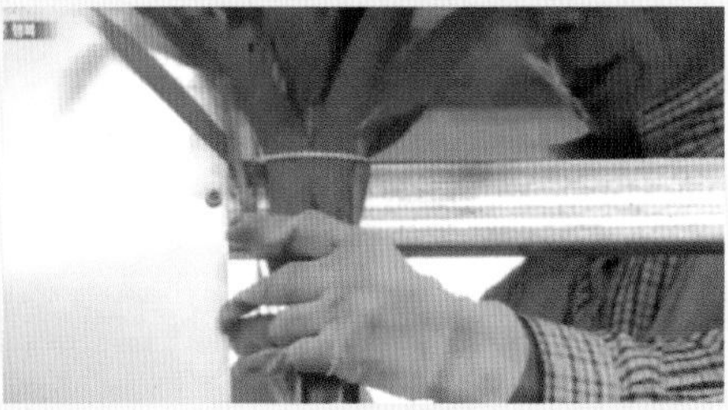

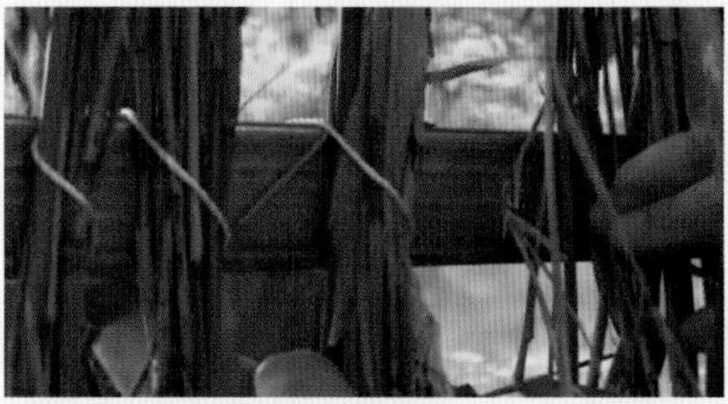

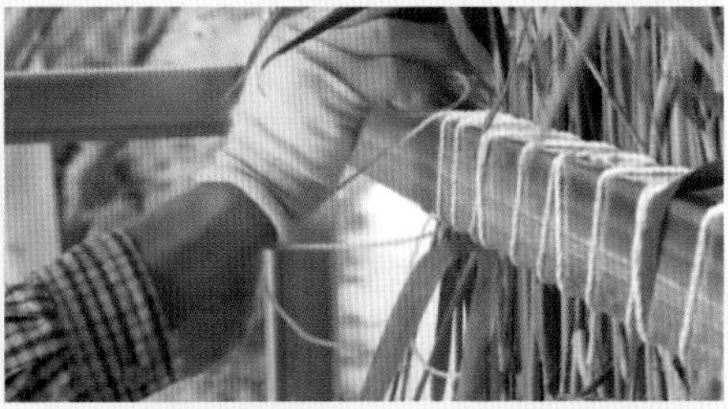

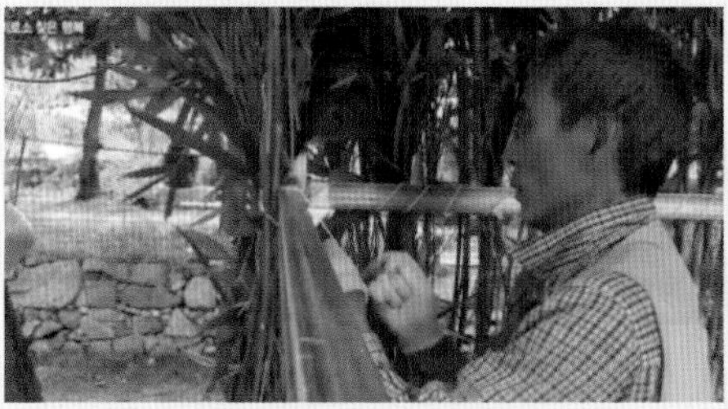

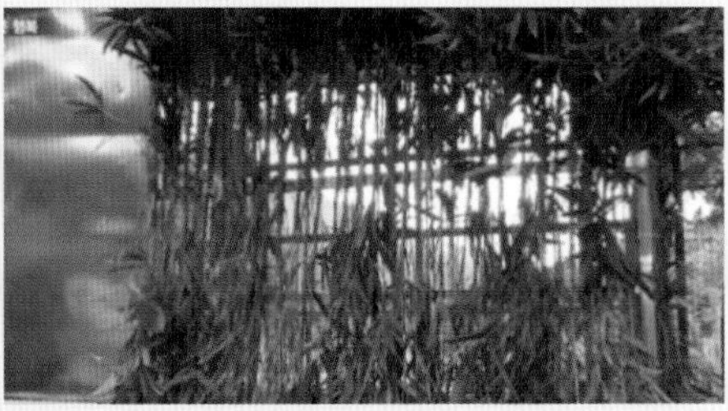

- 파이프로 오두막 뼈대를 만들고 주워온 철판으로 지붕에 올린다.
- 신우대 잎사귀가 많은 부분을 위 아래로 하여 하나씩 뼈대에 노끈으로 고정시켜 촘촘하게 연결한다.

자연 속에서 또 하나의 울창한 숲에 온 느낌을 주는 자연인의 오두막. 바람을 타고 선선히 코를 자극하는 대나무 향기에 세상만사 모든 걱정도 날아가는 듯하다. 이곳에서 잠시 단잠에 빠져보는 여유까지 가져본다. 몸이 원하는 대로, 마음이 가는 대로 살 수 있는 곳. 이런 맛에 자연에 사는 것 아닐까.

한잠 잘 자고 났으니 바구니를 들고서 소풍에 나선다. 온갖 식재료가 살아 숨 쉬고 있는 산으로 장을 보러 간다. 이맘때면 한 바구니 가득 챙겨오는 게 있다고 한다. 그를 따라 한참을 걸어가 도착하는 대나무 숲. 이곳이 바로 자연인의 식재료 자연 마트다.

자연인의 장바구니에 죽순이 가득 담긴다. 순이 돋으면 열흘 안에 수확해야 부드러운 죽순을 맛볼 수 있다고 한다. 금방 한 바구니 가득해진 장바구니를 챙겨 집으로 향한다.

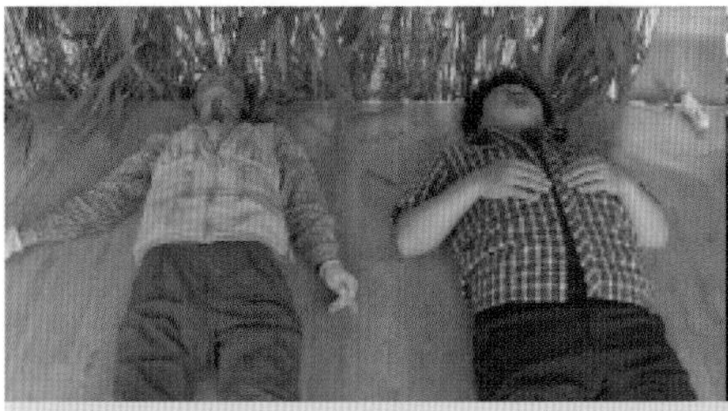
오두막 벽 보수 후 낮잠 자는 자연인과 윤택

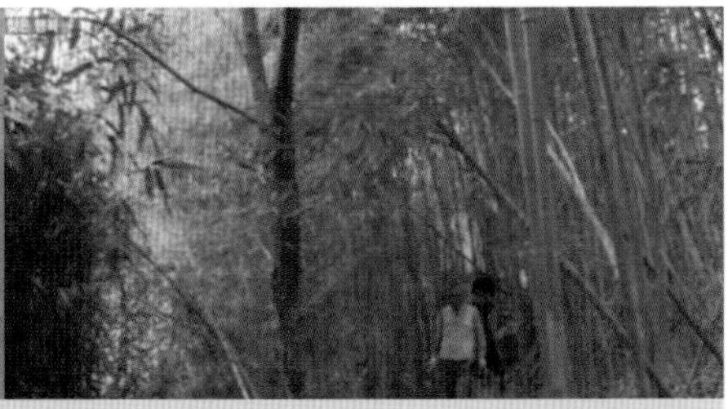
낮잠을 잔 후 대나무 숲으로 가는 자연인과 윤택

## 자연 생활 TIP

### 발효식품 저장하기 2

집으로 오면 가마솥 아래 아궁이에 불씨를 살린다. 산중에서 무엇이든 직접 해먹는 그가 대나무 숲에서 따온 죽순으로 또 다른 먹을거리를 저장하기 위해서다.

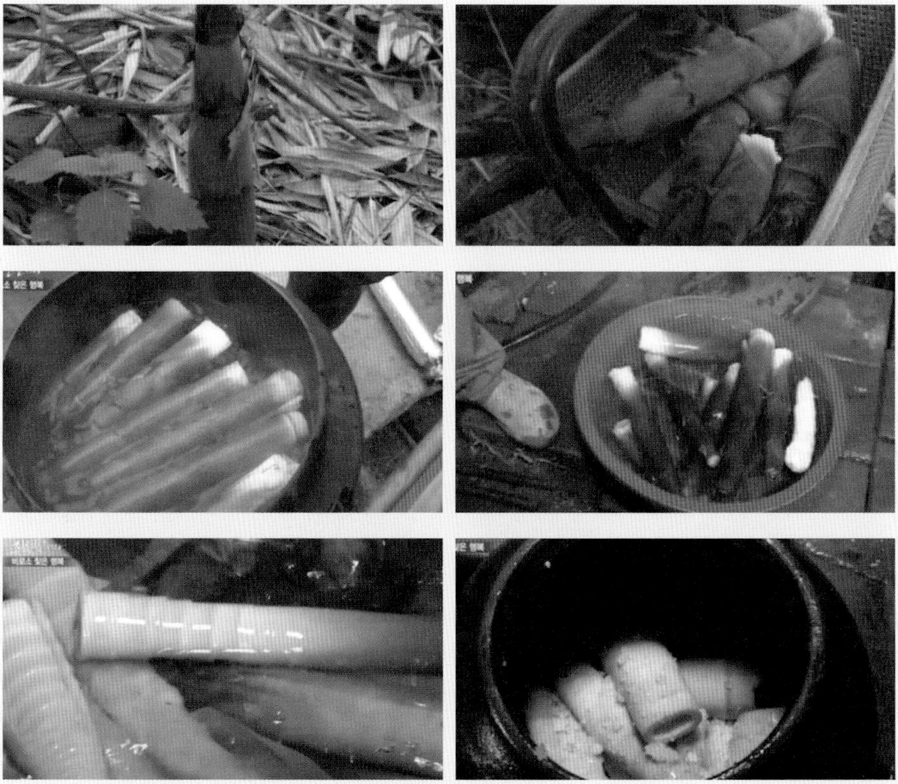

- 죽순을 솥에 껍질째 넣어 납작해질 때까지 40분 정도 삶는다.
- 삶아진 죽순을 찬물에 담가 식혀준 후 아린 맛 제거를 위해 껍질을 벗겨낸다.
- 굵은 소금을 항아리에 깔고 죽순을 잘라 1:1로 넣어 염장해서 보관한다.
- 음식에 활용해 먹을 때는 물에 헹궈서 먹는다.

자연인 레시피
04

# 죽순 된장찌개와 죽순 볶음

자연인의 1년 먹을거리를 책임지는 죽순 염장을 활용해 드디어 저녁 식사를 준비한다. 갓 딴 죽순으로 만드는 된장찌개에 불 맛이 더해진 죽순 볶음이다. 좋은 식재료에 정성 가득한 손맛과 여기에 현란한 자연인의 기술까지 더해져 식욕을 돋우는 저녁 한 상차림이다.

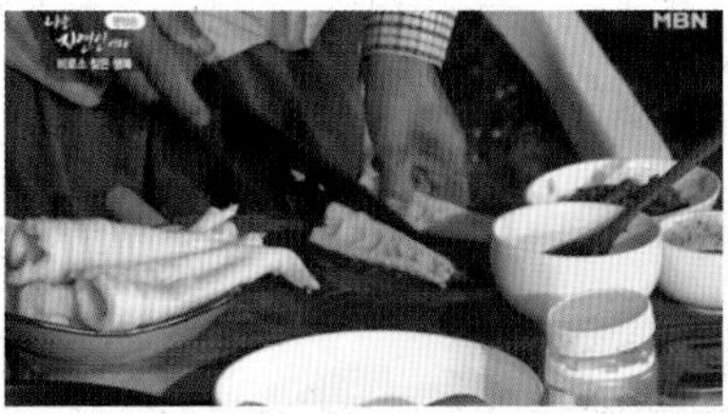

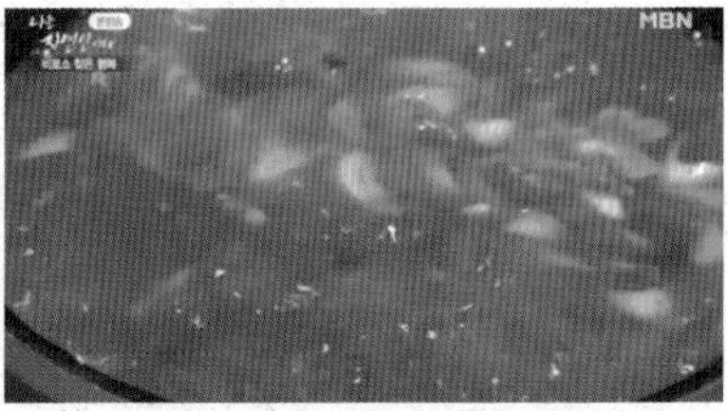


죽순 된장찌개 만들기
- 죽순을 반으로 자른 후 작게 썰고, 양파, 감자를 썰어 준다.
- 쌀뜨물에 된장과 고추장 한 큰 술을 넣어 풀어주고 준비한 재료를 넣어 끓인다.

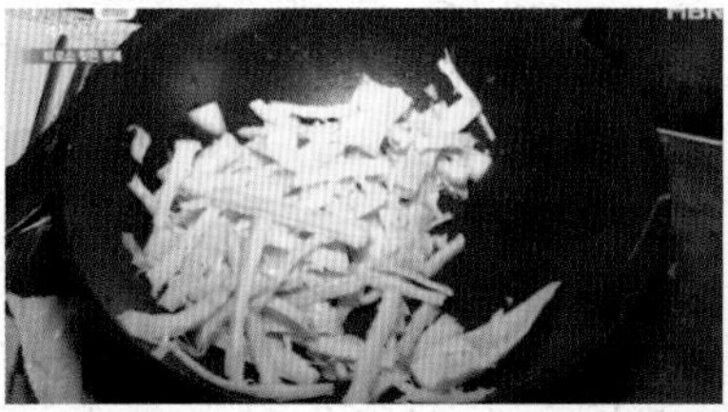
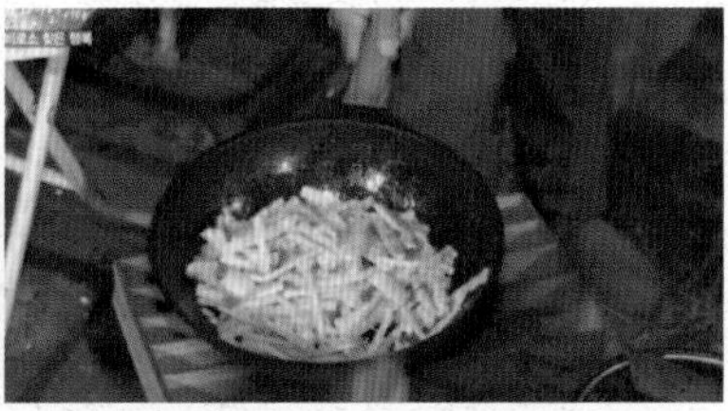

죽순 볶음 만들기
- 죽순을 결대로 찢어 팬에 넣는다.
- 소금 한 큰 술을 뿌려 간을 해주고, 참기름을 한 바퀴 둘러준다.
- 고추를 채 썰어 함께 넣고 센 불에 볶아준다.

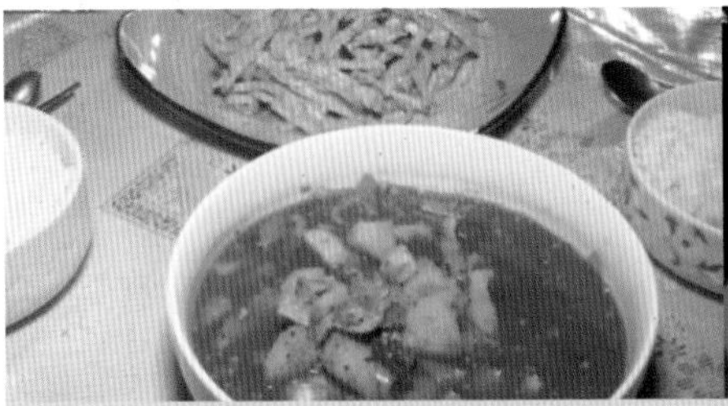
완성된 저녁 식사 한 상

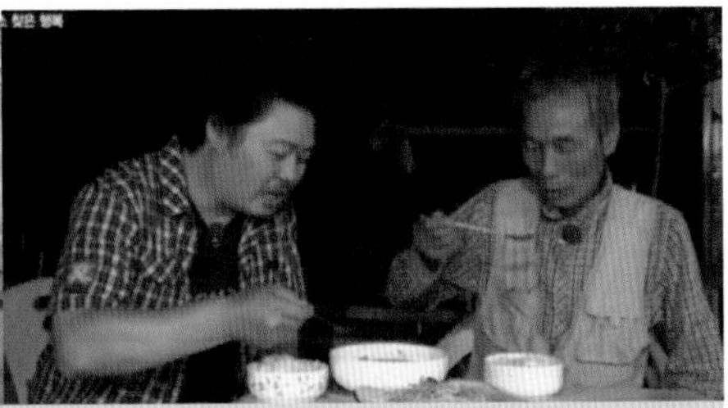
저녁 식사하는 윤택과 자연인

산골에는 사시사철 건강한 식재료가 넘치고, 소소한 일들이 끊임없이 생겨난다. 큰 바람 같은 건 없이 그저 작은 희망사항이 하나 있다는 자연인은 아내와 함께 하는 것이다.

"서로 의지하면서 살 수 있는 그런 시간을 아내가
나에게 준다면 기꺼이 내가 환영할 것 같아요."

## 자연인 천연 먹을거리 보감

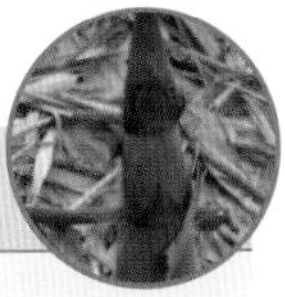

**죽순의 효능**

봄이 제철인 죽순. 콜레스테롤을 저하시켜주는 죽순은 열량이 낮아 다이어트에도 도움이 된다. 또한 당질과 단백질, 섬유소질이 많아 비만 예방에도 효능이 있으며, 칼륨이 함유되어 있어 혈압이 높은 사람에게 특효가 있다.

**복용 방법**

- 죽순은 시아노겐이라는 독성을 품고 있어 물에 삶아 익히거나 우려내서 독성을 제거해야 한다.
- 죽순은 차가운 성질이 있기 때문에 체질적으로 손발이 냉한 사람, 위궤양, 만성 신염, 비뇨기 결석이 있는 사람은 섭취하지 않는 것이 좋다.

# # 자연인 에필로그

가족들을 생각하며 더 나은 인생, 더 큰 행복을 찾아

앞만 보고 달렸습니다.

그에겐 언제나 가족이 먼저였죠.

인생에서 한 번쯤은 나만 생각하기로 했습니다.

그래서 택한 대자연의 품에서

그는 비로소 웃을 수 있었는데요.

지금도 그는 생각합니다.

그때의 선택은

그의 인생에서 최고의 선택이었다고 말입니다.

이현규

# 두근두근 내 세상

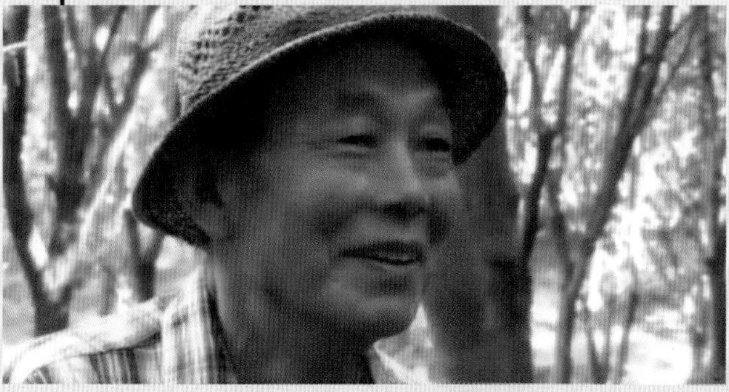

# 나만을 위한 귀향

자연 생활 Tip

① 양봉 작업하기

② 황토 벽 보수하기

자연인 레시피

① 도라지무침과 더덕마늘밥

② 산나물 육개장

③ 추어탕

# 1일차

뜨거운 한 시절을 사느라 수고했다며 부드러운 가을빛으로 다독여 주는 곳이 있다면 바로 자연이다. 청아한 가을 향기가 위로를 건네고, 투명한 물빛에 평온해지는 가을 여정은 늘 행복하다. 제법 가을의 형태를 갖춘 숲속. 신선한 가을 공기를 마시며 오르는 산에서 나물을 뜯고 있는 남자가 있다.

마치 만화 속 소년처럼 귀여운 모자를 쓰고 있는 남자가 있다. 다시 돌아온 고향 산천에서 산골살이 4년차의 이현규 자연인이다. 산골을 즐기며 살다보니 몸은 맑아지고 마음은 밝아져서 항상 소년으로 살고 있다고 한다.

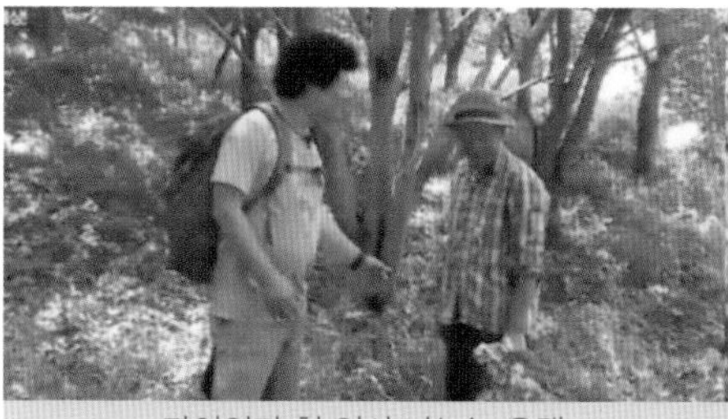
자연인과 첫 인사 나누는 윤택

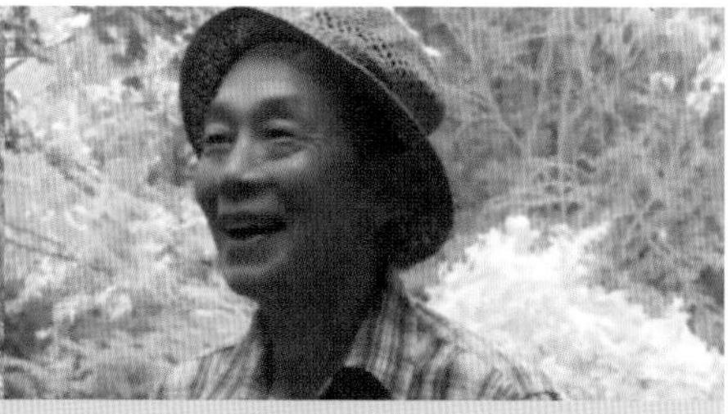
만화 주인공처럼 소년으로 사는 자연인

자연인이 들고 있는 보따리를 구경하는데 당황스럽게 하는 무언가가 있다. 바로 골프공이다. 전혀 예상치 못한 이 상황에 어리둥절하다. 자연인이 쳐서 날아간 걸 줍고 있었다고 생각했는데……. 자연 속에 골프장이라니. 표정과 말투는 진지한데 장난기는 개구쟁이 소년 같기도 하다. 누구나 하나쯤은 있다는 산속 골프장이 궁금해진다.

그리고 골프공과 함께 달걀이 있다. 방목하며 키우는 닭이 다른 알로 착각해 엉뚱한 곳에 낳는 것을 방지하기 위해 착안한 거라 한다. 덕분에 자연인은 운동 삼아 공도 줍고, 달걀도 먹는 게 일상이다. 앞의 시야는 가슴 후련해질 만큼 훤히 트인 풍광이 일품이고, 뒤로는 용의 머리를 담았다는 산이 둘러져 있어 아늑함이 느껴지는 곳이다. 골짜기 깊숙이 자

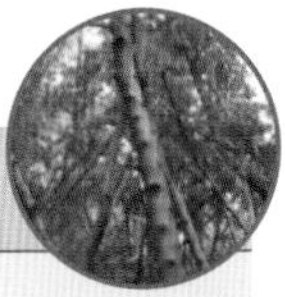

## 자연인 천연 먹을거리 보감

**고로쇠의 효능**

신비의 약으로 알려진 고로쇠 수액. 고로쇠에는 칼슘, 마그네슘, 포도당과 미네랄이 풍부해 신장병과 당뇨, 신경통에 효능이 있다. 뿌리나 줄기를 끓여 마시면 뼈 건강에도 효과가 있다.

**복용 방법**

- 보관기간이 짧으므로 냉장보관 하여 단기간에 섭취해야 한다.
- 하얀색 부유물이 뜨는 것은 수액 내 함유물이 응고되어 생긴 현상으로 인체에 무해하지만 걸러내는 것이 좋다.
- 한 번에 많이 먹거나 자주 마셔주는 것이 좋다.
- 식수대용이나 요리할 때 넣어주면 감칠맛이 난다.

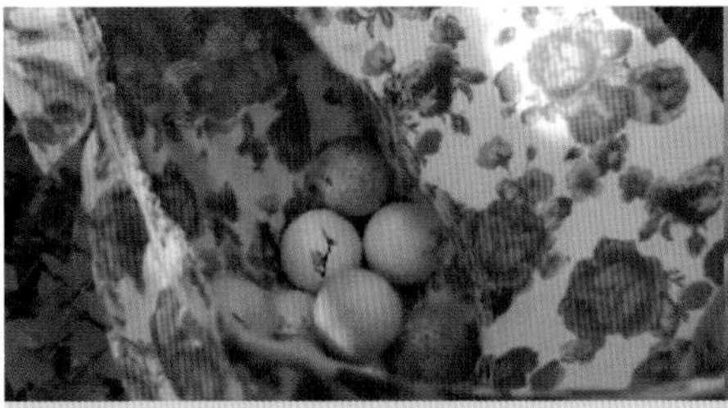

자연인이 줍고 있던 골프공

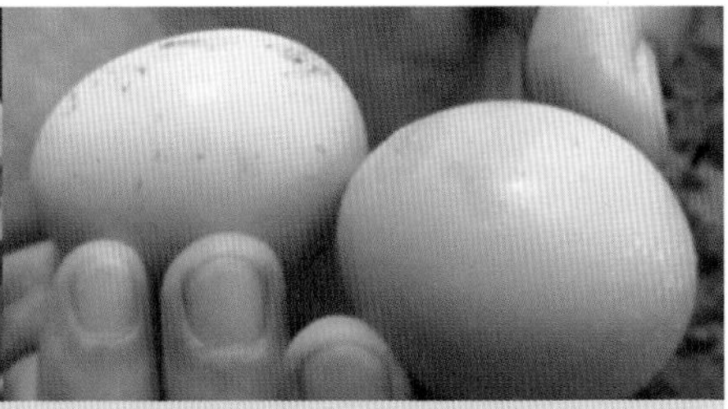

방목하는 닭이 낳은 유정란

리한 그의 터전은 과연 어떤 모습일까? 자연인을 따라 그의 보금자리로 향한다.

오직 자신을 위해 만들어졌다는 자연인만의 골프장이다. 무려 2년이나 공력을 들여 완성한 곳이다. 처음 왔을 때 잡초만 무성했던 묵은 밭을 일궈 자급자족을 위한 작물을 심고, 나머지 밭에는 잔디를 심었다.

작물을 많이 키우면 먹을거리도 더 풍성해지겠지만, 지금 밭의 규모만으로도 충분히 자급자족하며, 가족들과 먹고 남는다고 한다. 비가 오

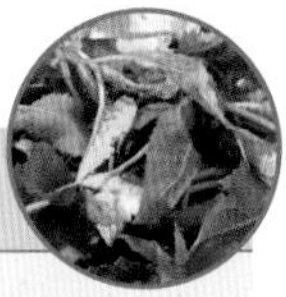

## 자연인 천연 먹을거리 보감

**취나물의 효능**

취나물은 칼륨의 함량이 대단히 많은 알카리성 식품으로 체내의 염분 배출에 효능이 있다. 또한 열량이 낮아 다이어트에도 효과적이다.

**복용 방법**

- 취는 나물로 볶아 먹고 꽃을 튀겨 먹기도 하며, 즙을 내거나 달여 마신다.
- 가루로 빻아 복용하기도 한다.
- 술을 담가 약주로 마시기도 한다.

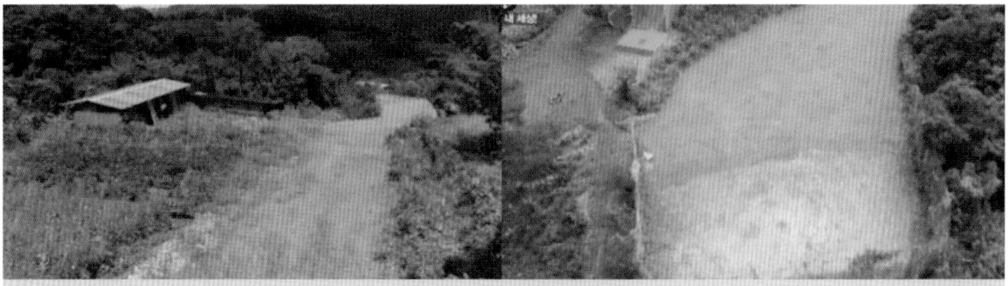

자연인의 집으로 가는 길에 있는 넓게 만들어진 자연인만의 골프장

면 땅에서 황토물이 많이 발생하기 때문에 땅이 무너지는 것도 방지할 수 있었다.

비에 쓸려 내려가는 흙을 처리하기 위해 잔디를 심어 고민이 해결되자, 잔디도 활용할 겸 골프장으로 가꿔서 운동까지 즐기고 있었다. 도시에서 사업할 때 10년 넘게 골프를 쳤는데, 그때 운동 효과를 좀 톡톡히 본 기억에 시작했다고 한다.

그만의 골프장까지 갖추고 드넓은 밭까지 갖추어져 있었다. 집은 또 얼마나 잘 꾸며 놓았을까?

집 마당으로 들어서면 제일 먼저 눈에 연못이 보인다. 300m 떨어진

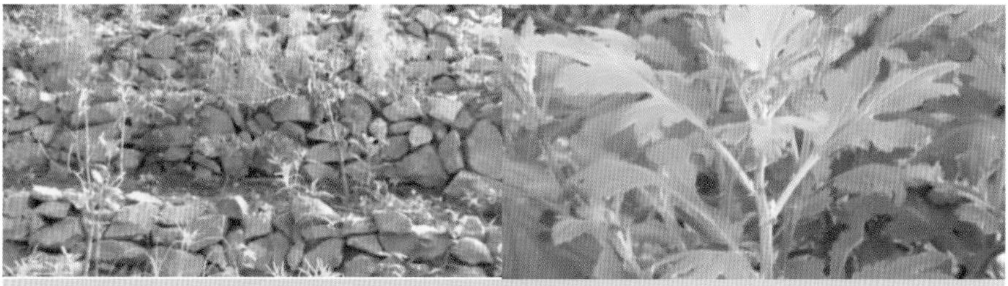

여름이면 무너져 내리는 곳에 계곡에서 돌을 날라 축대를 쌓고,
좋아하는 국화도 천 개나 심어 토사 유실까지 막았다

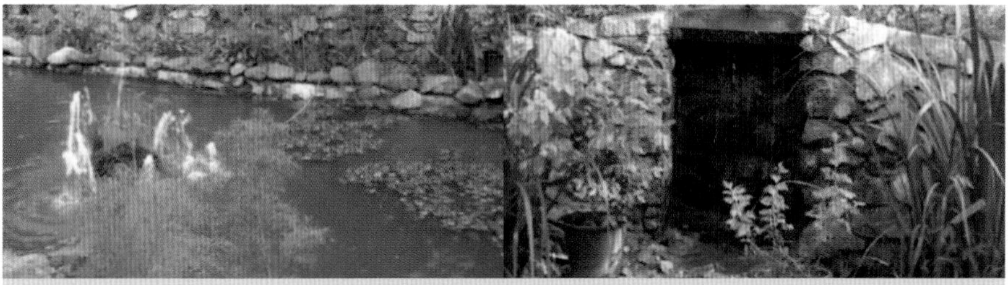

자연인이 계곡 물을 끌어다 직접 만든 계곡

계곡에서 물을 끌어와 직접 만들었다고 한다. 40여 년간 조선소에서 근무하며 배관 분야에서 일을 했었다. 일 때문에 바닷가에서 오래 살아 물고기를 좋아 했었다, 물고기를 키우고 싶은 순수한 마음이 이런 멋진 연못을 만들게 했다.

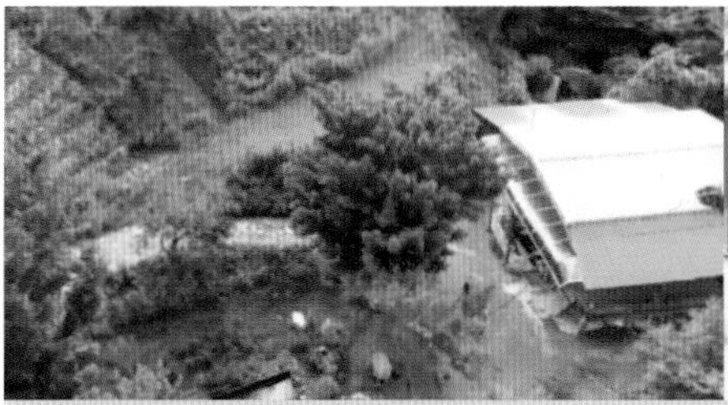

자연인의 집터 전체 모습

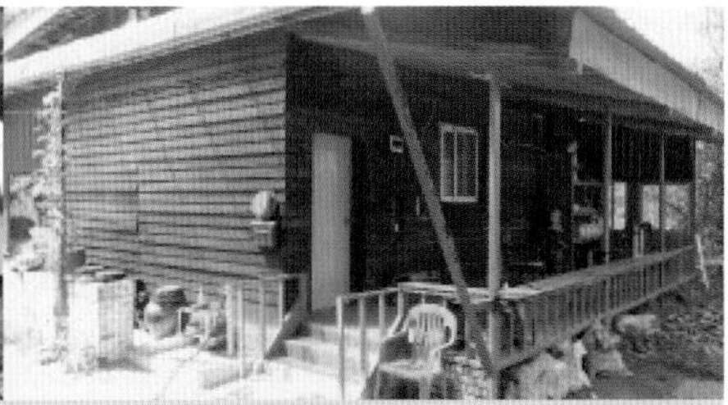

자연인이 4년 동안 오가며 만든 집

17살에 고향을 떠나 40년이 지나서야 다시 돌아온 고향 산천. 이곳은 늘 그리운 곳이었다. 산에 오기 전 4년 동안 집과 산을 오가며 지금의 집을 지었는데, 그 시간조차 신이 났다는 자연인. 소나무와 낙엽송을 이용해 이곳과 어울리는 집을 짓고 내일이 기다려지는 가장 설레는 시간을 살고 있다.

산에 살면서 나중에라도 필요한 공간을 더 쉽게 짓기 위해 집 천장을 높이고, 대나무와 황토로 단열의 효율성을 보완하며 지은 자연인의 보금자리이다. 그래서 창고와 테라스를 만들 때 이 높은 천장이 제 역할을 톡톡히 했다. 산 곳곳에 재미난 것들뿐이랴! 늘 밖에서만 살다 보니 생각한 아이디어이다. 그만큼 그가 쏟은 애착이 물씬 풍기는 집이다.

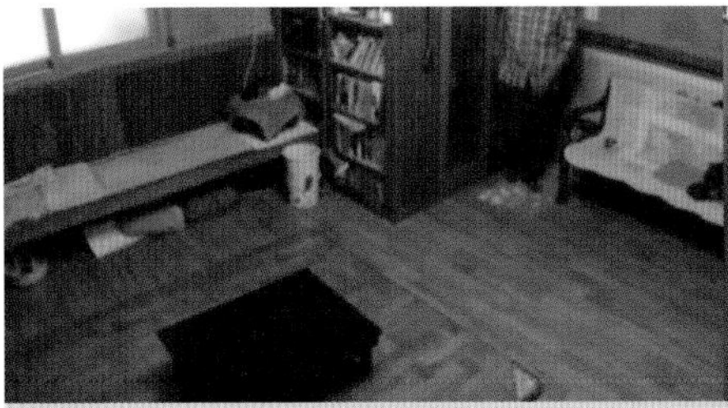
자연인 집 내부 모습

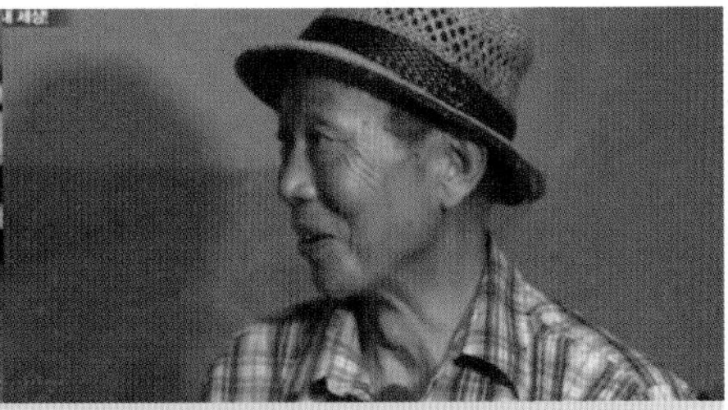
자신이 지은 집에 대해 이야기하는 자연인

꿈꾸던 집을 설계하고 지으면서 모든 과정 하나하나를 그가 얼마나 즐겼을지 짐작이 간다. 특히 황토가 숨을 쉬며 습도도 유지가 되어 아주 만족스럽다. 이 산골살이가 안겨준 기쁨처럼 말이다.

그의 행복한 산골에는 분명 허기를 채워줄 재료도 풍성하다. 텃밭은 가장 햇빛 잘 드는 곳에 두었는데, 자급자족을 위한 밭에는 없는 게 없다. 콩, 참깨, 고추, 열무, 도라지 등 무려 50여 가지의 작물을 키우고 있다.

그리고 산에 와서 가장 먼저 심은 게 바로 도라지이다. 일부러 부엽

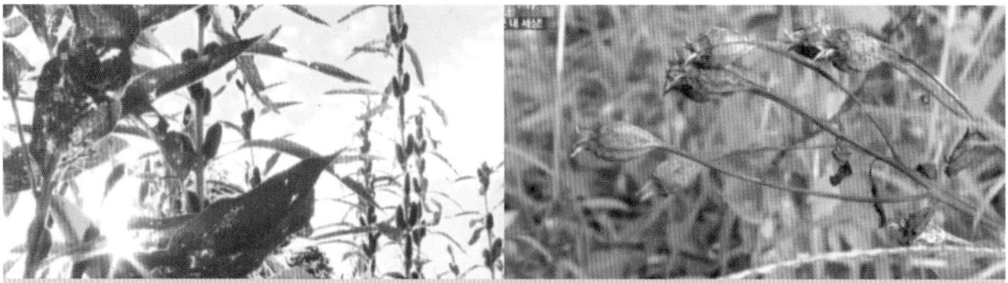

자연인이 산에 와서 가꾸는 작물 밭에는 없는 게 없는 천연 먹을거리 천국이다.

토를 찾아서 심었는데 남다른 이유가 숨어 있다. 바로 유해물질이 공기 중에 가득한 조선소에서 오래 근무하다보니, 가래와 기침을 달고 산 자연인에겐 도라지가 명약이기 때문이다.

그리고 그 옆에 자리한 더덕 밭은 자연인에게 꼭 필요한 약이라 3년 전에 심은 것이다. 더덕이나 도라지는 발품을 팔아도 늘 한 끼 먹을 만큼만 캐는 자연인이다. 몸에도 좋고 캐는 재미도 있어서다.

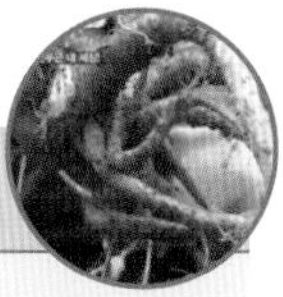

## 자연인 천연 먹을거리 보감

**도라지의 효능**

기관지에 좋은 도라지에는 사포닌 성분이 많아 혈당 강하 작용을 한다. 또한 가래 삭힘, 콜레스테롤 저하에도 효능이 있고, 섬유소질이 많고 비타민과 무기질이 풍부해 면역력 강화, 항염 작용 등에 효과가 있다.

**복용 방법**

- 껍질을 벗기지 않은 채 신문지에 싸서 서늘하고 통풍이 잘되는 곳에 보관한다.
- 도라지와 배즙으로 탕으로 달여 하루 2~3번 복용한다.
- 도라지를 깨끗이 씻어 껍질 제거 후 데쳐 먹거나, 작게 썰어 다른 요리와 같이 먹는다.

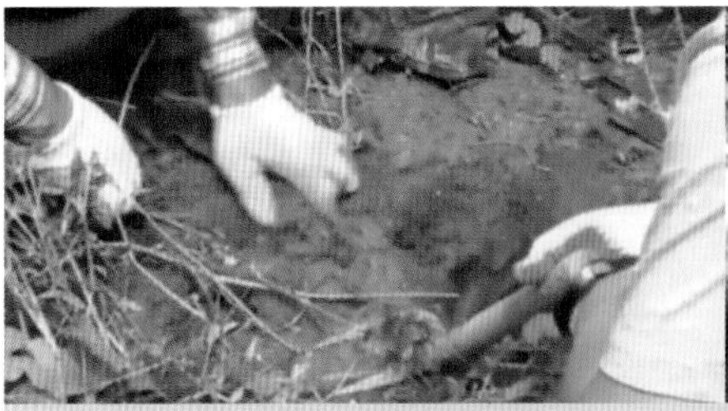
더덕 캐는 자연인과 윤택

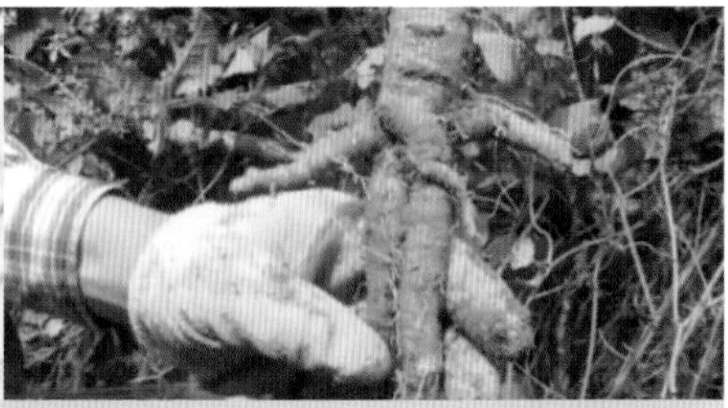
사람 모습의 더덕

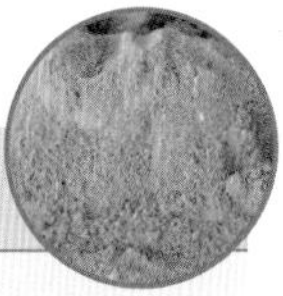

## 자연인 천연 먹을거리 보감

**황토의 효능**

- 신진대사를 왕성하게 하고 혈액순환을 촉진시킨다.
- 관절염, 근육통, 요통, 자율신경이나 교통사고 휴유증에 효과적이다.
- 체내 노폐물을 분해 및 배출을 하고 자정기능성이 있어 피부미용에 좋다.
- 염증을 제거하고 암을 억제하는 효능이 있다.
- 마음을 진정시켜 심신을 건강하게 하는데 도움이 된다.
- 아침기상시 상쾌함과 활력을 느낄 수 있다.
- 황토의 체감온도 파장은 부드럽고 포근하며 심신 안정에 도움을 준다.

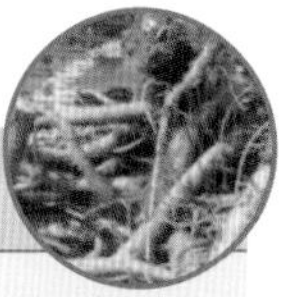

## 자연인 천연 먹을거리 보감

**더덕의 효능**

사포닌 성분이 함유되어 기침, 인후염 등에 약효가 있는 더덕. 폐장의 기운을 이롭게 한다고 해서 조선시대에는 수라상에도 올랐다. 더덕은 성질이 차고 맛이 쓰고, 독이 없으며 비위를 보하고 폐기를 보충한다.

**복용 방법**

- 어린잎은 이른 봄에 채취해 나물로 먹는다.
- 뿌리는 가을에 캐서 생으로 양념을 하여 먹거나, 구이, 장아찌, 차, 전 등으로 먹는다.

자연인 레시피
01

# 도라지무침과 더덕마늘밥

주변에 고로쇠나무가 많아 담기 시작한 된장과 자연인의 명약인 도라지 무침. 그리고 껍질째 들어간 더덕과 통마늘로 기관지와 폐는 물론 소화흡수에도 좋다는 영양만점 더덕마늘밥까지. 그의 기관지 건강을 책임진 보약 같은 한 끼 식사이다.

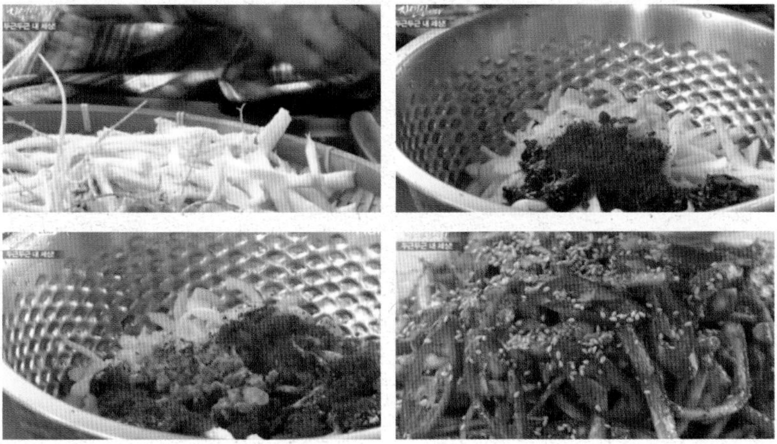

도라지무침 만들기

- 도라지를 깨끗이 씻어 껍질 제거 후 반을 갈라 손으로 찢어준다.
- 고추장 두 숟갈, 고춧가루 두 숟갈을 넣어준다.
- 단맛을 위해 매실 발효액도 한 숟갈과 된장 한 숟갈을 넣어 무친다.

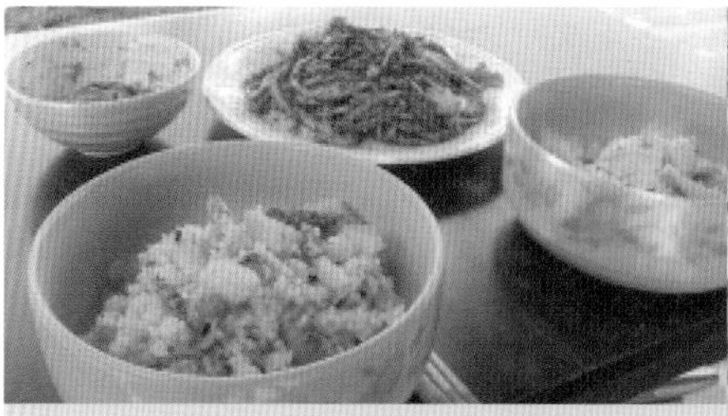

완성된 영양 가득한 자연인표 점심 밥상

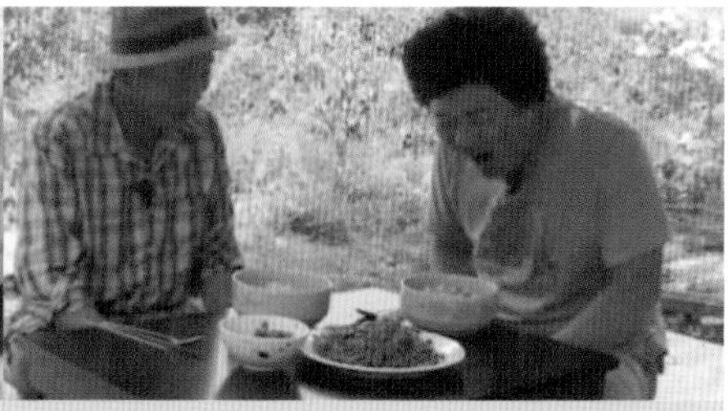

식사하는 자연인과 윤택

영양밥 한 입으로도 지친 몸이 벌떡 살아나는 자연의 맛이다. 더덕 향과 된장이 어우러져 여름동안 부족했던 영양이 보충된다. 씹으면 씹을수록 질긴 듯 부드러운 한 상. 이렇게 건강한 밥상 앞에선 늘 우리를 먼저 챙겨주는 어머니 생각이 난다.

가정에 큰 힘이 되지 못했던 아버지를 대신해, 젊었을 때부터 어머니는 광산에서 돈을 벌어 왔다. 고생하시는 어머니를 도와 집안을 책임지는 건 5남매의 장남이었던 그의 숙명이었다. 그렇게 고향을 떠나 낮에는 공장에서 일하고, 밤에는 야간고등학교에 다니며 17살부터 돈을 벌기 시작했다.

그런 노력과 성실함으로 고등학교 졸업 후 지금의 LG인 금성사에 입사를 하게 되어, 라디오를 만들기 시작했다. 당시 월급 3천 원에 하숙비 500원이 한 달 생활비 전부였다. 그렇게 모은 돈으로 집에 송아지 한 마리 사서 가족을 부양했다.

밑으로 줄줄이 책임질 동생이 많아 조선소로 직업을 옮기며 일을 해야 했다. 조선소로 가기 위해 시계까지 전당포에 맡겨 차비를 마련하고 조선소 배관 정비를 시작했다. 월급은 올랐지만 가난을 벗어나기는 쉽지 않았던 지난날이었다.

더 이상 희망이 없는 시골 대신 회사 사택으로 가족을 데려와서 함께 살았던 자연인. 결혼을 하면서 그의 집은 더욱 무거워졌다.

책임질 가족이 늘어갈수록 돈은 더 필요했고 자연인은 결혼한 지 3개월 만에 해외로 나갔다. 에콰도르, 남아프리카부터 이란 등 그렇게 1년, 2년씩 힘들어도 버텨야 했다.

"동광산이라고 있었는데, 해발이 3,500미터 였어요.
거기에 올라가면 숨이 막혀서 코피가 터졌죠. 일하다가 잠수병에
걸려서 실려 간 사람도 있어요."

자연인은 그렇게 목숨 걸며 돈을 벌어야 했다. 5년 만에 한국에 돌아와 부모님께 집을 사드리고 그는 아내와 거제도 조선소로 향했다. 퇴직 후에는 배 부품 공장을 운영했었다. 힘든 세월을 살았어도 가족의 건강과 안녕이 삶의 가장 큰 자부심이자 위안이었다.

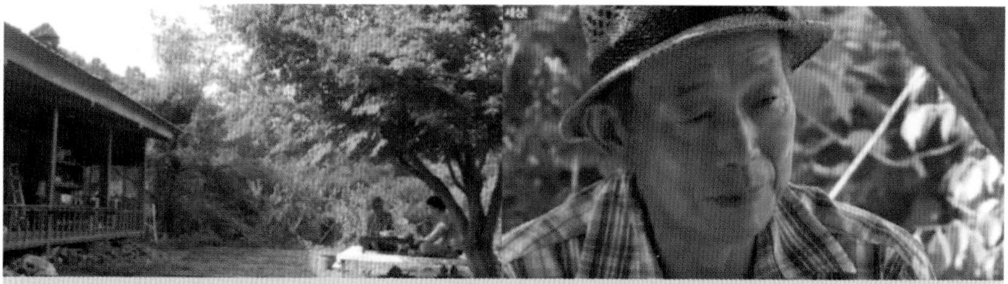
지난 도시에서의 세월에 대해 이야기 나누는 자연인과 윤택

하지만 머리도 좋고 유능해 한 회사의 이사까지 했던 15살 어린 막내 동생의 죽음. 착하고 거짓말도 못하고 그저 열심히 살았지만, 44살의 동생은 스트레스성 대장암으로 그의 곁을 떠나버렸다. 자식 같던 동생의 죽음은 자연인에게 너무 큰 아픔이고 충격이었다.

"어떤 때는 '내가 살아있다고 해서 산 게 아니다.' 생각 했죠.
사회생활에 신물도 나고 쉬고 싶은 마음도 있었어요."
'남은 인생에서 무엇을 해야 할까?'

그 답이 이곳에 있었기에 자연인은 망설이지 않고 고향 산천을 선택했다. 가장 행복했던 시절이 머물러 있는 이곳이라면 뭐든 할 수 있으니까.

보약 같은 식사를 마치고 산행에 나선다. 바닷가에서 소금기 품은 바람을 맞으며 일할 때면, 이 산의 맑은 공기가 그리웠다. 산꼭대기만 바라보며 걷느라 인생의 많은 풍경들을 놓치고 살았던 지난 날. 그래서 이 건강한 기운을 누리는 삶에 그는 늘 감사하다.

그리고 날마다 다른 바람과 햇살, 나무는 이제 가장 친한 벗이 되었다. 오래 전부터 자연적으로 우거진 대나무 숲도 친한 벗 중에 하나다.

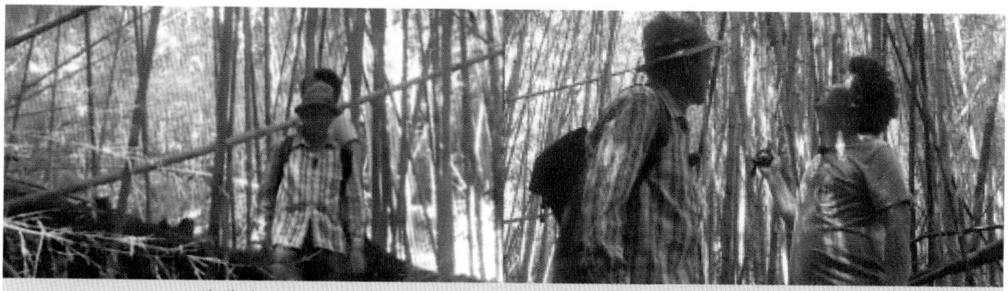
집에서 15분 거리에 이런 곳이 있다니, 자연 전체가 그의 마당이다.

높이를 가늠할 수 없을 만큼 자란 대나무 숲 사이를 거닐면 어릴 적 추억도 새록새록 하다. 대나무로 소쿠리를 만드셨던 어머니와의 행복한 추억이 있어, 이곳에 오면 늘 마음이 평온하다고 한다. 대나무가 뿜어내는 신선한 공기에 머리도 맑아지고, 이런 곳에 사는 것도 하나의 큰 축복이었다.

대나무의 기운을 듬뿍 받고 좀 더 깊숙이 향해본다. 그러면 마주하게 되는 커다란 나무 한 그루가 보인다. 자연인이 아는 한 이 산속에서 가장 큰 나무다. 이 옆을 지날 때마다 발걸음을 멈추곤 한다.

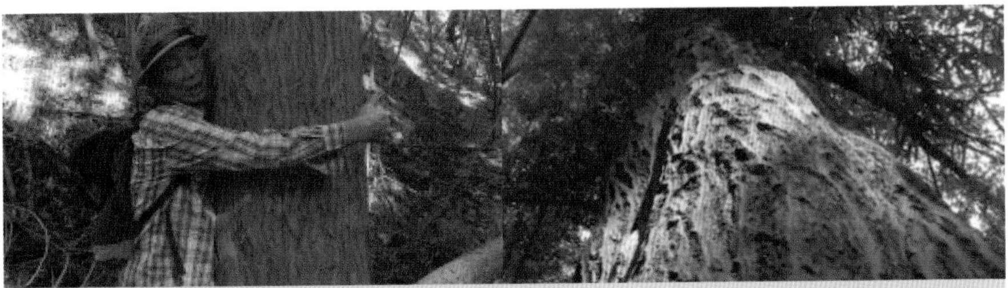

곰의 말채나무로 산중턱이나 산골짜기에서 자라 큰키나무로 높이가 10m 내외다.

산 깊숙한 곳에 들어오면 저절로 마음이 편안해 진다. 물소리와 바람에 서로 부딪치며 내는 풀잎소리까지. 산에선 늘 유쾌하고 차분해지는 일이 가득하다.

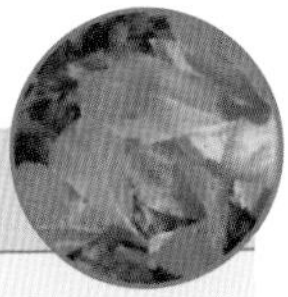

## 자연인 천연 먹을거리 보감

**당귀의 효능**

혈액생성을 도와 빈혈 예방과 치료에 효과가 있는 당귀. 몸의 물질대사 및 내분비 기능을 돕고, 활력 증진을 통해 식욕을 증진 시킨다. 또한 혈액순환으로 인한 부인병 치료에도 효능이 있으며, 치매예방 및 노화방지, 항균작용 등에도 효능이 있다.

**복용 방법**

- 설탕과 1:1로 담가 3개월 숙성 후 엑기스만 따라내어 물과 희석해서 마신다.
- 물로 씻어낸 후 물기를 제거하고 물 1L당 20~30g 정도 넣고 약불에 달여 마신다.
- 장과 위가 약하거나 소화기계통이 약한 사람은 섭취하지 않는 것이 좋다.

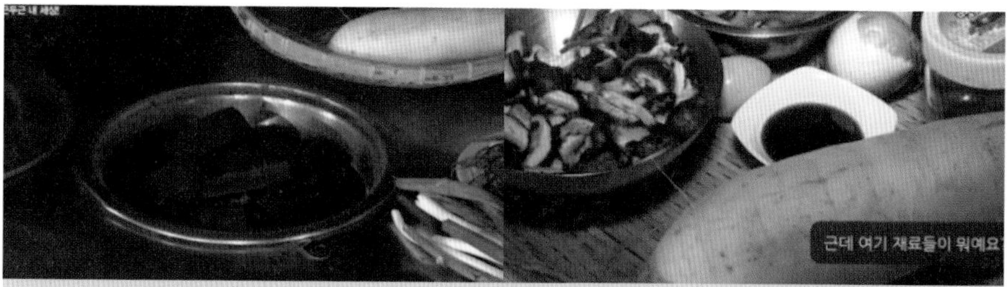

지인에게서 얻어온 불판 테이블에 숯을 태워 불을 피우고, 저녁 재료를 준비한다.

저녁 빛이 산골을 비추고 흐뭇한 여정 끝에 집으로 돌아온 자연인. 달걀 때문에 키우는 닭들이 잘 있는지 살피며, 부화된 지 보름 된 병아리를 보는 재미에 푹 빠져있다. 닭들이 모두 잘 있는 것을 확인 후에는 고깃집을 하던 지인이 버린다던 불판 테이블을 챙긴다. 이게 불 피우기 간편해서 산골살이에 유용하다.

자연인 레시피
02

# 산나물 육개장

젊은 시절부터 식당에 가면 늘 먹고, 아내가 가장 자주 해줬던 음식이 육개장이었다. 아내가 알려준 방식으로 산에서 자란 좋은 재료를 더해 먹는 따뜻한 저녁 식사다.

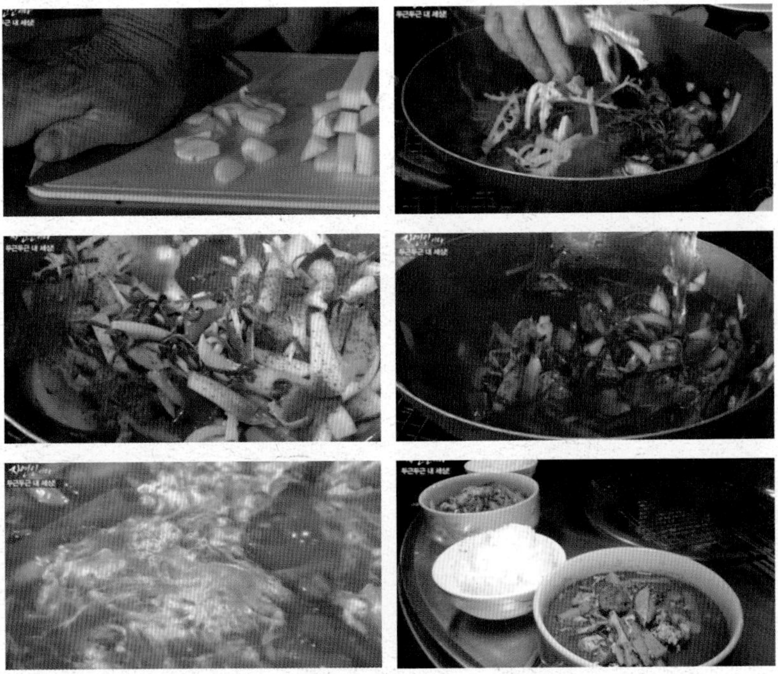

- 표고버섯, 토란대, 양파, 무, 죽순, 대파, 고사리 등을 준비한다.
- 준비한 재료를 먹기 좋은 크기로 썰고 팬에 참기름을 두른다.
- 팬이 달궈지면 준비한 산나물을 넣고 볶는다.
- 고춧가루 두 숟갈, 간장 한 숟갈을 넣고 볶다가 물을 부어 끓인다.
- 고기 대신 유정란을 넣어 영양을 더한다.

채소와 나물만으로도 푸짐한 한 상이 된다. 육개장은 자연인에겐 남다른 의미가 있다. 스무 살에 처음 먹어본 육개장 맛을 잊지 못한다는 자연인. 한국전쟁 때 태어나 가장 가난하고 힘든 시절을 보내야 했다. 고작 논 몇 마지기 농사로는 배불리 밥 먹기는 고사하고, 끼니를 거르지 않는 것만으로도 감사해야 했던 시절이 있었다.

"육개장 처음 먹을 때 '나도 이제 성공을 좀 했구나.' 싶었죠."

때문에 오늘 육개장 맛은 더 깊을 수밖에 없다. 산에서 나는 천연 먹을거리에 아내의 방식으로 육개장이 완성되었다. 비록 지금은 이곳에서 성공한 사람으로 살고 있지만, 결혼 3개월 만에 돈을 벌기 위해 혼자 해외로 나가야 할 만큼 힘들었다.

홀로 해외로 떠나는 자연인에게 아내는 그저 잘 갔다 오라는 말로, 장남인 자연인을 대신해 시부모님부터 동생들까지 책임졌다. 아내는 꽃다운 나이에 낯선 사람들과 같이 생활하려고 부단히 노력했던 고맙고 미안한 사람이다. 더운 나라에서 고생하며 일할 남편을 생각해 보내준 돈은 한 푼도 허투로 쓰지 않고 알뜰히 모아 집까지 장만했다.

한국으로 돌아와 두 자녀를 낳고도 탁구장을 운영했던 아내. 불평

한 번 없이 자연인을 돕기 위해 아내는 묵묵히 아이들을 키웠고, 조리사 자격증도 따서 급식소에서 10년 간 일하기까지 했다.

가족을 위해 살았지만 아내에게 만큼은 무심했던 남편이었다. 자신을 만나 평생 고단했던 아내의 삶을 이제야 조금씩 헤아려 본다. 손재주를 발휘해 멋지게 지은 이곳에 아내도 함께하면 좋으련만, 아직도 결정하지 못했다. 이 좋은 곳에서 아내와 다시 한 번 함께 할 수 있기를 기대해 본다.

"그동안에 참 열심히 살아줘서 고마워요. 산에 와서 이렇게 텔레비전까지 다 나오고. 당신 덕인 듯 싶은데 앞으로도 열심히 살아요."

## 2일차

온 산하가 햇살에 반짝이는 희망찬 아침. 대나무 숲은 낮에도 좋지만, 특히 아침엔 피톤치드와 음이온으로 가득하다. 그 청량한 바람은 낮과는 또 다르다. 그래서 자연인은 매일 아침 이

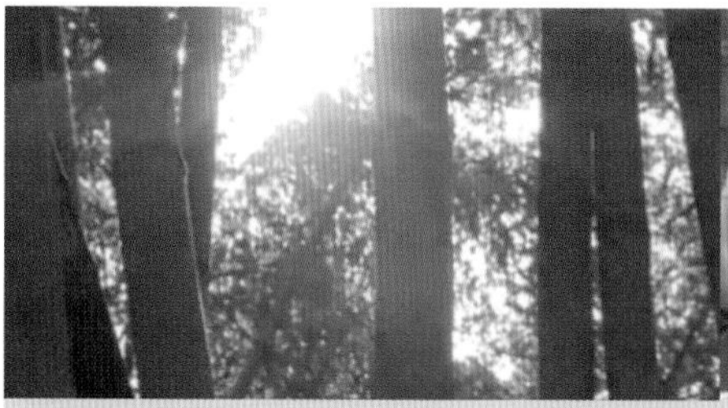

편백나무는 아침마다 삼림욕을 즐기는 명당자리다

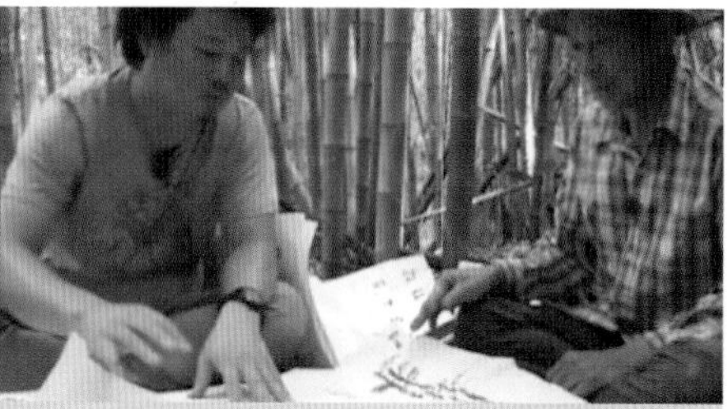

서예 연습은 새로 생긴 자연인의 취미다

곳에서 삼림욕으로 몸과 마음을 가볍게 한 후 하루를 시작한다.

그리고 삼림욕 후에 하는 일이 또 있다. 돗자리까지 펴고 자리를 잡는다. 벼루와 달력을 꺼낸다. 얼마 전부터 서예연습을 시작하고 있었다. 조용한 곳에 살면 취미 삼아 하려고 산에 오기 전 잠깐 배웠었다. 그동안 집 주변을 가꾸느라 이제야 붓을 잡아본다.

젊은 날 조선소 소음과 답답한 공기에 갇혀 살다, 대나무 향기 솔솔 불어오는 이곳에서 매일 이런 호사를 누리니 그는 무엇을 더 바랄까. 그래서 사색의 시간은 그에게 더 고마운 자연의 선물이다.

그 어느 때보다 상쾌한 산중의 아침을 맞이하고, 집으로 향한다. 그

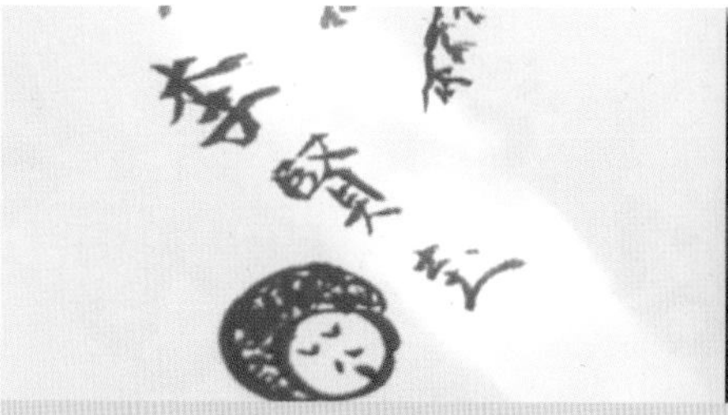

자연인이 그리는 대나무

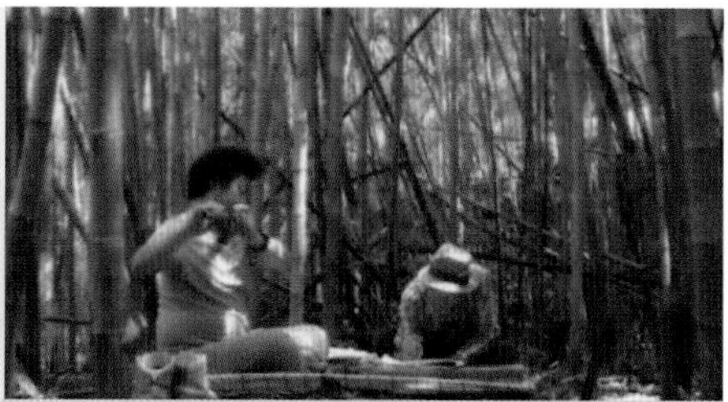

서예 연습하는 자연인과 윤택의 모

런데 집이 아닌 벌통 앞에 발을 멈춘다. 가족들에게도 나눠주고 또 다른 취미 생활이기도 한 양봉작업을 위해서다. 사실 지난 2년 동안 꿀은 맛도 못 봤다. 하지만 작년부터 벌들이 꿀을 모아주니 보고 또 봐도 신기하기만 하다.

양봉은 처음이라 책으로 공부하면서 말벌 퇴치법도 알게 되었다. 깨끗한 걸 좋아하는 벌들을 위해서 매일 관리도 게을리 하지 않는다.

지금이 꿀 뜨는 시기는 아니지만, 달콤한 꿀을 맛보기 위해 꿀을 따본다. 사실 꿀이 꽤 들었지만 너무 일찍 뜨면 꿀이 묽기 때문에 숙성될 때까지 기다려야 한다고 한다. 벌들이 날갯짓으로 수분 농도를 맞추고 잘 숙성시켜서 완전 밀개가 될 때까지 기다려야 한다. 취미로 하다 보니 작아도 채밀기면 충분하다고 한다. 오직 자연의 꽃에서만 채취한 꿀이니 그 깊은 맛과 진한 향이야 무슨 말이 더 필요할까.

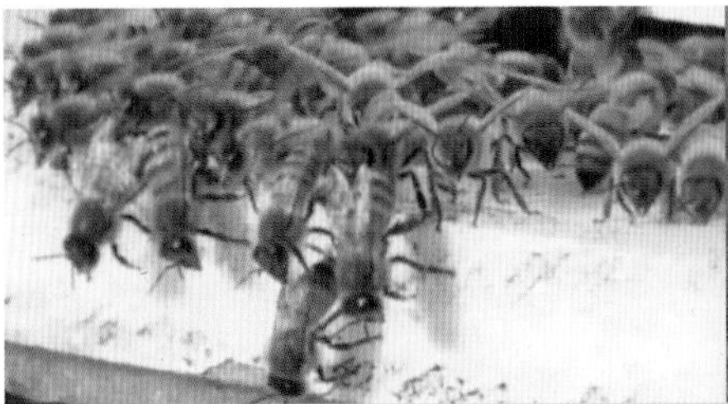
자연인이 키우는 토종 꿀벌들

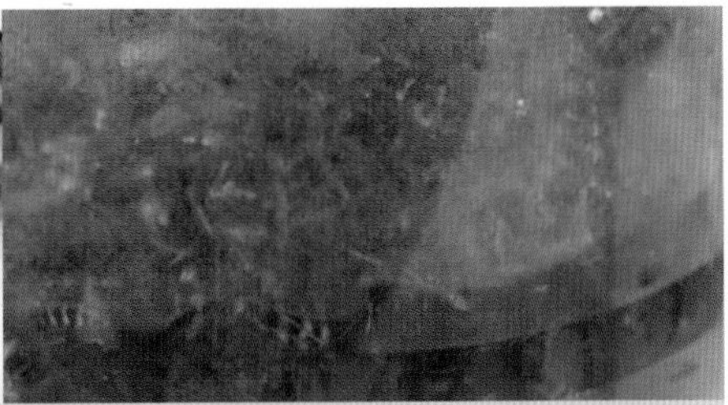
막걸리와 효소, 꿀을 넣어 만든 말벌 퇴치통

## 자연 생활 TIP

### 양봉 작업하기

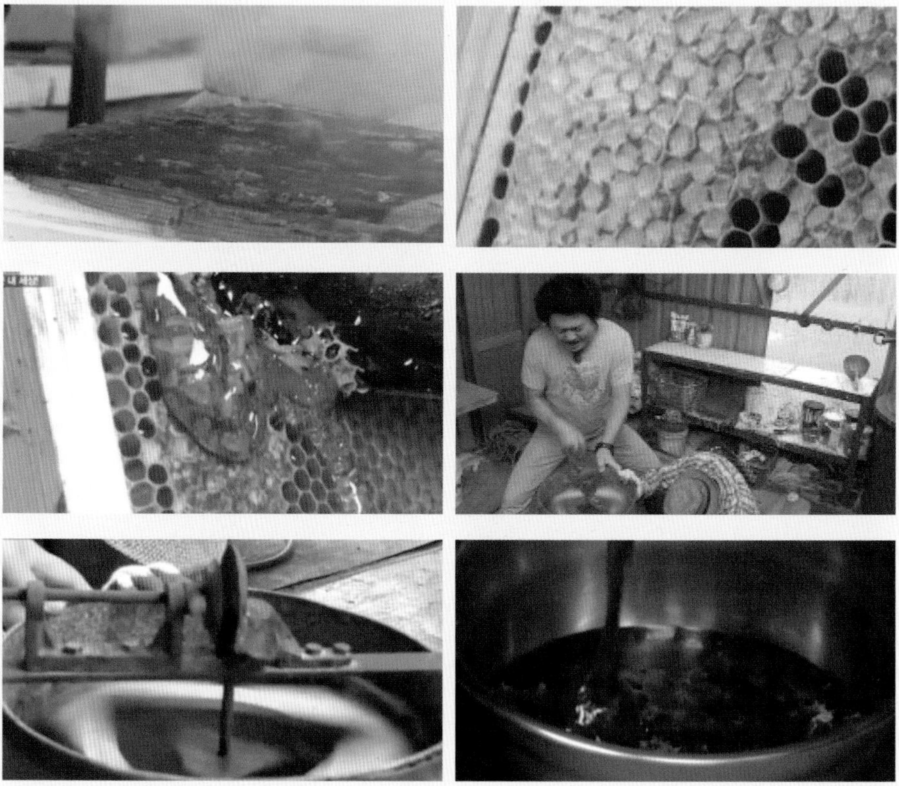

- 쑥뜸 분사기로 벌통에 뿌려 벌을 기절시킨다.
- 벌통 뚜껑을 열고 벌집을 꺼내 벌을 털어낸다.
- 밀랍으로 덮인 부분을 밀도를 사용해 걷어낸다.
- 밀랍을 걷어낸 벌집을 채밀기에 넣어 돌린다.

그릇 가득 담긴 꿀을 가지고 경치 좋은 곳으로 발걸음을 옮긴다. 평소 꿀과 들깨를 섞어 건강식으로 산에 오기 전부터 즐겨 먹었다는 자연인. 그리고 거기에 더해진 마늘은 꿀에 절여뒀다 먹는데 산에 들어와 이렇게 먹는 게 간편해서 마늘도 생으로 먹기 시작했다. 자연인만의 방법을 찾은 것이다.

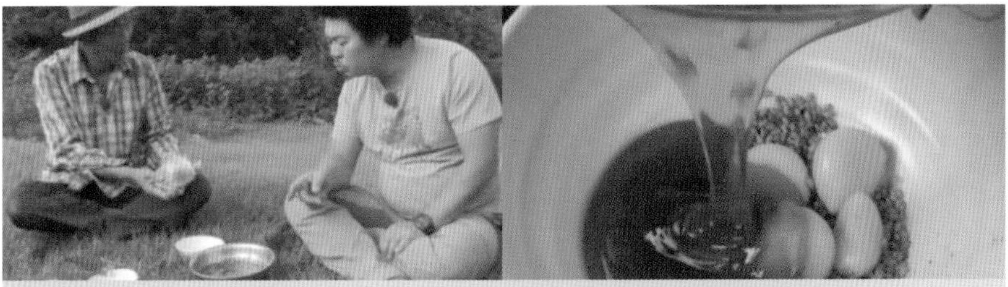
골프장에 앉아 채취한 꿀과 들깨, 마늘을 섞어 기력을 보충한다.

"옛날에 조선소 다니면서 목도 안 좋고 그랬던 게 이걸 먹고 나면 아무래도 좀 낫죠. 피곤한 게 덜 해요."

몸에 좋은 것도 먹었으니 이제 밀린 일을 시작해 본다. 하지만 뜨겁

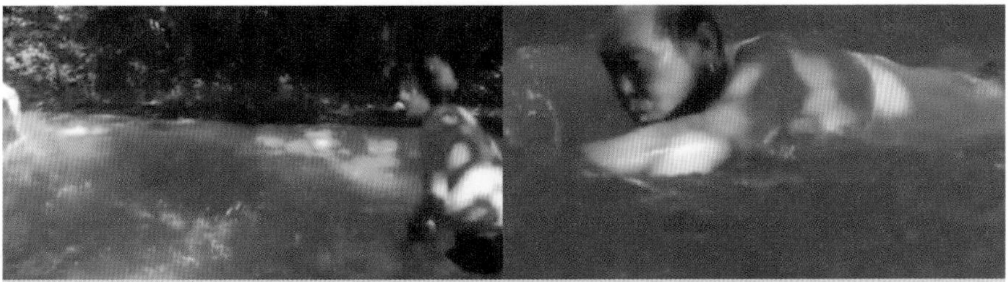
자연인이 만든 수영장에서 수영하며 노는 자연인과 윤택

게 달궈진 몸을 식히러 어디론가 간다. 못 만드는 게 없는 자연인이 보여줄 또 다른 놀라움이 숨어 있었다. 바로 자연 속 수영장이다. 바닷가에 살 때 물을 좋아해 수영을 즐겼다. 1미터 깊이로 땅을 파고 계곡물을 끌어와 완성했다. 배관 전문가 답게 간편하면서도 관리하기 편하게 설계했다.

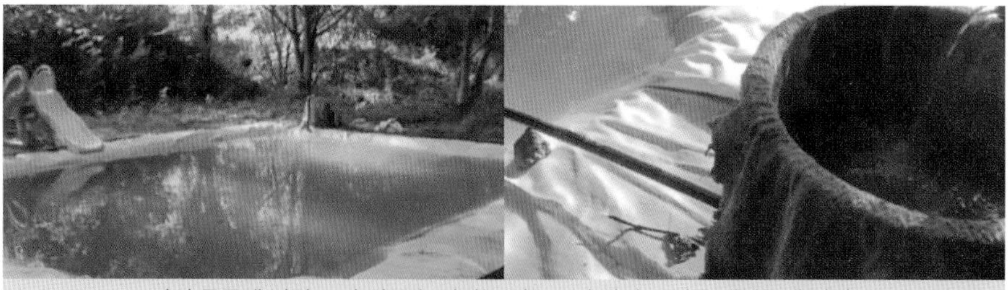

자연 곳곳에 널린 그가 만든 놀이터는 짓누르던 삶의 무게를 내려놓게 한다.

늘 순수한 마음으로 소년처럼 사는 자연인. 동심에 빠져 운동도 제대로 하게 된다. 보는 것만으로도 이곳에 사는 즐거움이 가득 전해진다. 물놀이도 실컷 했으니 다시 밀린 일을 하러 나선다.

## 자연 생활 TIP

### 황토 벽 보수하

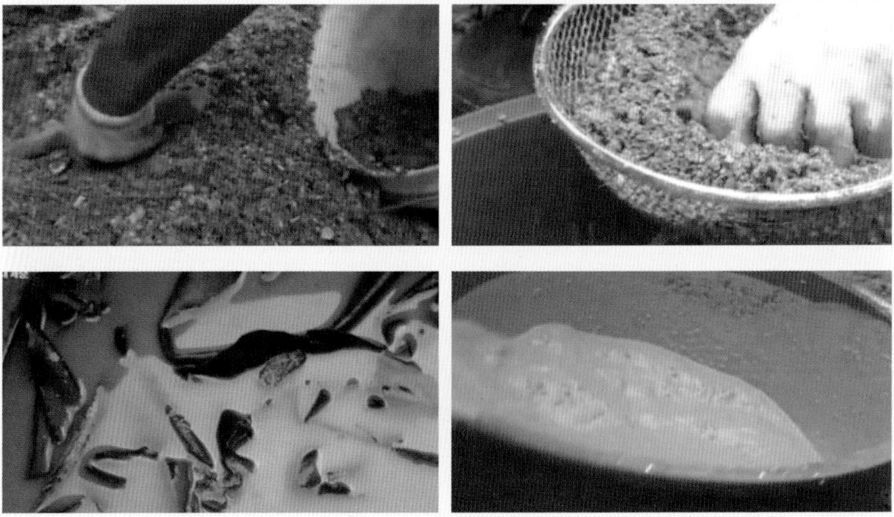

- 집 주변에 있는 황토를 채에 걸어 부드럽게 만든다.
- 누릅나무 껍질과 다시마를 함께 솥에 넣고 고아낸다.
- 고아진 물을 황토와 섞어 끈적한 점성을 생기면 붓을 이용해 갈라진 벽에 바른다.

√자연인 꿀팁

누릅나무와 다시마를 고아낸 물로 황토벽에 덧바르면 흙이 떨어지거나 갈라지는 것을 방지할 수 있다. 또한 황토빛도 더욱 선명해지면서 오래 유지할 수 있다.

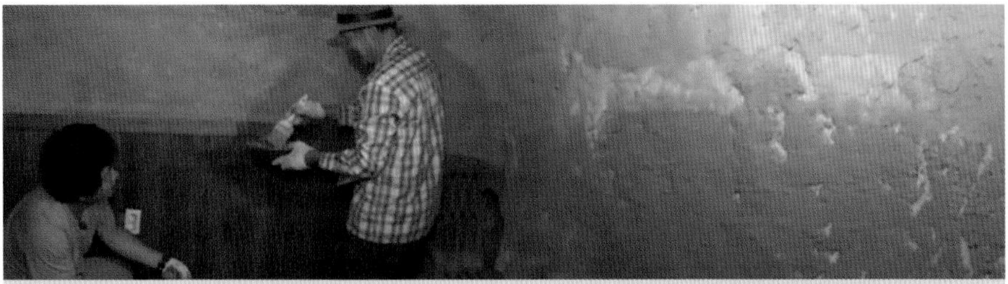

황토벽 보수작업 하는 자연인과 윤택　　　　덧발라져 색이 진해지는 벽

어릴 적 초가집에 살 때 부모님이 쓰셨던 방법이다. 틈나는 대로 보수해야 벽이 더 단단해진다. 멋지고 건강한 집을 지었으니 계속 보수하는 수고는 감내해야 할 불편함이다. 예전엔 부뚜막도 이 방법으로 만들면 물에 씻기지 않았다고 한다. 벽에 황토로 그림도 그리는 재미가 더해진다.

계절이 더 가기 전에 꼭 해야 할 일이 하나 더 남았다. 가을 감자를 먹으려고 6월에 수확한 감자 중에 작은 애들을 씨감자로 골라 싹을 틔운 것이다. 이 무렵에 심어 초겨울 쯤 캐서 맛있게 먹기 위해서다.

감자를 직접 재배해서 먹기 위해 장터에 가서 배운 방법으로 감자를 심는다. 또 씨감자 보관이 짧을수록 수확한 감자의 맛이 좋다는 것도 배웠다. 조금만 부지런을 떨면 언제나 돌아오는 풍성한 자연의 선물. 그래서 그는 여기가 더 좋다.

씨감자를 하나씩 집어 흙에 뿌리고 흙으로 살짝 덮어주면 끝나는 일

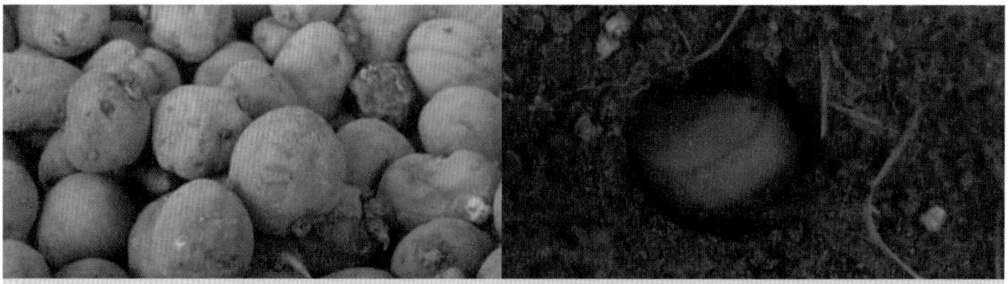

6월에 수확한 싹을 틔운 씨감자. 땅에 구멍을 파서 감자를 넣고 흙을 덮어주면 맛있는 감자를 맛볼 수 있다

이다. 한눈 팔 사이 없이 참 열심히도 사느라 예전엔 미처 몰랐던 소소한 행복이다. 산에 살다보면 저절로 낭만 가이가 되나보다.

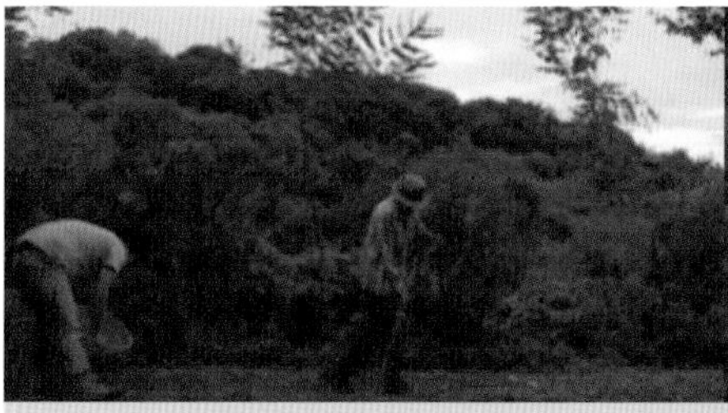

감자 심는 자연인과 윤택

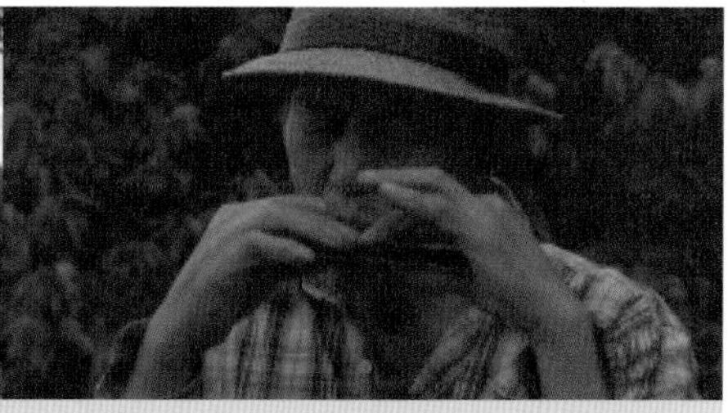

하루일과 마무리 후 하모니카로 피로를 푼다

어느덧 또 하루가 산너머로 흐른다. 그리고 저녁을 준비하기 위해 연못으로 향한다. 미꾸라지를 잡으려고 낮에 던져둔 통발을 거둔다. 추어탕을 좋아해서 키우는 미꾸라지로 따뜻한 저녁을 보낸다.

자연인 레시피
03

# 추어탕

자연인이 가장 자신 있고, 어머니의 손맛대로 끓여내는 맛 보증수표 추어탕이다. 직접 가꾼 식재료를 아낌없이 넣어 즐기는 가을 보양식이다

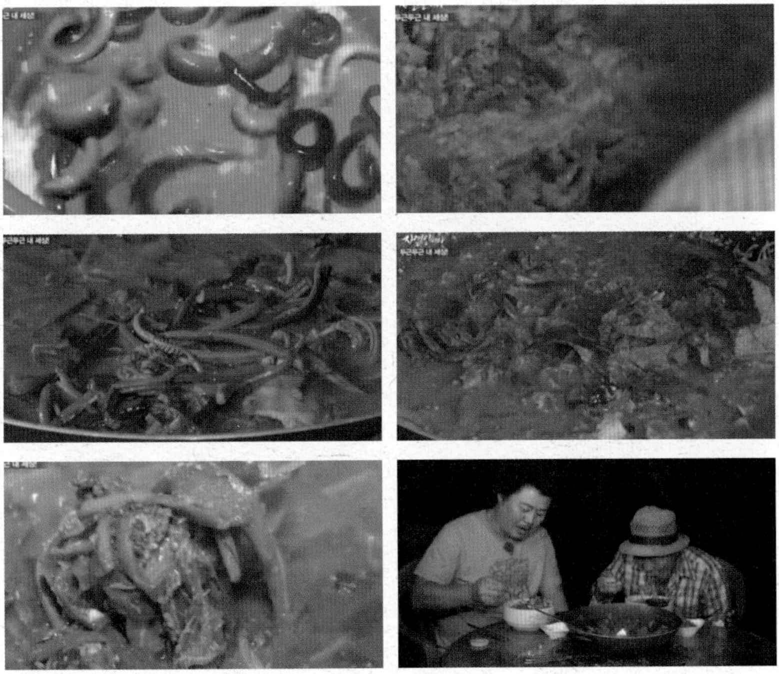

- 미꾸라지에 굵은 소금을 뿌려 20분 간 해감 해준 후 삶아준다.
- 미꾸라지가 삶아지면 채에 건져 으깬다.
- 배추를 찢어 냄비에 듬뿍 넣고, 고사리, 토란대도 넣어준다.
- 비린내를 잡기 위해 된장 한 숟가락을 넣어 풀어준다.
- 들깨가루와 방앗잎을 듬뿍 넣어 푹 끓인다.

보글보글 끓는 추어탕이야 말로 진정 가을의 맛이자 세월의 맛이다. 쌀쌀해진 가을에 뜨끈한 밥까지 말아서 먹으니, 종일 속이 든든해질 수밖에 없는 자연의 밥상이다. 이제야 나답게 살고 있는 지금, 그에게 최고의 순간은 지금부터가 아닐까?

"나는 이곳이 나의 꿈의 무대에요. 인생이 100년이라고 하면, 또 내키는 대로 할 일이 있으니까요. 그걸 하려고 하면 마음이 설레요."

행복도 모르고 무작정 달려온 40년이라는 세월. 쉼 없이 행복한 일들이 펼쳐지는 산골에서 자연인은 오늘도 소년으로 살고 있다.

# 자연인 에필로그

삶의 중턱을 넘어서야

비로소 알게 되었습니다.

인생에서 무엇이 소중한지,

무엇을 놓아야 하는지를 말이죠.

인생에 뒤늦게 발동 걸린 그가 말합니다.

설레지 않으면 버리라고 말이죠.

오늘의 당신은 어떤 가요?

여전히 심장이 뜨겁게 뛰고 있나요?

홍학기

# 괴짜 에디슨, 산으로 가다

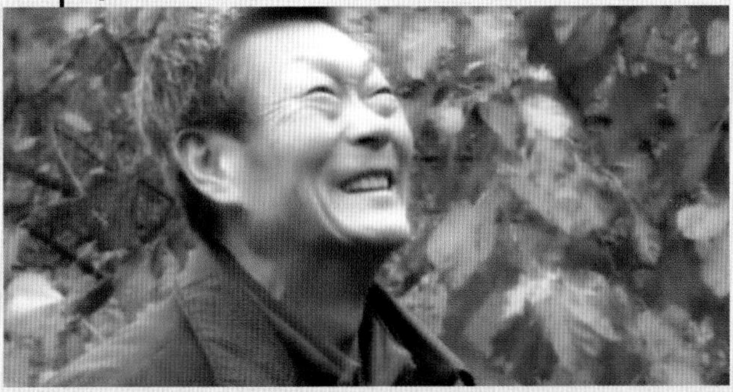

# 자연에서 괴짜 발명가로 사는 법

자연 생활 Tip

① 태양광 발전기 설치하기

② 구들 침대 만들기

③ 태양열 비데 설치하기

④ 조명 스탠드 만들기

자연인 레시피

① 연삼 닭개장

② 고추냉이 닭고기 냉채

# 1일차

천연색 단풍이 곱게 물든 산중. 언제나 그렇듯 계절은 변하지만, 자연인을 만나러 가는 여정은 변함없이 설렌다. 막바지 가을 공기 만끽하며 자연인을 찾아 나선다. 사람의 흔적이라곤 찾아볼 수 없는 산골짜기는 깊고 깊다. 그만큼 자연 그대로의 수려함을 간직한 풍경. 이곳에 사는 자연인은 어떤 사람일지 궁금해진다.

태양광이 설치 된 파란지붕이 강렬한 자연인의 집. 조금씩 다가가는데 'CCTV 작동 중'이 눈에 띈다. 블랙박스가 작동이 되긴 하는 걸까? 게다가 무섭게 개가 짖어도 인기척이 없다. 잠시 집을 비운 것 같으니 그의 집을 둘러보며 자연인을 기다려 본다.

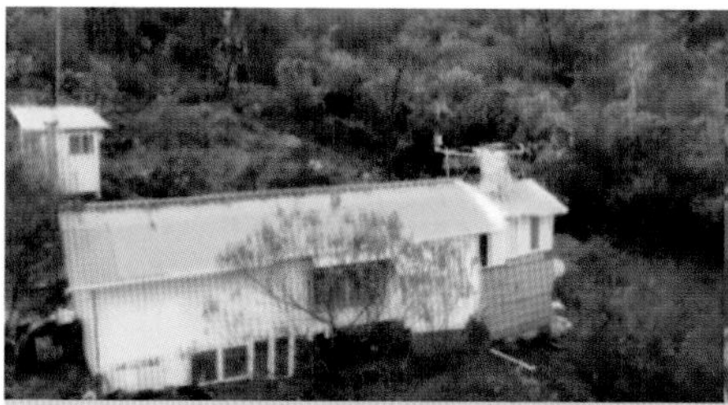
자연인이 살고 있는 집 전체 모습

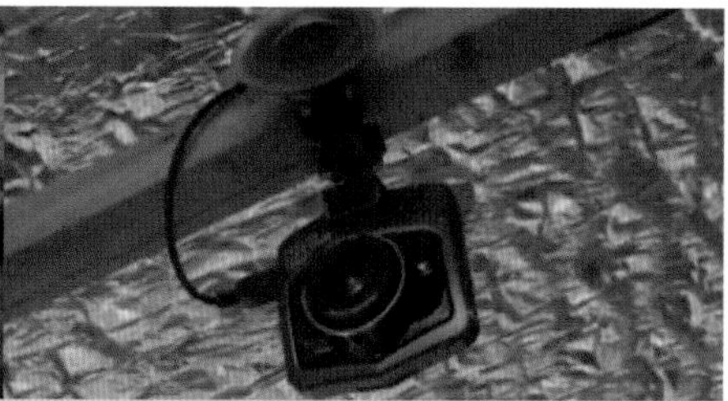
자연인 집 안에 설치된 블랙박스

그때 무섭게 욕을 하며 강렬한 모습으로 한 사람이 나타난다. 첫 만남부터 강인한 인상을 준다. 거친 첫인상과 말투 뒤에 유쾌한 반전매력을 가진 남자다. 바로 이곳에 사는 산골 생활 13년차의 홍학기 자연인이다. 멧돼지 위협을 피하기 위해 개를 데리고 산에서 메뚜기를 잡고 왔다는 자연인. 가을걷이가 끝난 논밭에서 많이 뛰어논다는 메뚜기는 자연인이 좋아하는 간식이다.

"흥이 없으면 산에서 못사는 법이여!"

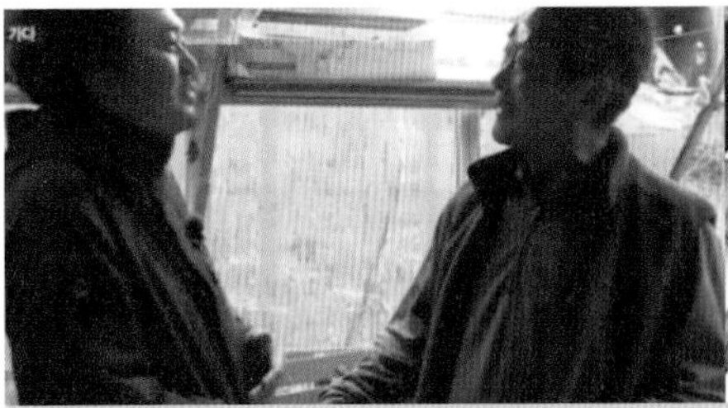
자연인과 첫인사하는 윤택

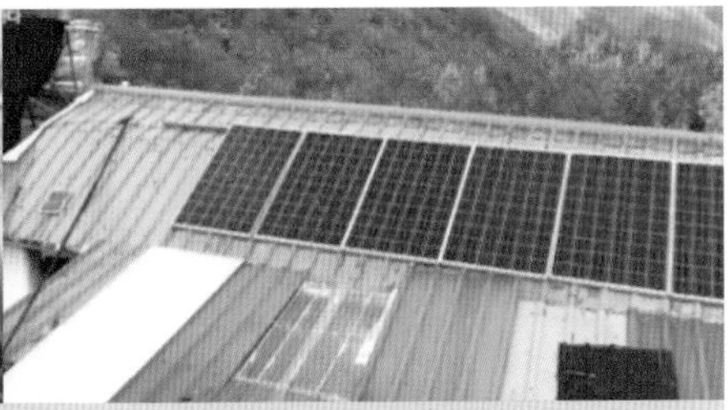
지붕에 설치된 태양광 발전기

말하는 한마디마다 흥이 넘치는 자연인에게 궁금했던 블랙박스 정체에 대해 물어본다. 해발 600고지, 전기가 들어올 리 없는 첩첩산중에 블랙박스를 사용할 수 있었던 까닭은 바로 태양광 발전기 덕분이란다.

# 자연 생활 TIP

## 태양광 발전기 설치하기

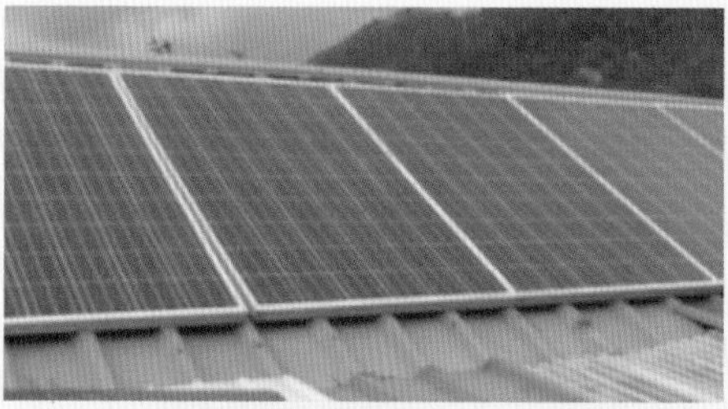
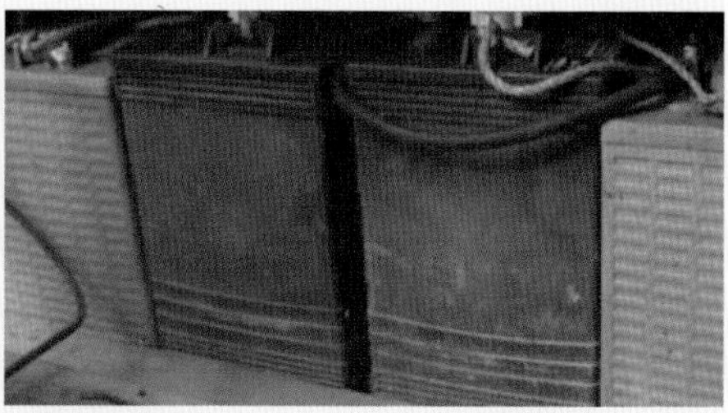
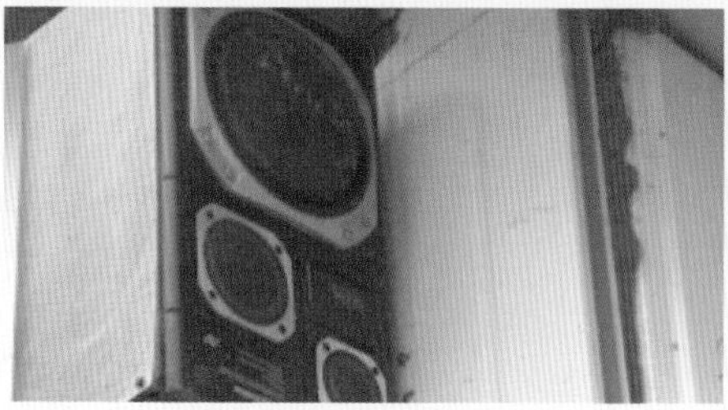
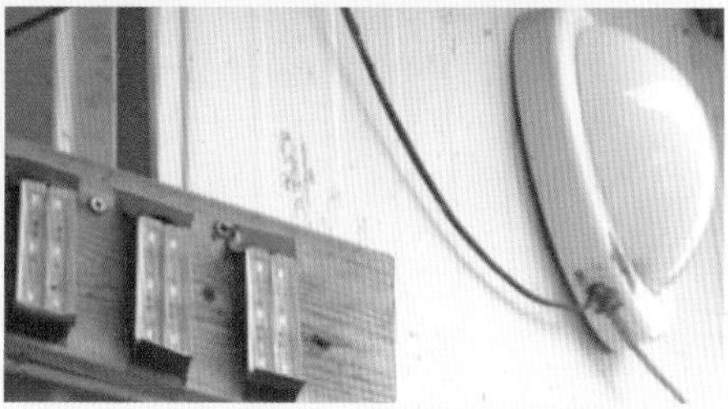

- 250w의 태양광 모듈을 준비한다.
- 지붕에 못과 고리를 이용해 날아가지 않도록 설치한다.
- 태양광 에너지가 모이도록 배터리와 모듈 선을 연결한다.

13년 전, 산중생활을 시작하면서 자연인이 직접 설치한 거라는데. 발전기를 설치하고, 해가 떠 있는 동안 모아진 태양광 에너지는 배터리에 저장된다고 한다. 밤에 불을 밝히거나, 가끔 라디오를 들을 때 필요한 곳에 조금씩 전기를 사용하고 있다.

자연인의 친절한 설명을 듣고 발견한 나무판자가 보인다. 그가 처음 산에 들어왔을 때 만들어 사용한 그만의 전기장판이다. 나무판자에 전선을 연결해 전기를 연결하면 열선에서 미세하게 열이 발생한다고 한다. 모든 수치를 다 계산해서 만들어 사용한다는 전기 기술 장인이다. 어딘가 예사롭지 않은 그의 자연 생활이 더욱 궁금해진다.

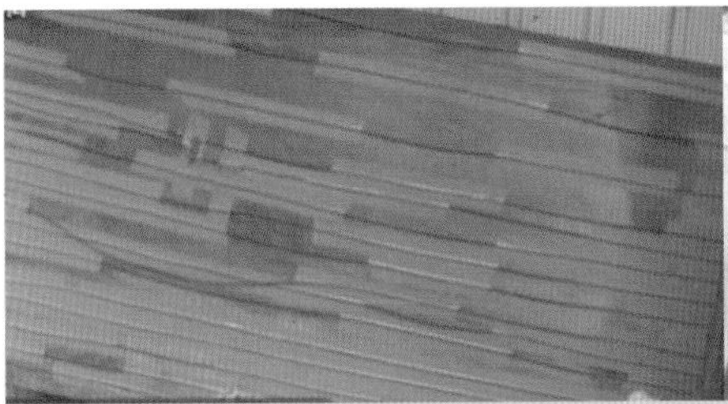

자연인이 초창기에 사용한 전기장판

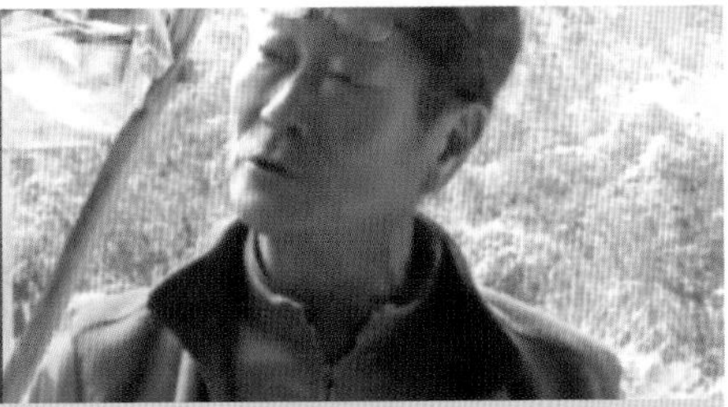

흥이 넘치는 자연인 홍학기 씨

자연인이 직접 설치한 태양광 발전기로 그의 집은 LED등이 설치가 되었다. 재생에너지인 태양광을 사용하니 환경도 지키고, 전기세 걱정 없이 불을 밝힐 수 있어 일석이조다. 그리고 눈을 돌리면 자연인이 TV

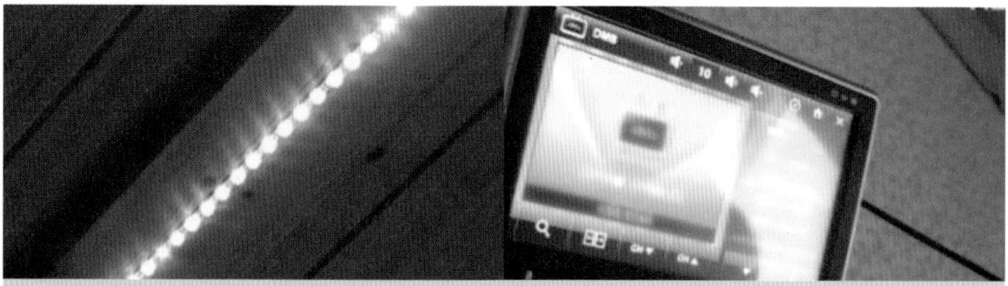

태양광 발전기를 사용해서 집 안에 설치한 LED등과 아침 뉴스를 보기 위한 내비게이션

처럼 사용하는 내비게이션이 눈길을 사로잡는다. 고장 난 것을 가져와 스위치를 연결해 쉽게 끄고 켤 수 있게 설치한 것이다.

그리고 더 감탄을 자아내는 것이 있었으니, 그것은 바로 구들 침대이다. 자연인의 손기술은 전기뿐만 아니라 구들 침대 역시 2년간의 연구 끝에 탄생한 그의 작품이다.

## 자연 생활 TIP

### 구들 침대 만들기

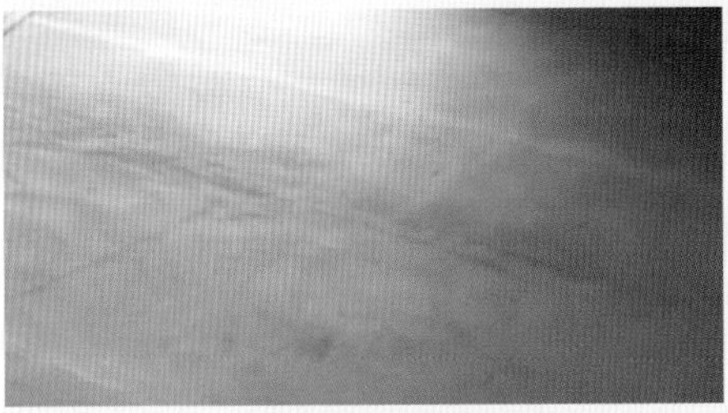

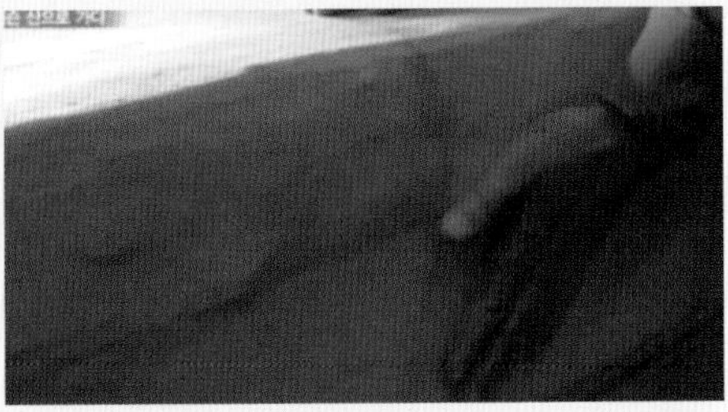

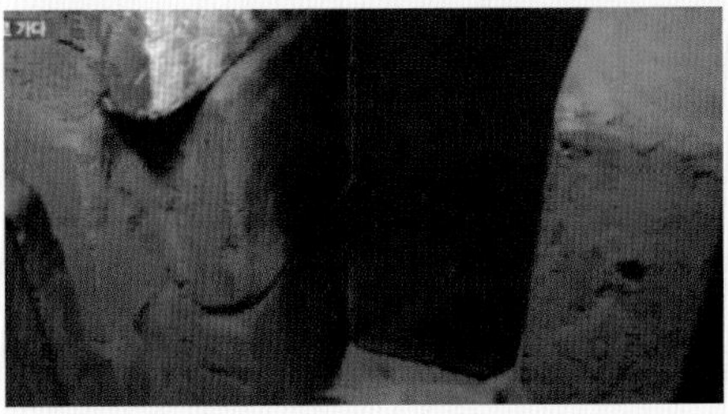

- 구워지지 않은 흙벽돌을 이용해 구들 고래를 만든다.
  (구워진 벽돌이나, 시멘트벽돌은 깨지기 쉽다.)
- 불이 통하는 곳에 연통으로 자리를 잡고 벽돌을 쌓는다.
- 구들 고래가 완성되면 수평을 잡으면서 구들장을 올린다.
- 구들장 외부도 벽돌로 마감한다.
- 형태가 다 갖춰지면 황토로 미장한다.

처음 산에 들어와 추위에 고생했다는 자연인. 워낙 깊은 산골이라 겨울이면 영하 20도까지 내려간다고 한다. 하지만 구들 침대 덕에 추위 걱정은 이제 한시름 덜었다. 곳곳에 자연 생활에 필요한 것을 척척 만들고 유쾌한 웃음이 떠나지 않는 자연인. 그가 이곳에 들어오게 된 사연은 무엇일까.

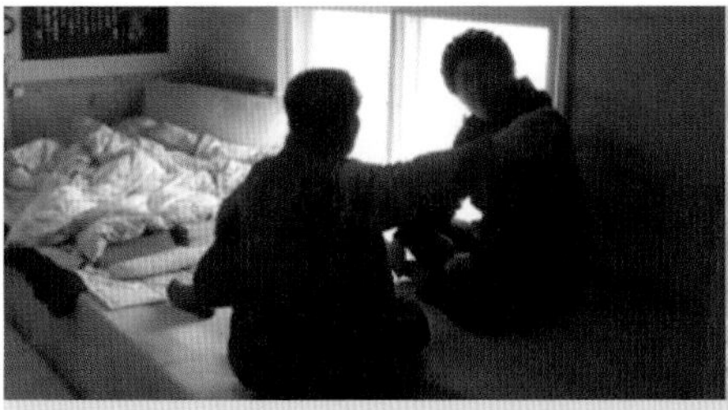
구들 침대에서 이야기 나누는 모습

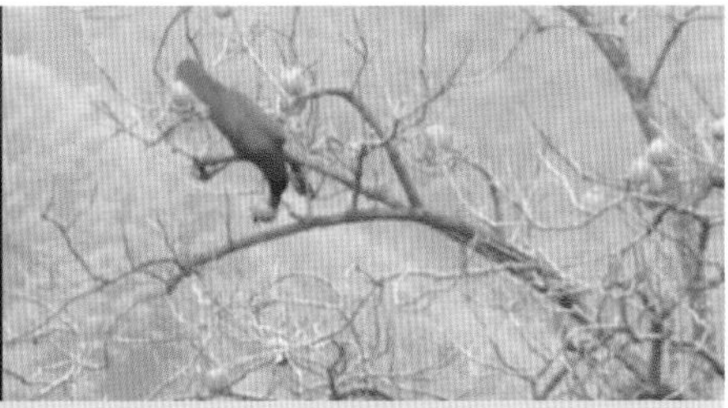
가을의 막바지를 가늠케 하는 자연의 모습

구경거리가 가득한 자연인의 보금자리 구경을 마치고, 밭으로 향한다. 자연이 키워 더욱 신선한 식재료들이다. 그런데 어디가 밭이고 어디가 풀숲인지 가늠하기 어렵다. 자연에 와서 살고 있으니 밭도 자연처럼 키운다. 때문에 자연인은 건강한 먹을거리를 위해 농약 대신 미생물을 넣고 발효시킨 퇴비로 채소들을 기른다.

단맛, 매운 맛, 쓴맛 세 가지 맛이 난다고 해서 삼채부터, 고랭지에서 계절을 이겨낸 산머위까지 자라고 있었다. 다른 사람은 모르지만 자연만이 알아주는 그의 정성으로 자란 먹을거리를 챙겨 점심을 준비한다.

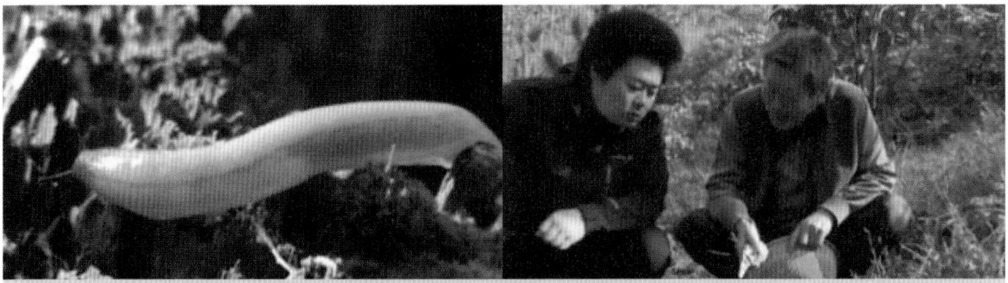

청정지역에 사는 민달팽이를 보고서 동심에 빠진 듯 이야기 나누는 자연인과 윤택

자연인표 쌀뜨물, 표고버섯, 다시마와 멸치로 우려낸 육수를 넣어주니 더 맛있다. 청량한 가을바람 맞으며 갓 수확한 삼채, 머위를 넣고 끓이는 된장찌개 냄새에 벌써부터 몸이 사르르 녹는 듯하다. 거기에 자연인의 고단백 영양만점 반찬인 메뚜기볶음으로 먹는 유쾌한 한상이 차려진다.

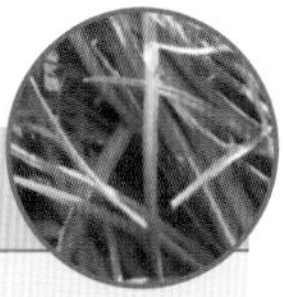

## 자연인 천연 먹을거리 보감

**삼채의 효능**

삼채는 마치 인삼과 마늘, 부추, 파 등을 합친 듯한 달콤하고 쌉싸래한 매운맛을 가지고 있는 채소로, 뿌리부추라 불리기도 한다. 삼채에는 사포닌, 칼슘, 인산 등이 함유되어 있어 성인병, 당뇨 개선에 효과가 있다. 또한 체지방 감소를 통한 비만예방, 뼈 건강증진 및 갱년기 증상 완화 등의 효능을 가지고 있으며, 이 외에도 간 기능을 개선해 숙취를 예방하고 천식 및 면역을 조절하는 효과도 가지고 있다.

**복용 방법**

- 삼채는 뿌리를 잘라내지 않은 상태에서 신문지에 싸 물기를 적셔준 뒤 비닐봉지에 넣어 보관한다.
- 청을 담가서 섭취하기도 하지만 무침으로도 먹는다.
- 뿌리 윗부분을 잘라낸 뒤 과일과 섞어 주스로 마신다.

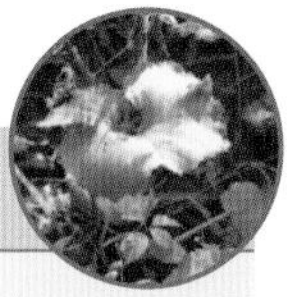

## 자연인 천연 먹을거리 보감

**머위의 효능**

머위는 늦겨울이 지나고 초봄을 알리는 나물로 특유의 쌉싸래한 맛이 난다. 머위에는 비타민A가 다량 함유되어 있어 눈을 보호해 주고 백내장, 간암 예방에 도움이 된다. 또한 칼륨 성분도 많아 혈관 건강에 좋으며 뇌질환 예방, 항암 효과에도 뛰어난 효능이 있다.

**복용 방법**

볶음, 조림, 장아찌, 정과 등으로 조리하기도 한다. 또한 10~15g을 달여서 먹도 또는 짓찧어 낸 즙을 복용한다.

도시에선 요리를 해본 적 없던 자연인은 산에 살며 절에서 배운 건강식을 자주 먹는다고 한다. 건강과 정성은 물론 추억까지 담긴 자연인의 한 끼가 완성된다.

쌀쌀한 날씨에 따끈한 국물이 있어 좋다. 거기에 단백질이 소고기의 세 배라는 메뚜기볶음까지. 들기름에 구워 멸치처럼 고소하지만, 비린 맛이 없는 담백함이 입 안 가득 퍼진다.

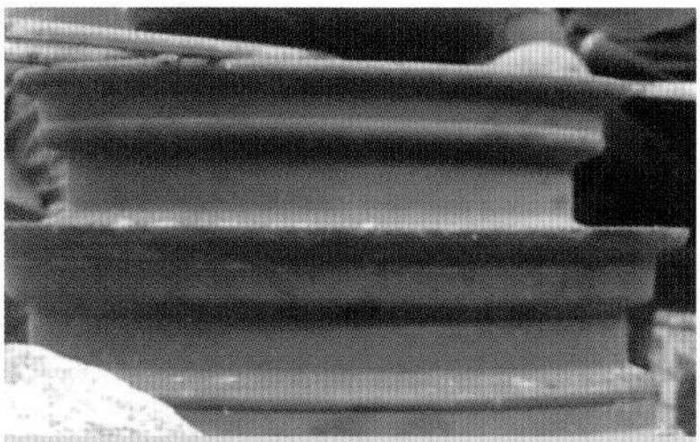

자연인이 화덕으로 쓰는 타이어 휠

**◉ 자연인 꿀팁**

타이어 휠에는 구멍이 많이 뚫려 있기 때문에 바람이 잘 통해서 불을 살려주는 역할을 한다.
버려진 타이어가 기발한 아이디어로 재탄생 된다.

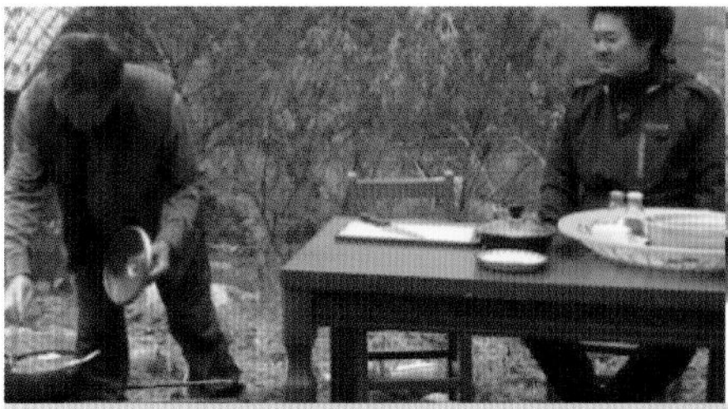
점심 식사 준비하는 자연인과 윤택

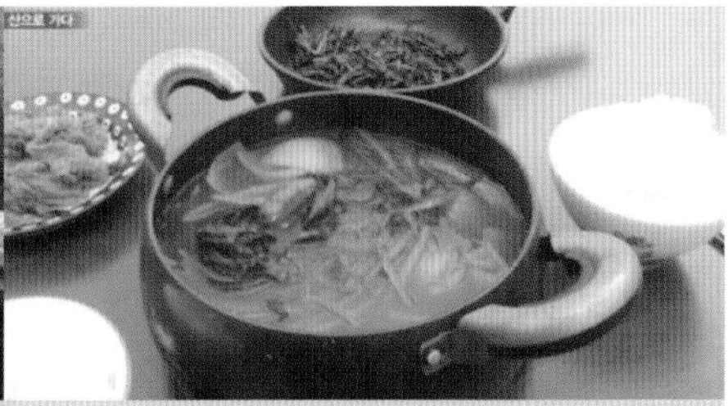
완성된 된장찌개와 메뚜기볶음

이 메뚜기볶음엔 자연인의 특별한 추억이 담겨 있다. 조부모님 밑에서 유년 시절을 보냈다. 집안의 5대 장손으로 사랑받았지만, 혼자 있는 시간이 많았다. 교직자로서 발령 받은 아버지를 따라 잦은 전학을 다녔다. 그렇다보니 친구를 사귀기는 쉽지 않았고, 혼자 있는 시간이 많아졌다.

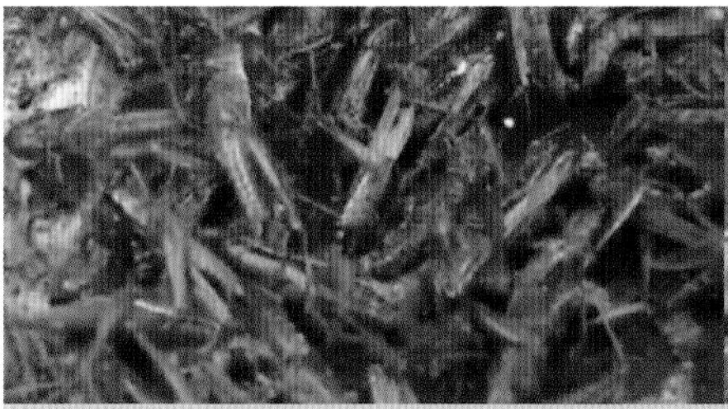
자연인의 영양 간식인 메뚜기볶음

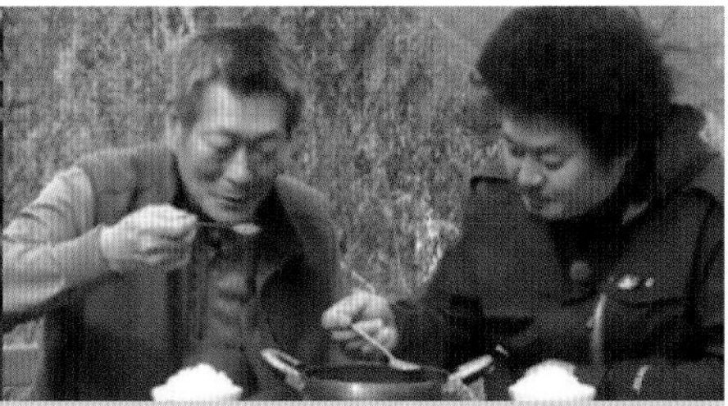
점심 식사하는 자연인과 윤택

"호기심이라는 게 있잖아요. 다른 사람들이 안 하는걸 해 보고 싶은 마음. 시계도 뜯어서 고치고 뜯었다가 다시 조립해서 작동하게 했어요."

외로운 시간이 많아질수록 뭐든 만들어 내는 취미가 생겼고, 자연스레 손재주도 늘었다. 취미였던 전기기술로 80년대 당시 컴퓨터가 보급되기 시작했고, 각 은행 점포에 온라인 설비를 시작하며 은행에 입사했었다.

하지만 조직 생활에 맞지 않던 터라 퇴직 후 홀로 인터넷 개통 사업을 시작했다. 그리고 10년간 안정적인 삶을 살았지만 평화롭던 삶을 송두리째 바꿔놓은 시련이 그에게 찾아왔다. 1995년에 달려오는 음주운전 차량에 치이는 끔찍한 사고를 당했다. 고관절이 으스러지고, 자연인은 장애 판정이라는 평생 지워지지 않을 흉터가 생겼다.

"힘을 기르기 위해서 산을 다녔어요. 처음 산을 올랐는데
10시간 산행을 했어요. 산에 올라가서 누워서 심호흡하며
하늘을 쳐다보니 너무 좋더라고요."

한순간의 사고로 절망에 빠졌을 때, 다시 발을 딛고 설 수 있게 한 건 바로 이 산이었다. 그 고마움을 아는 자연인은 이제 산을 떠나서는 살

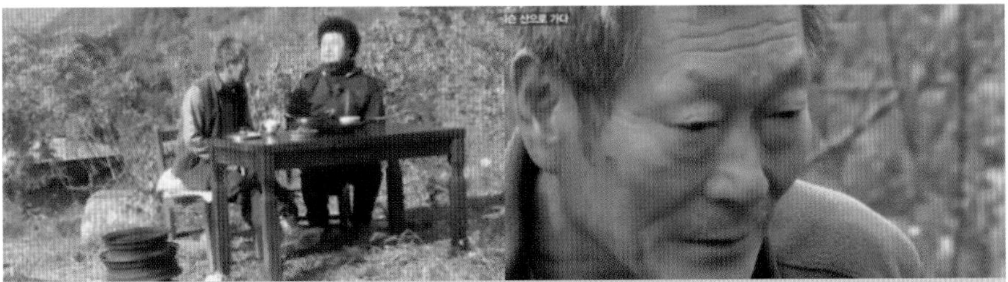

지난 도시 생활 이야기하는 자연인과 윤택

## 자연인 천연 먹을거리 보감

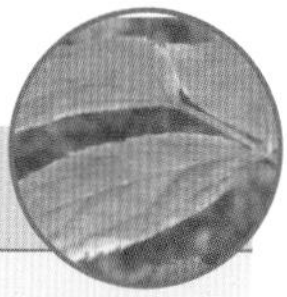

**접골목의 효능**

이름 그대로 뼈를 붙이는 효능이 있는 접골목. 연골 손상, 인대파열 등 금이 가거나 멍이 들고 통증이 심한 경우 접골목을 달여서 먹거나, 찧어서 아픈 부위에 붙이면 금방 낫는 효과가 있다. 게다가 피를 맑게 해주고, 이뇨 작용, 피로 회복에도 효과적이다.

**복용 방법**

- 생으로 먹게 되면 설사나 배탈이 생길 수 있으므로 임산부는 복용을 자제해야 한다.
- 접골목 50g을 물 2L에 넣어 약불에 끓여 하루 3~4회 복용한다.
- 접골목 꽃을 5~10g을 차로 다려서 먹으면 땀이 잘나는 효능과 이뇨 작용을 한다.
- 이른 봄철에 나는 새순을 나물로 무쳐서 먹거나 밀가루를 입혀 튀겨서 먹는다.

수 없게 됐다.

고된 산행을 자처하기 위해 일부러 높은 산골짜기를 보금자리로 택했다는 자연인. 오늘은 집보다 더 높은 산에 오른다. 매일 산행을 한 덕분에 다쳤던 다리도 빨리 회복할 수 있었다. 그리고 산에 오르내리며

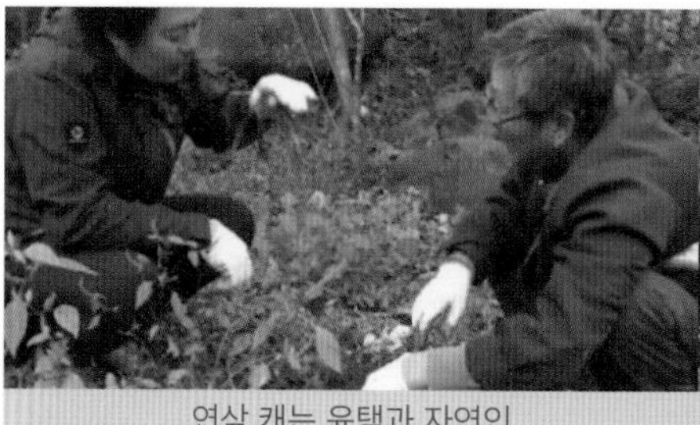

연삼 캐는 윤택과 자연인

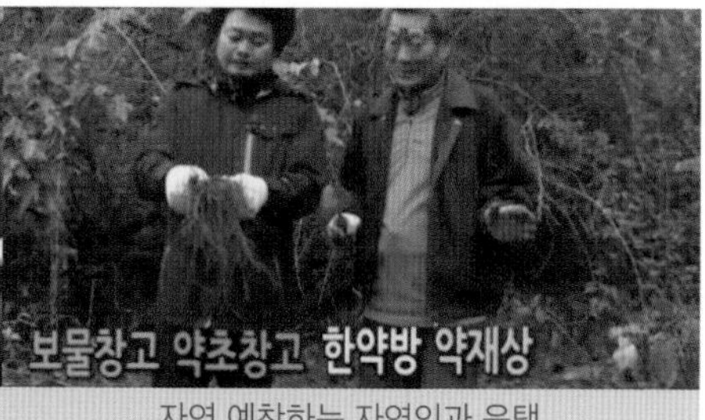


자연 예찬하는 자연인과 윤택

만나는 약초들 역시 그의 건강에 도움이 된다.

조금만 부지런 떨면 값진 보물들을 만날 수 있는 재미. 이게 바로 산에 사는 행복이다. 덤으로 건강까지 되찾았으니 더할 나위 없다.

"나는 산을 어마어마하게 사랑해요.
나에게 없어서는 안 될 보물들이에요."

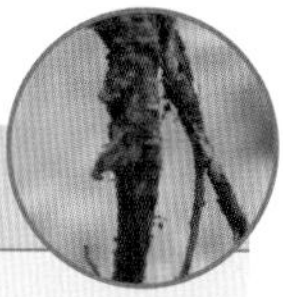

### 자연인 천연 먹을거리 보감

**연삼의 효능**

바디나물이라고도 불리는 연삼. 산이나 들에 습기가 많은 곳에서 자라는 약초로, 성인병, 혈당조절, 당뇨병에 도움이 된다. 혈액순환에도 효능이 있어 손발이 차고 냉한 사람에게 좋다. 또한 해열, 통증완화, 류마티스 관절염에도 효과가 있다.

**복용 방법**

- 연삼잎은 이른 봄 싹이 막 올라올 때 나물로 먹으면 향과 맛이 뛰어나다.
- 소금을 약간 넣어 끓는 물에 데친 후, 흐르는 물에 담가 잘 우려낸 다음 조리해 먹는다.

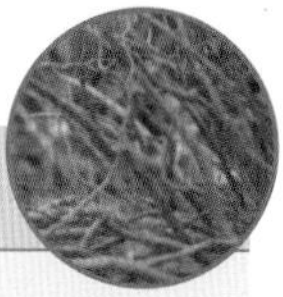

### 자연인 천연 먹을거리 보감

**우슬 뿌리의 효능**

우슬에는 엑크디손 성분이 있어 염증을 일으키는 효소 성분의 분비를 억제하는 효과가 있다. 게다가 고혈압 등에도 도움이 되며 특히 뼈와 근육을 튼튼하게 해주어 관절염 등에 특효가 있다.

**복용 방법**

- 우슬 뿌리 한줌에 물 2L를 붓고 약불에 40분간 끓여 차로 복용한다.
- 우슬 뿌리와 닭발을 넣고 4시간 고아낸 다음 국물을 따로 냉장 보관해 우계묵으로 섭취한다.

자연인 레시피
01

# 연삼 닭개장

절에서 요리를 배운 자연인은 평소 채식 위주의 건강식을 하지만, 특식으로 닭을 잡아 끓여 먹는 닭개장이다. 거기에 자연 약초창고에서 갓 캐온 연삼을 넣어 자연인만의 몸보신 저녁 식사를 맛본다.

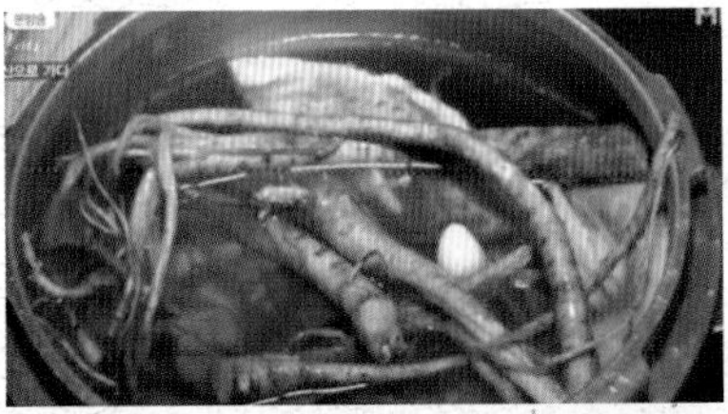
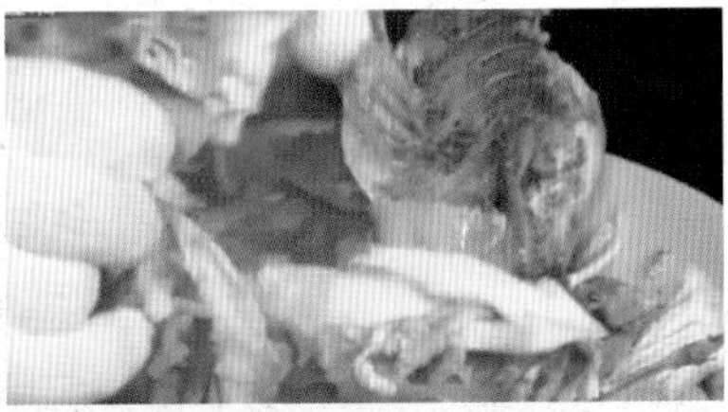
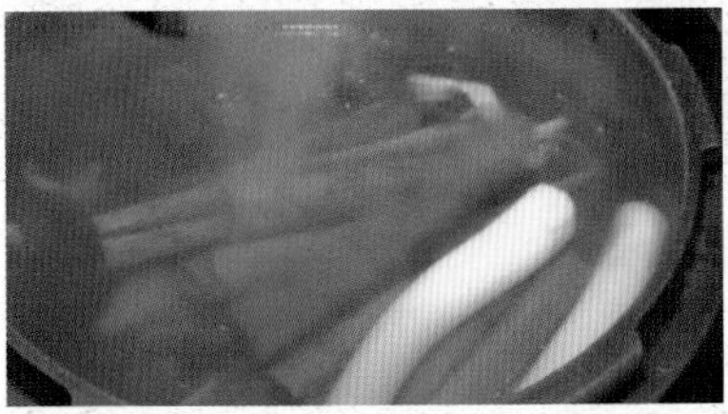
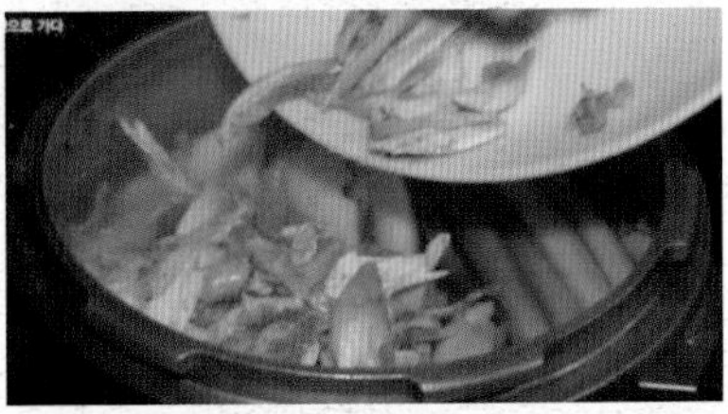
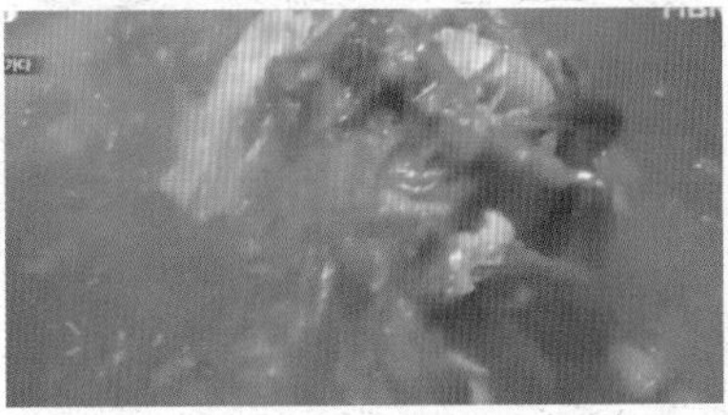
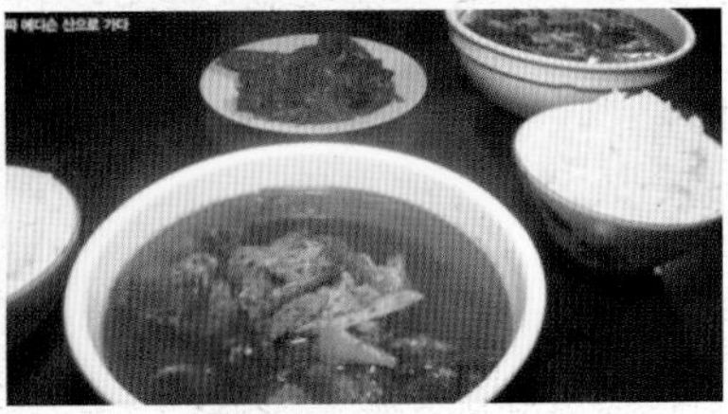

- 닭을 깨끗이 씻어 압력 밥솥에 넣는다.
- 연삼과 황기를 흐르는 물에 씻어준 후 함께 밥솥에 넣어 고아낸다.
- 닭이 고아지면 건져내서 먹기 좋게 찢어 준비한다.
- 우려진 닭국물에 고사리, 토란대, 대파 등 갖은 채소와 찢은 닭고기를 넣는다.
- 고춧가루 두 숟갈, 국간장 한 숟갈, 고추기름 한 숟갈을 넣어 섞은 뒤 끓인다.

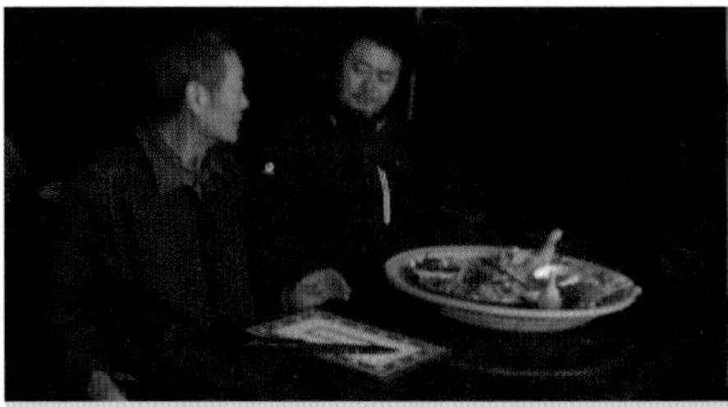

닭고기 뜯으며 이야기 나누는 모습

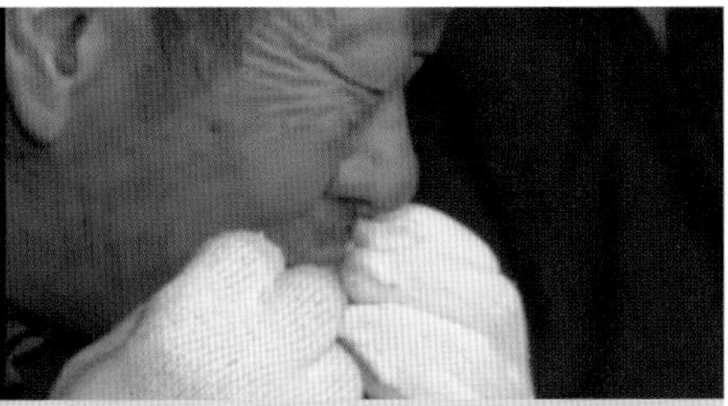

뜯은 닭 뼈에 붙은 살을 떼어 먹는 자연인

예전부터 복달임 음식으로 먹었을 만큼 보양식으론 이만 한 게 없었다. 계절과 잘 어울리는 뜨끈한 닭개장은 색과 맛, 향이 삼박자를 이뤄 감탄사가 저절로 나온다. 제법 쌀쌀해진 산중 날씨이다. 뜨거운 국물에 속이 시원하게 뚫리는 닭개장 한 그릇이면 올 겨울도 끄떡없을 것 같다.

"성격은 부드러워야 해요. 50살 넘어서 삶이 이건 아니다 싶어서 뭐든 긍정적으로 생각하려고 노력하며 살아요."

산에 살면서 도시에선 상상할 수 없을 만큼 유쾌하고 긍정적으로 변했다. 한 없이 유쾌해 보이지만, 사실 그에겐 가슴 아픈 사연이 가슴 한 쪽에 존재한다. 세상에 둘도 없이 사랑하는 두 딸에게 상처만을 안겨줬던 미안함. 거칠고 가부장적인 성격 탓에 늘 자신의 주장만 내세웠던 자연인은 따뜻한 말보다 호통이 먼저였고, 자연스레 부녀관계는 소원해졌다.

자연인이 자녀들에게 상처를 안겨주면서까지 엄하게 했었던 이유는 아버지의 영향 때문이었다. 밖에선 선생님이라는 직업을 가지고 다른 학생들에겐 잘 했지만, 집에선 자식들을 엄하게 키웠던 아버지였다. 그 영향이 자연인이 아버지가 되어서도 그대로 드러나게 된 것이었다.

"상처를 많이 받았겠죠. 상처들이 쌓이다 보니
딸들의 마음에 앙금이 된 거죠."

엄한 아버지가 되고 싶지 않았기에 노력하고 또 노력했지만, 마음과 달리 그릇 된 말과 행동들이 여과없이 나왔다. 그런 노력을 헤아린 것인지, 딸들과 조금씩 왕래를 시작했다는 자연인. 계속 진심을 전하다 보면 마음 속 앙금도 사라지지 않을까.

"제가 여태 살아오면서 내 마음대로 할 수 있었던 건,
물건을 만드는 건 그런대로 잘하는데 사람 마음을 바꾸는 건
힘들더라고요. 앞으로는 딸들에게 잘할 수 있게
열심히 노력해야죠."

산에 기대어 살며 매일 매일 유쾌하고 흥이 넘치지만, 그 웃음 뒤엔 지워지지 않는 상처가 있다. 고통을 이겨내고 다시 설 수 있게 해주고, 마음과 마음을 열게 해준 고마운 산에 감사한다. 또 하루가 지나간다.

# 2일차

산에는 자연인이 살아온 세월이 존재한다. 이 산에서 자연인은 딸들과 웃으며 만날 희망을 품게 됐고 건강도 되찾았다. 그리고 매일 아침, 자연인은 운동을 하러 해발 600미터가 넘는 산에 오른다.

고관절을 크게 다쳤던 자연인. 아직 골반 쪽 움직임이 조금 불편해서 고안해 낸 그만의 운동법이다. 조금 뻣뻣해 보이긴 해도 이 동작이 골반 근육 강화에는 제 격이다. 갑갑한 도시 속 병원에서 받은 재활치료보다 산에서 운동하며 살다보니 더 좋아졌다. 건강을 되찾아 준 이 산에서 운동으로 상쾌한 하루를 시작한다.

자연인은 운동이 끝나고 집으로 가기 전 계곡에서 확인할 게 있다. 그것은 바로 산에서 가장 중요한 식수를 위해서 계곡물을 집까지 끌어

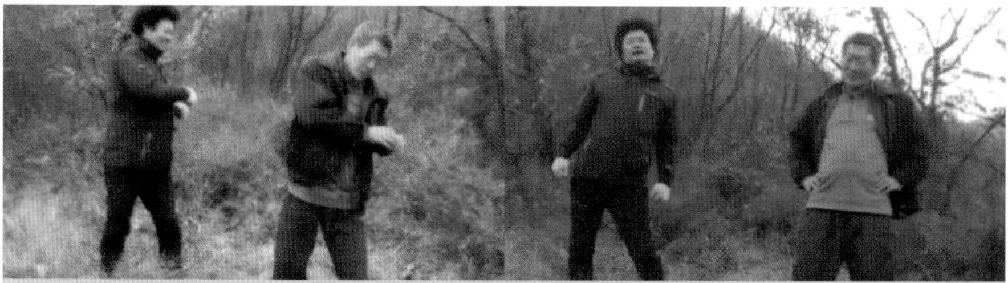

매일 아침 산에 올라 골반과 허리 근육을 풀어주는 운동을 하는 자연인

오기 위해 무려 200미터나 호스로 연결했다. 워낙 골짜기가 깊다 보니 초겨울만 돼도 물이 꽝꽝 얼어서 불편함이 이만 저만 아니었다. 물이 얼더라도 금방 녹일 수 있는 방법을 고민한 끝에, 호스를 중간 중간 잘라서 연결해 주는 아이디어를 생각하게 됐다고 한다. 작은 아이디어지만 물 관리는 훨씬 간편하다.

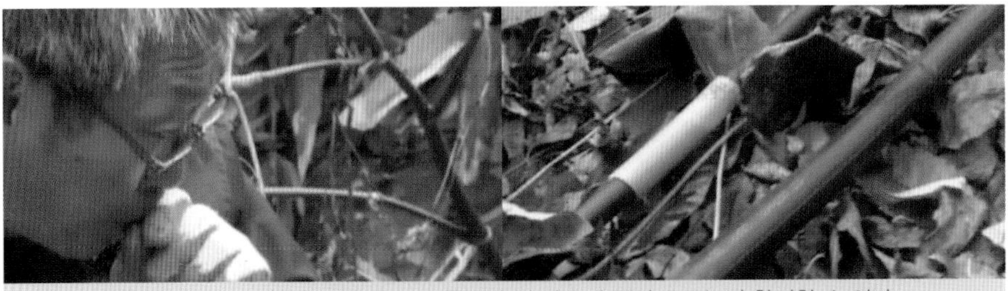
호스를 짧게 연결하고 연결 호스를 투명한 걸 사용해 물이 흐르는지 확인할 수 있다

"산에서 살면 불편함을 많이 느껴요.
그럼 계속 보완해 가면서 편리한 생활을 만드는 거예요."

앞으로 찾아올 딸들과 손주들이 불편해 할까 화장실 개선 사업을 벌이는 중이다. 얼마 전 수동 비데까지 주워 와서 내친 김에 비데까지 갖춘 화장실로 개선시켰다. 계곡에서 끌어오는 물과 태양열 전기를 이용해 깨끗한 화장실을 만들었다. 역시 손재주가 좋은 자연 속 에디슨이다.

# 자연 생활 TIP

## 태양열 비데 설치하기

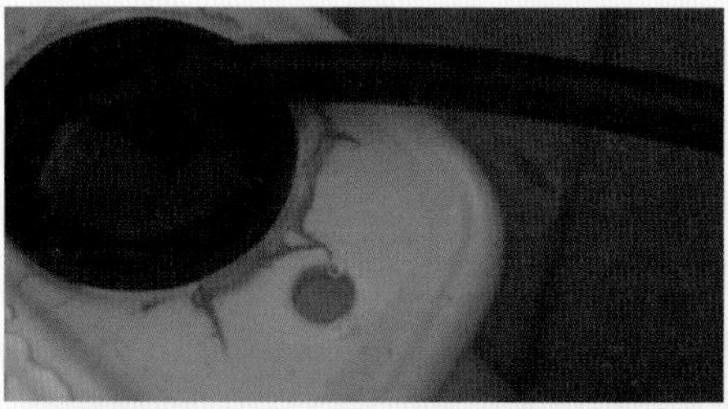
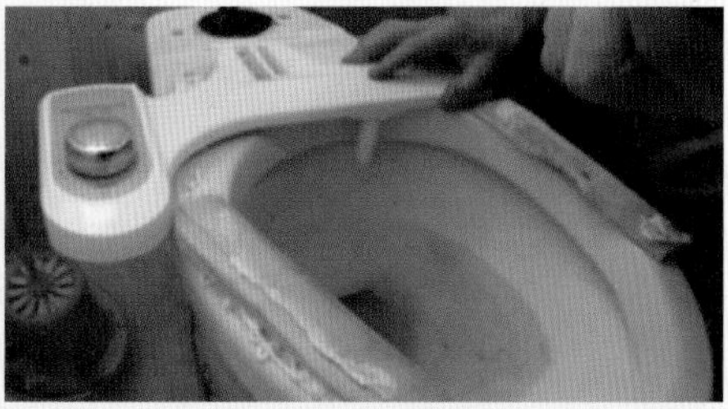
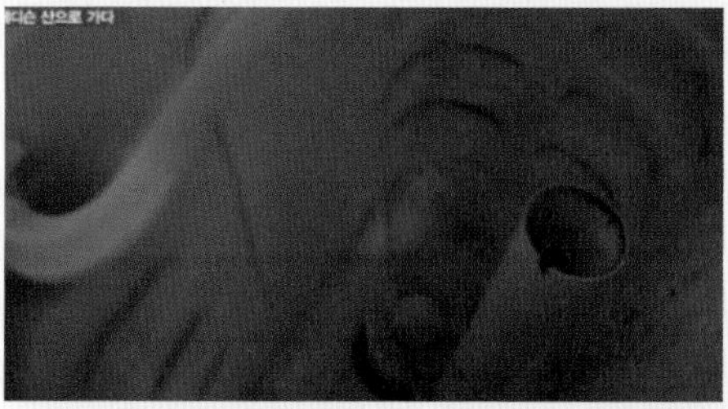
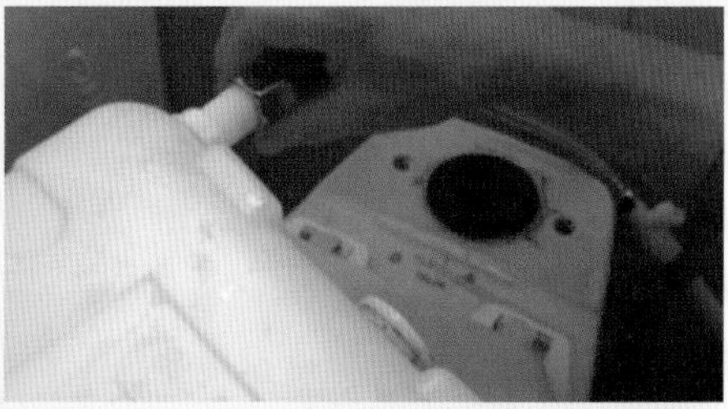
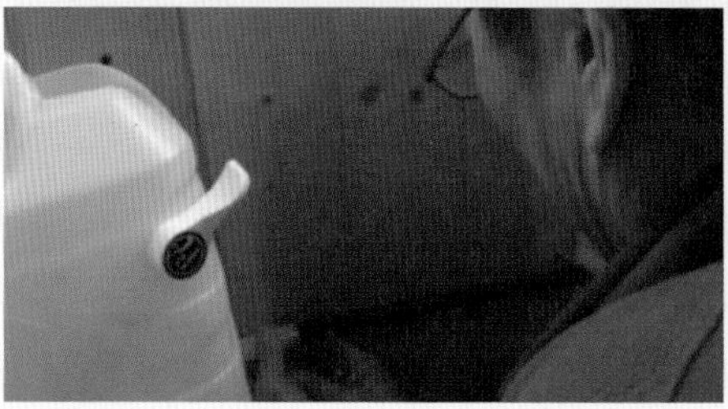
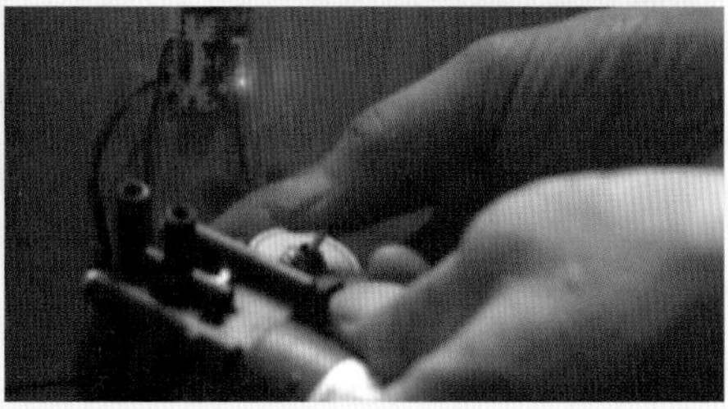

- 변기에 계곡에서 끌어온 호스를 화장실 하수구와 연결한다.
- 쓰지 않는 물통에 레버와 수압기를 넣어 물탱크로 만든다.
- 만들어진 물탱크를 변기에 집어넣어 연결한다.
- 태양열 전기 제어기를 부착하고 변기와 연결한다.

물 내리는 소리까지 완벽한 괴짜 에디슨의 자연 속 비데이다. 정말 어느 자연에서도 볼 수 없는 대단한 생활이 따로 없다. 아침부터 운동하고, 호스 점검에 변기까지 만들었더니 식사가 늦어졌다. 자연인과 함께 서둘러 식사를 준비한다.

자연인이 조금 늦은 아침으로 준비하는 '운수 대통 밥'은 산에 처음 왔을 때 절에서 일을 도와주며 배운 음식이다. 대나무의 유황 성분이 뼈 건강에도 좋아 즐겨 먹는 음식이다. 각종 견과류가 듬뿍 들어가 영양까지 만점이다. 만들기도 간편하고 별다른 반찬 없이도 한 끼 식사가 되니 아침 메뉴로 제격이다.

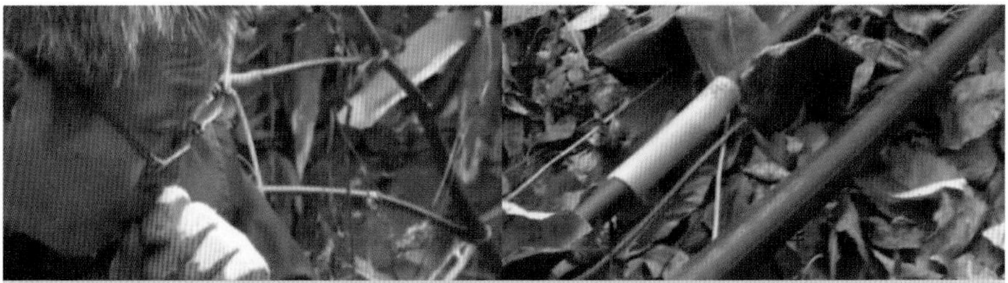

대통밥으로 간단하면서도 든든하게 먹는 자연인의 아침 식사!

든든하게 밥도 먹었겠다, 이제 밥값하기 위해 자연인을 따라 나선다. 호기심 천국인 자연 속에서 또 다른 발명품 아이디어가 떠올라 준비 중이었던 작업을 함께 한다. 내년에 산양을 키우기 위해 미리 집을 지으려는 자연인이다. 새로운 자연 가족들이 지낼 곳은 버려진 자전거

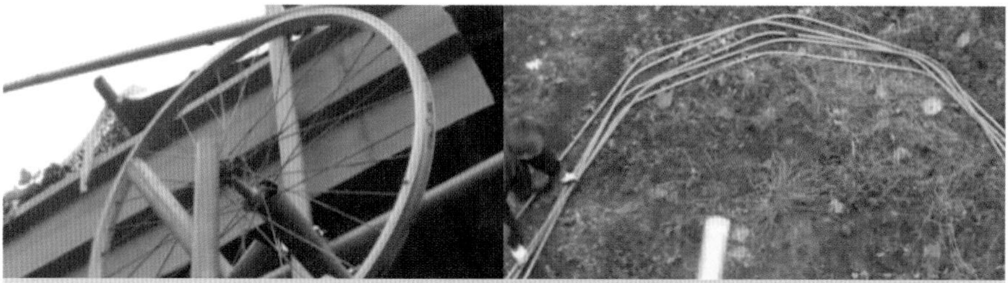

산양이 살 집의 기둥이 될 파이프. 찾아준 방문객 덕분에 금방 작업이 마무리 된다.

바퀴를 이용해 발명될 예정이다.

무게도 있고, 양쪽을 잡고 휘어야 하는 파이프라 혼자서는 할 수 없던 파이프 밴딩 작업. 자전거 바퀴를 이용해 있는 힘껏 파이프를 휘어주면 산양이 살 집의 기둥이 된다.

"내년에는 더 나은 발전을 하려고 합니다."

산에 살면서 필요한 생활용품이나 장비들은 뚝딱 만들어 내는 자연인. 정말 아이디어가 기발하다. 금방이라도 비가 쏟아질 것 같은 가을 날씨에도 할 일은 해야 한다. 비닐하우스 역시 자연인이 직접 만든 공간으로 겨울까지 먹을 채소들이 가득하다.

토종배추인 경종배추부터 삼채, 호박 등 미생물 농법으로 키워낸 자연인의 채소들이다. 곧 찾아올 겨울에 생태계 중간 매체인 벌과 나비가 없어, 인공적으로 수분을 채워주기 위해서다. 화분을 묻혀주는 벌 대신 직접 관리를 한다.

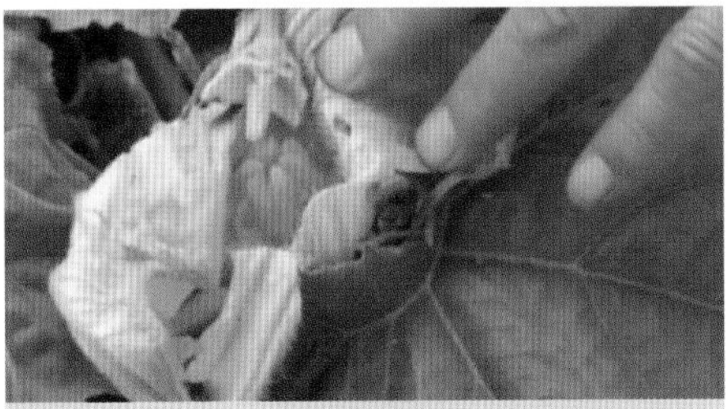
수꽃 하나로 암꽃 3개를 인공 수분한다

**◉ 자연인 꿀팁**

<호박꽃 암수 구분법> : 호박 열매에 핀 꽃은 '암꽃', 호박 없이 꽃만 피면 '수꽃'

수꽃 하나로 암꽃 3개 정도를 가루받이 할 수 있다는데, 말이 어려워서 그렇지 방법은 간단하다. 수꽃을 따서 암꽃에 살짝 묻히면 인공 수분 끝이다. 이렇게 간단히 해주면 겨우내 호박을 마음껏 먹을 수 있다.

"이렇게 가꿔서 먹으면 즐겁고 맛있고 재밌어요."

자식들에게도 정성껏 키운 호박을 보내주기 위해 부지런히 인공 수분을 해주어야 한다. 딸들도 그 마음을 알아줄 날이 곧 오지 않을까?

겨울나기 식량 준비를 끝내고, 바람이 강해서 부러진 나무를 주워온다. 손재주가 좋은 자연인이 또 팔을 걷어붙이고 나섰다. 손 가는대로 척척 나무를 잘라내는 그의 손에서 무엇이 탄생할까?

## 자연 생활 TIP

### 조명 스탠드 만들기

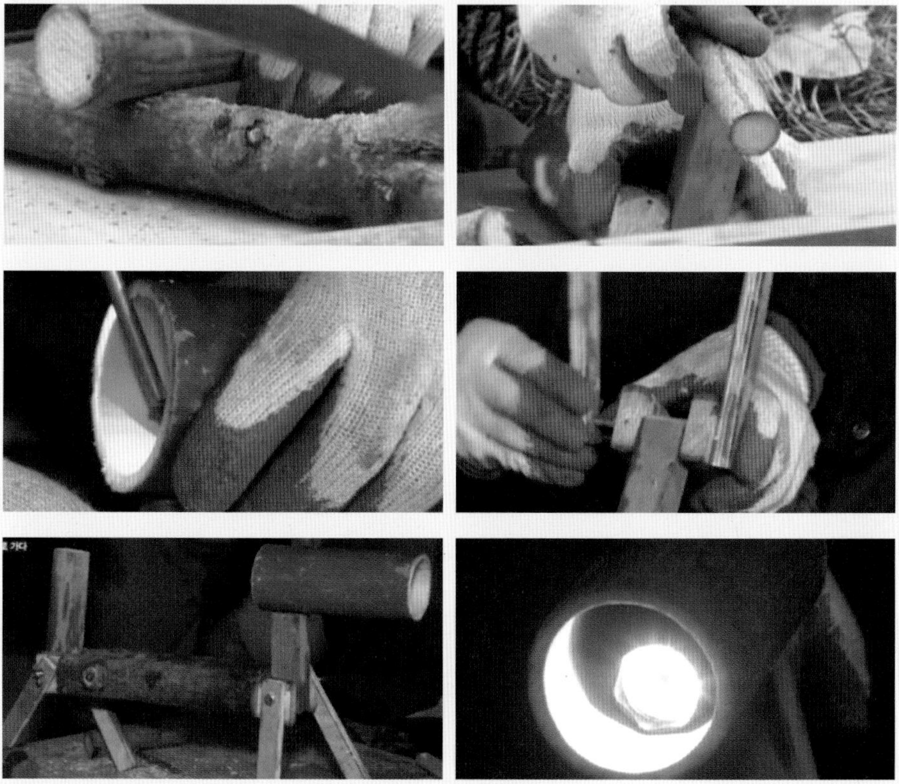

- 나무를 토막 내어 팔다리가 고정될 부분을 깎아준다.
- 못으로 팔과 다리를 몸통에 고정하고 목과 꼬리부분도 고정한다.
- 머리에 대나무 마디를 못으로 박아준 후 손전등을 넣어 조명을 밝힌다.

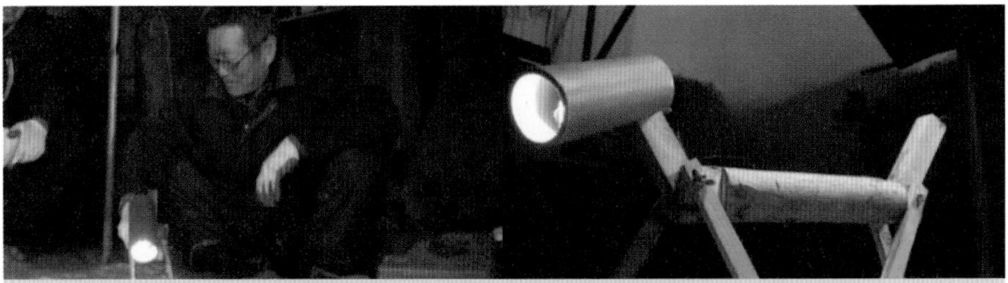

강아지 장난감 완성하고 좋아하는 자연인 홍학기 씨와 윤택

"일상에서 만드는 것처럼 재밌는 게 없어요. 시간 날 때 손주들 오면 주려고 만들어요."

딸들에 대한 미안함을 항상 가슴에 품어 살아가고 있다. 말 대신 자신이 잘하는 일로 그리움을 달랜다. 밑그림도 없이 뚝뚝 잘라낸 나무들을 조립해서 탄생한 자연인표 장난감 강아지. 장난감뿐만 아니라 공부할 때 책상에 놓고 스탠드로 쓰게끔 활용도까지 고민한 것이다

버려진 나무와 자연인의 아이디어가 만나, 근사한 장난감 조명이 완성됐다. 하루 종일 이것저것 만들다 보니, 벌써 저녁 시간이 되고 어김없이 떠오른 달. 하루를 마무리할 저녁 식사를 준비한다.

자연인 레시피
02

# 고추냉이 닭고기 냉채

토종배추와 고추냉이가 만나 거기에 자연인의 아이디어를 보탠 자연인표 닭고기 요리이다. 바로 고추냉이 닭고기 냉채다. 뻔한 것보다 늘 새로운 것을 생각해 만들어내는 재미까지 더해진 별미다.

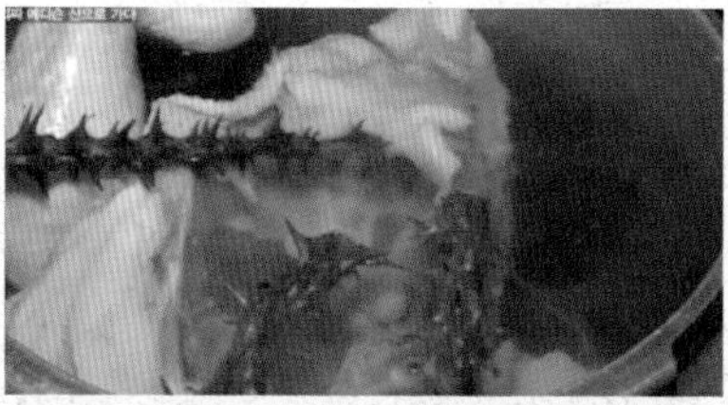
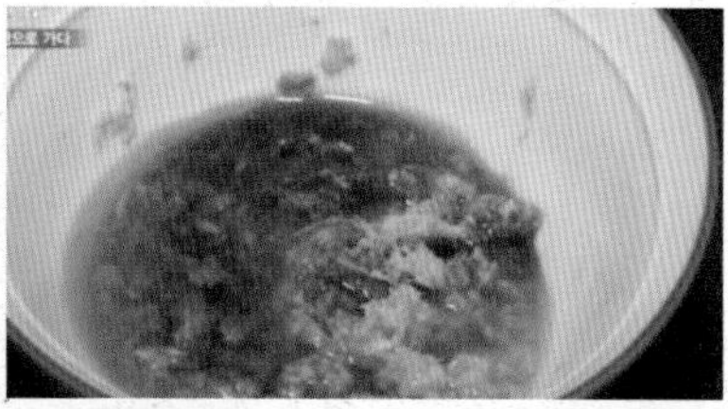
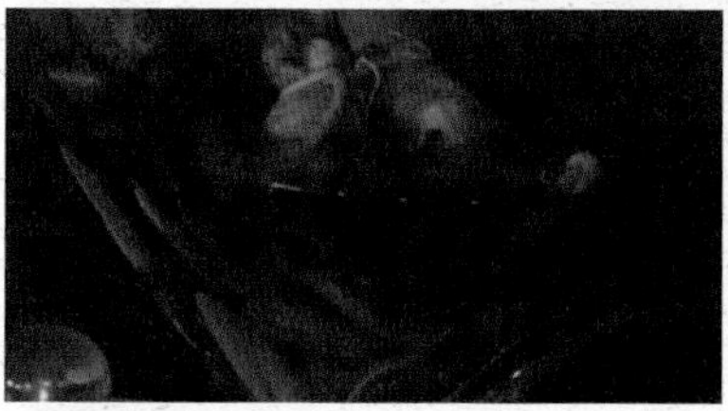
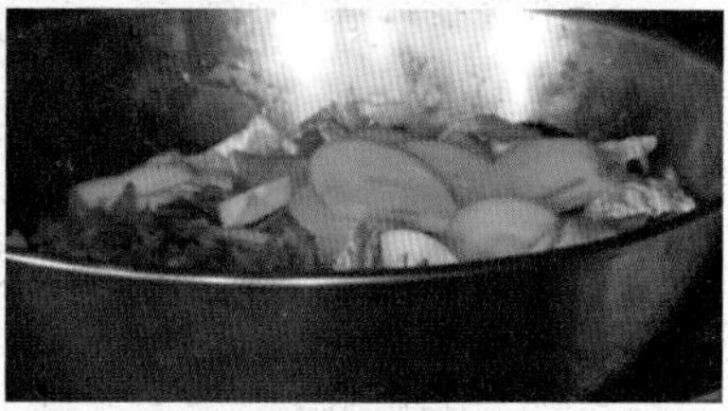
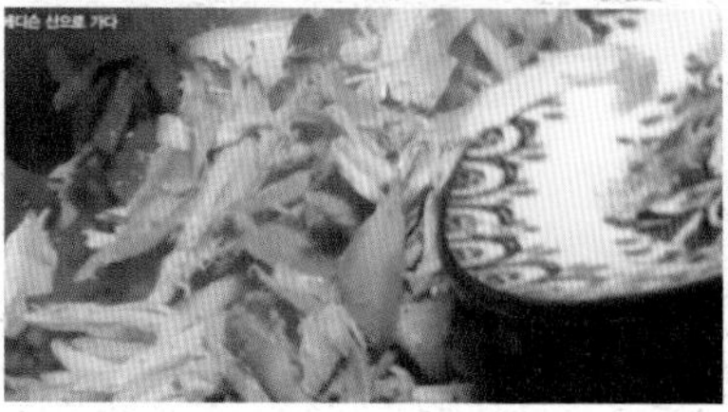
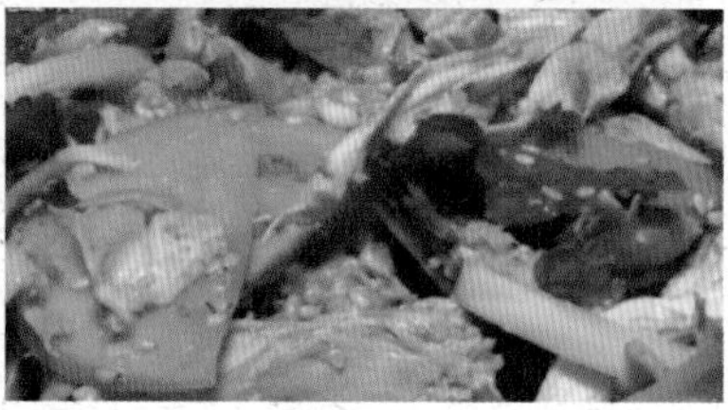

- 압력솥에 닭과 엄나무를 넣어 한소끔 끓인다.
- 겨자무를 강판에 갈아주고, 식초 두 숟가락, 간장 한 숟가락, 설탕 조금을 넣어 양념장을 만든다.
- 양념장에 인삼주 한 숟가락을 넣어 알싸한 맛을 중화시킨다.
- 양념장이 준비되면 그릇에 토종배추와 단감을 먹기 좋게 잘라 넣는다.
- 닭이 삶아지면 살을 찢어서 그릇에 담아 양념장과 함께 버무려 먹는다.

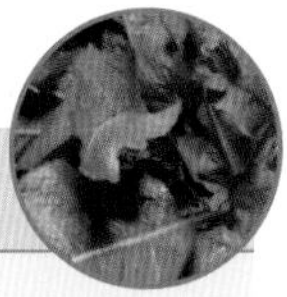

## 자연인 천연 먹을거리 보감

겨자무의 효능

고추냉이라고 알려진 겨자무. 칼슘, 나트륨, 마그네슘과 비타민이 풍부해 질병을 치료하는 약용으로 사용됐다. 기름진 요리와 함께 먹으면 소화를 돕고, 샐러드드레싱으로 자주 먹으면 감기에도 저항력이 생긴다. 몸의 순환기능을 활성화시켜 혈압을 낮추는 효과도 있는데 특히 고령의 노인들에게 좋다.

복용 방법

- 생것은 밀폐용기에 담아 냉장보관하고, 말린 것은 실온 보관한다.
- 주로 소스나 샐러드드레싱으로 활용해 먹고, 생선요리나 육류 요리에 곁들여 먹는다.

"매일 똑같은 음식을 먹으면 좀 질리죠.
오늘은 뭔가 좀 색다르게 만들려고요."

매 순간 유쾌함이 인상적이었던 괴짜 발명가, 홍학기 자연인. 그는 앞으로 어떤 미래를 구상중일까?

"항상 제 마음은 자신을 갖고 사는 거예요.
산이 나를 그렇게 만들어주더라고요."

# 자연인 에필로그

고통을 이겨내니 새로운 인생이 시작됐습니다.

산에 살며 절망을 희망으로 바꾼

그의 유쾌한 산골 살이.

건강은 물론 긍정의 힘까지 덤으로 얻은 이 산골에서,

그는 오늘도 행복한 괴짜 발명가로 살아가고 있습니다.

구본현

# 그 남자의 무릉도원

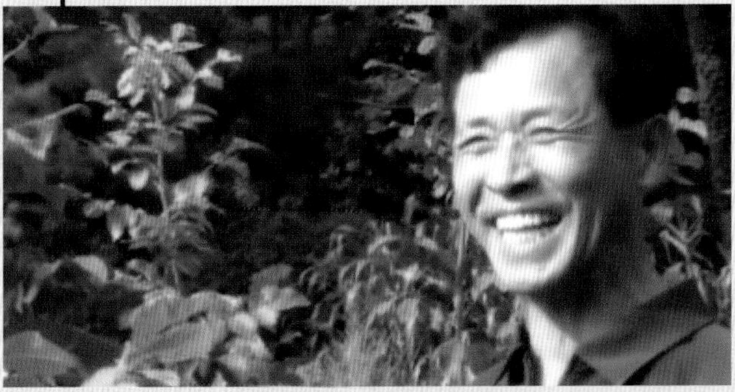

# 불가능을 실현시키는 방법

자연 생활 Tip

① 빗물 정수기 만들기

② 천연 동굴 냉장고 만들기

③ 아로니아 천연 염색기

자연인 레시피

① 민물새우 매운탕

② 미꾸라지 조림과 꾸지뽕 밥

③ 꾸지뽕 수제비

# 1일차

뜨거웠던 여름도 어느덧 끝을 향해 간다. 가끔씩 시원한 바람이 불어와 더위에 지쳤던 가슴을 달래주기도 한다. 이처럼 이 산은 또 어떤 이의 삶을 위로하고 있을까?

자연인을 찾아 오르는 인적 없는 숲에서 만난 배 한 척이 보인다. 깊은 산 중턱에 이렇게 아름다운 곳이 숨겨져 있었다니. 고즈넉한 물가에서 한 폭의 그림처럼 다가오는 남자와 뭔가 특별한 만남이 기대가 된다.

먹을거리 채취를 위해 개와 함께 저수지에 나왔다는 남자. 바로 우리가 찾던 자연인 구본현 씨다. 막바지 여름에 시원한 만남은 이곳과 완벽히 어우러져 보인다. 전기도 없고 물도 없어 외지인에겐 불편할 수도 있지만, 그만의 산중생활 노하우가 있어 걱정 없다는 자연인. 지난 7년간의 산중생활은 어땠을지, 그의 이야기가 더욱 궁금해진다.

산으로 다니는 길은 이 물길보다 시간이 걸리기 때문에 주로 배를

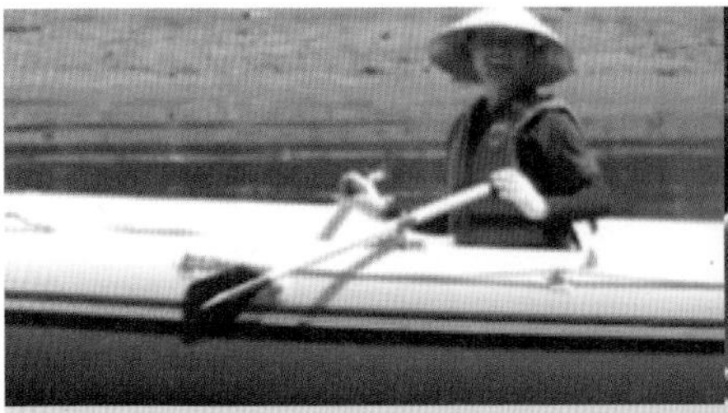
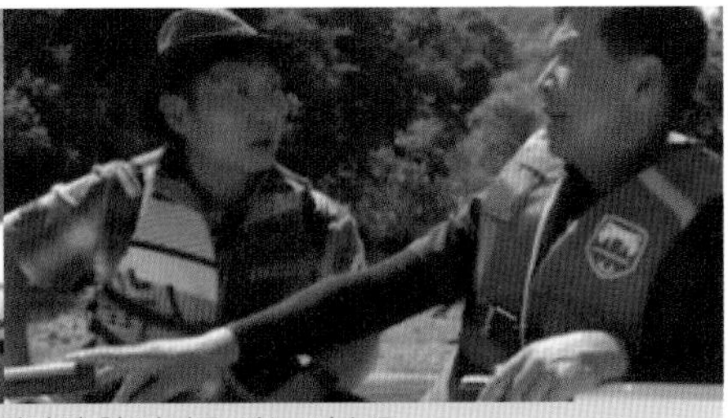

저수지에서 뱃놀이하는 자연인과의 첫 만남을 하는 이승윤

이용하는 자연인. 그의 집으로 가는 지름길이기도 하다. 집으로 가는 길에 어제 저녁에 던져 놓은 통발도 건져서 점심 재료를 해결한다. 통발 안에 가득 든 것은, 오염되지 않은 청정의 물에서만 산다는 민물새우이다. 오늘 점심밥상이 아주 기대가 된다.

햇살과 바람이 좋은 날은 유유자적 뱃놀이를 즐기고, 종종 들러 그날 먹을 만큼의 양식을 얻어갈 수도 있는 자연인만의 삶의 터전이다. 점심재료를 해결했다면, 이번엔 저녁거리를 미리 준비하려는 것이다. 민물새우를 넉넉히 얻었으니 깊은 물에서 다른 물고기를 잡아 볼 참이다. 떡밥을 한껏 뿌리고서 이제 깊은 산속 어딘가에 자리 잡고 있는 자연인의 집으로 향한다.

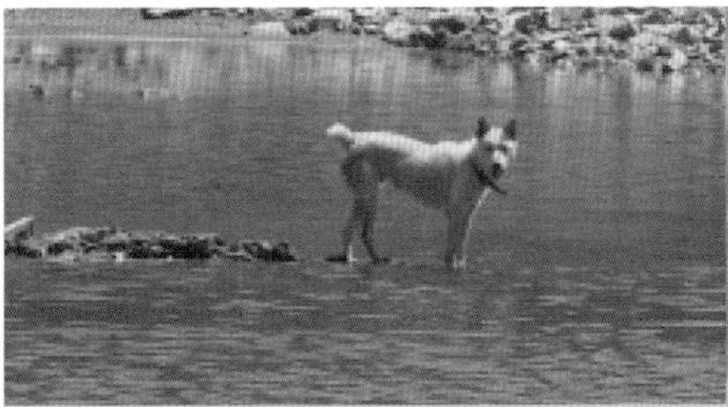

홀로 헤엄쳐서 자연인을 따라다니는 개

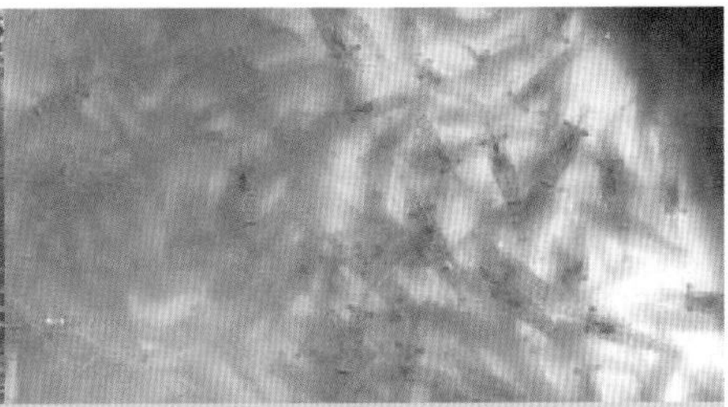

던져놓은 통발에서 잡힌 민물새우

7년간의 삶의 흔적을 깊숙이 따라 걷다 보면 그의 또 다른 삶의 터전을 만날 수 있다. 수풀로 뒤덮였던 밀림 같은 터를 일궈 2년에 걸쳐 지은 집이 보인다. 지금은 이곳에 살지 않지만 산길을 오갈 때면 이렇게 한 번씩 들르는 이유가 있다.

“텐트 가지고 2년을 여기에서 생활하고 겨울에 눈이 오면 텐트가 무너지니까 불편해서 방 한 개를 더 만들었어요.”

겨울에 텐트 하나만 짊어지고 들어와 돌과 흙으로 바닥을 다지고, 폐자재를 활용해 지은 보금자리. 전기도, 물도 없는 곳에서 라면과 누룽지로 끼니를 때우며 공들여 지은 첫 집이다. 그렇다보니 남다른 애착으로 작년까지 살았던 집이기도 하다.

그리고 자연인이 이곳에 들리는 또 한 가지 이유가 있다. 무더위에 흘린 땀을 씻기 위해서다. 물도 없어 물이 귀한 이곳에서 샤워를 한다.

“물이 좀 귀하죠. 빗물을 받아가지고 정수 장치를 만들어 물탱크에 저장해서 쓰니까. 딱 두 바가지만 써요”

귀한 물로 등목을 씻는 거라 더 시원하다. 혼자 쓰기엔 부족함이 없

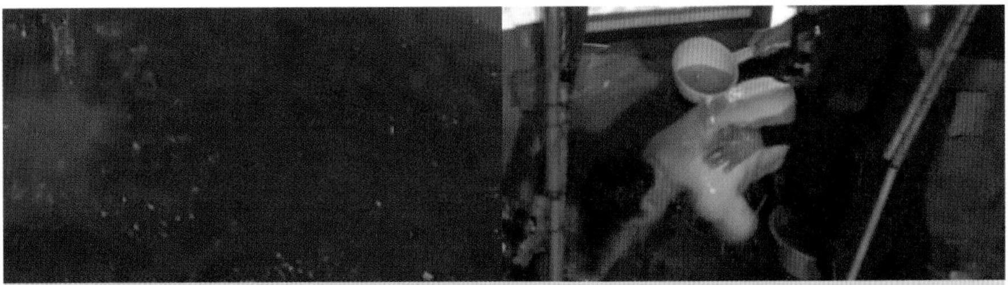

빗물을 받아 물탱크에 저장해서 쓰는 귀한 생활용수로 승윤을 등목해 주는 자연인

다는 이 자연의 물은, 자연인에게 그간 훌륭한 생활용수가 되어 주었다. 지금은 보금자리를 옮긴 첫 집이지만, 가끔 찾아오는 딸이 있어 늘 관리에 신경을 쓰고 있다.

시원한 등목을 끝내고, 이번엔 첫 집에서 100미터 정도 위에 자연인이 지금 살고 있다는 집으로 향한다. 해발 600미터 양지바른 언덕배기에 자리 잡은 자연인의 두 번째 보금자리가 있다. 아랫집은 낮과 밤을 구분할 수 없을 만큼 수풀이 우거지고, 산짐승 출몰이 잦았던 탓에 좀 더 높은 위치에 다시 집을 지은 것이다. 이곳에서 작년부터 새로운 산골살이를 시작했다고 한다.

"앞에·전망이 엄청 좋고 여기 있으면 속이 시원하게 뻥 뚫리죠.
여기 있으면 고민이 없어요.
속이 시원한 게 걱정도 없고, 마음도 편하고."

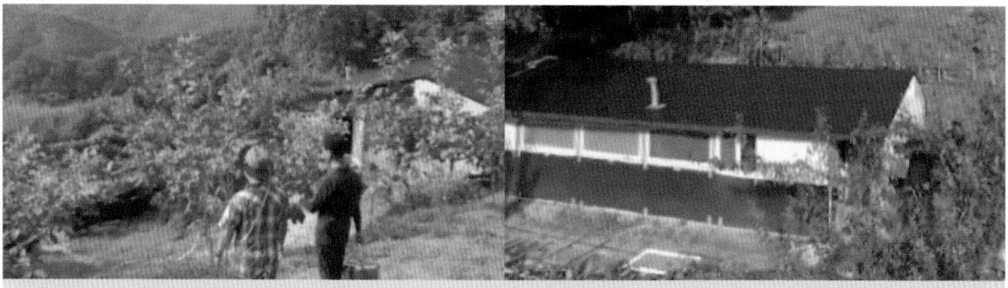

자연인의 집 앞에서 바라보는 전망은 가만히 서 있기만 해도 마음이 편안해진다

이곳 윗집은 아랫집보다 조금 더 넓은 내부와 따스한 채광을 한껏 받고 있다. 큰 준비 없이 맨몸으로 부딪히며 생활을 적응해 온 탓에, 집을 두 번 짓는 시행착오를 겪었다. 하지만 또 그 덕분에 365일 아름다운 풍경을 두 눈에 담을 수 있게 되었다.

자연인의 넓은 방 안을 구경하던 중 발견한 사진하나를 발견한다. 총각 시절 쿵푸를 했던 자연인의 모습이다. 여전히 그 시절의 책을 보며 자연에서의 즐거움을 늘려가고 있다.

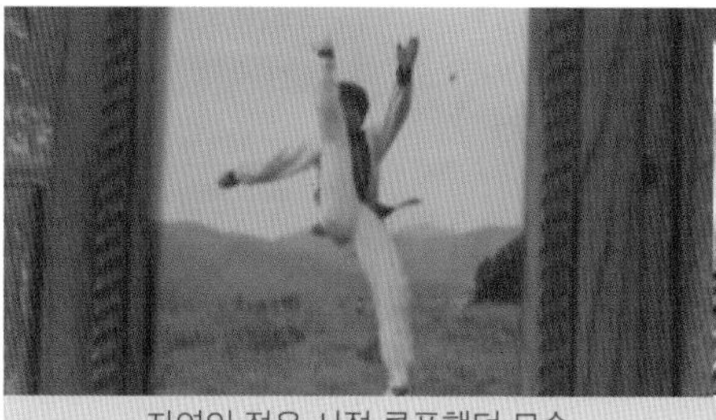

자연인 젊은 시절 쿵푸했던 모습

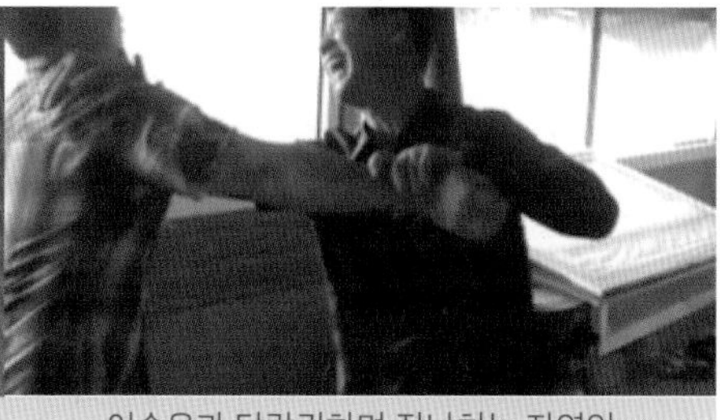

이승윤과 당랑권하며 장난치는 자연인

"여기에 있으면 시간이 많으니까 옛날 생각하면서
하나하나 보고 그렇죠."

개척하다시피 일궈온 무림 고수의 터전에선, 어떤 산골일상이 펼쳐질지 좀 더 들여다 본다.

집에서 600미터 떨어진 산속에 빗물을 받아 정화하는 장치를 직접 만들어 뒀다는 자연인. 거기서 1차 정수한 물을 물탱크에 저장한 뒤 집까지 연결해둔 것이다. 이렇게 만들어진 정수기는 씻는 것은 물론 식수로도 활용하는 귀한 물이 된다.

자연인의 아이디어로 만들어진 그만의 자연정수기인 것이다. 매번 물을 걸러야 하지만, 먹는 것만 조금씩 하고 시간 날 때마다 사용하기에 번거로움은 없다고 한다. 식수로 사용할 땐 반드시 끓여 놓고 미리 냉장고에 넣어둔다. 전기가 없는 이곳에 냉장고라니? 자연인에겐 금보다 귀한 물을 품은 그의 비밀 천연냉장고로 향한다.

자연인만의 냉장고는 그야말로 과학이다. 어느 김치냉장고 부럽지 않은 곳에서 숙성된 맛이다. 천연 냉장고에서 아주 특별한 김치를 챙기고, 또 다른 재료를 준비하러 간다.

## 자연 생활 TIP

### 빗물 정수기 만들기

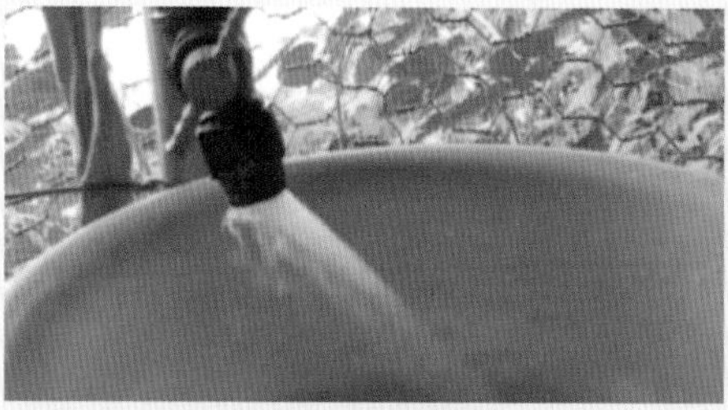
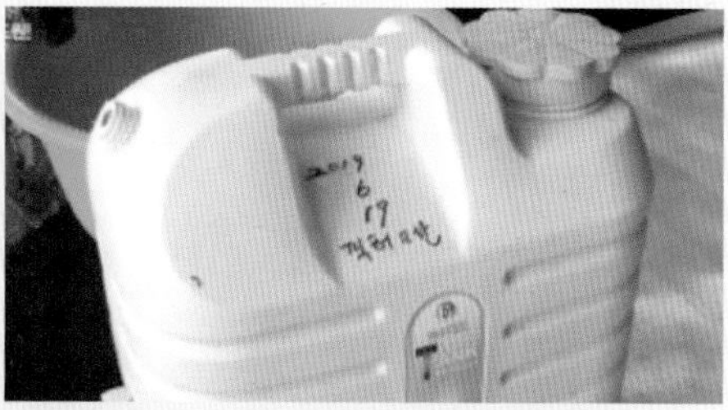
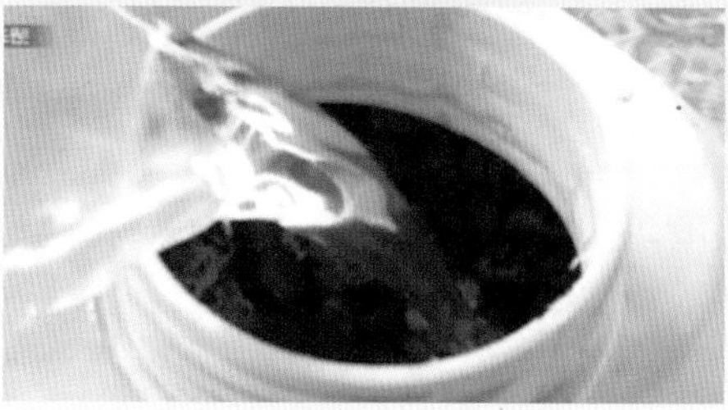
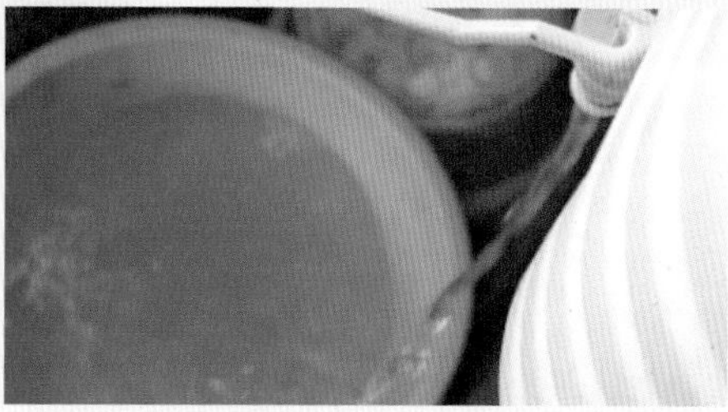

- 빗물이 잘 고이는 곳에 물탱크를 설치한다.
- 물탱크에서 호스를 집까지 연결한다.
- 집에 마련된 물통에 돌, 모래, 숯, 자갈 순으로 층층이 쌓는다.
- 호스에서 나오는 물을 받아 물통 정수기에 넣어 불순물을 거르고 그 물을 사용한다.
  (식수로 사용할 때는 반드시 끓여서 먹는다.)

## 자연 생활 TIP

### 천연 동굴 냉장고 만들기

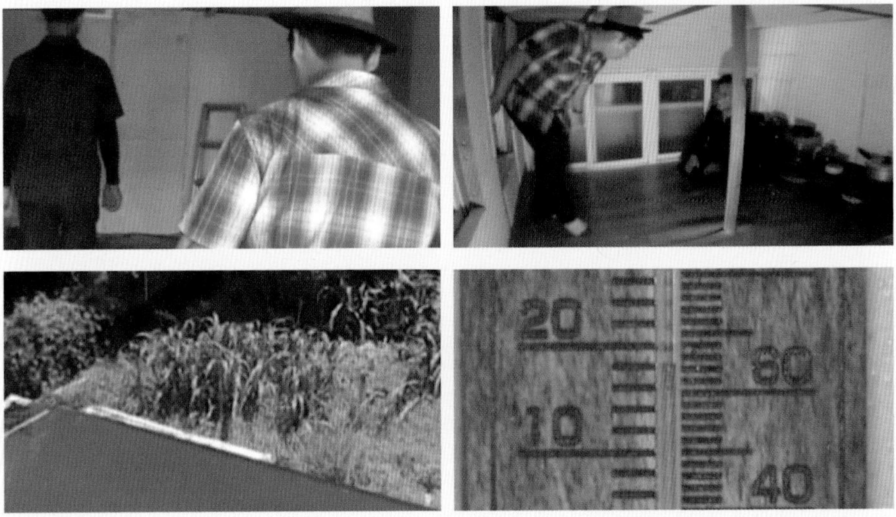


- 경사가 지는 곳에 땅을 판다.
- 파진 동굴 속에 패널로 벽을 만들고 그 안에 컨테이너를 넣는다.
- 냉장고 내부에도 땅을 조금 더 파서 장독이나 아이스박스를 묻어 더 시원하게 유지한다.
- 냉장고가 만들어진 땅 위에 그늘이 생기도록 옥수수를 심는다.

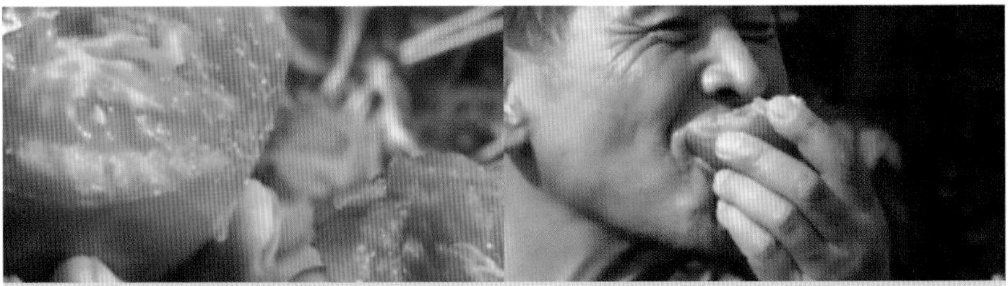

직접 재배하고 완숙 토마토　　　　당도 높은 토마토로 갈증을 달랜다

쨍한 햇살과 시원한 빗물만 먹어도 건강하게 자라나는 자연의 보물들이 있어, 이곳 생활은 부족함이 없다. 자연인이 텃밭에서 직접 키운 깻잎과 고추를 따고 본격적인 점심 준비에 들어간다.

자연인 레시피
01

# 민물새우 매운탕

자연이 만들어진 저수지에서 잡은 민물새우와 자연인이 직접 정성들여 키운 갓 딴 채소들로 만들어 먹는 민물새우 매운탕. 물도 없고 전기도 없어서 불편하지만 요리는 또 다른 나름의 재미가 있다. 소박하지만 정성이 가득 들어간 자연인과의 첫 점심 식사이다.

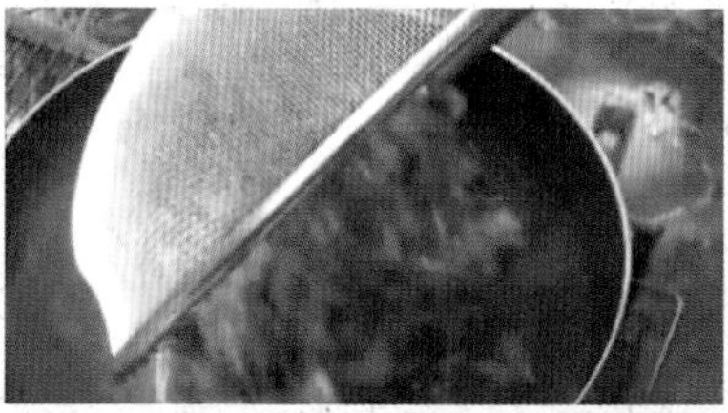
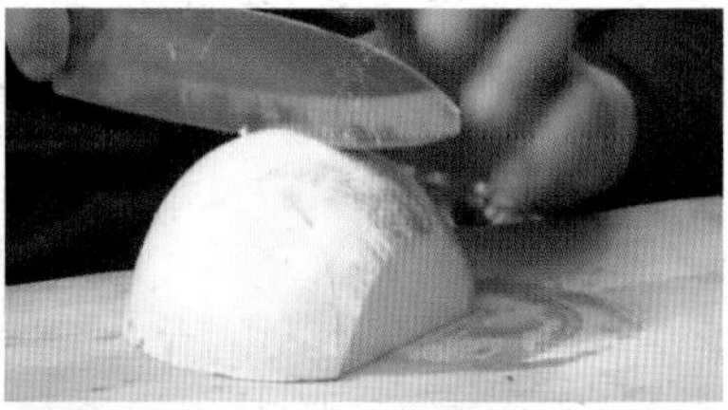
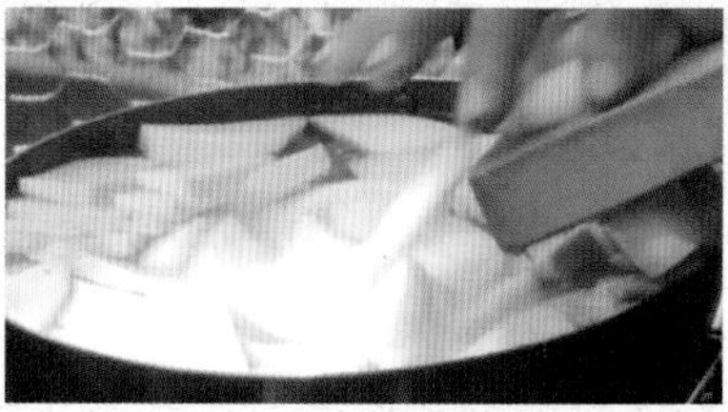
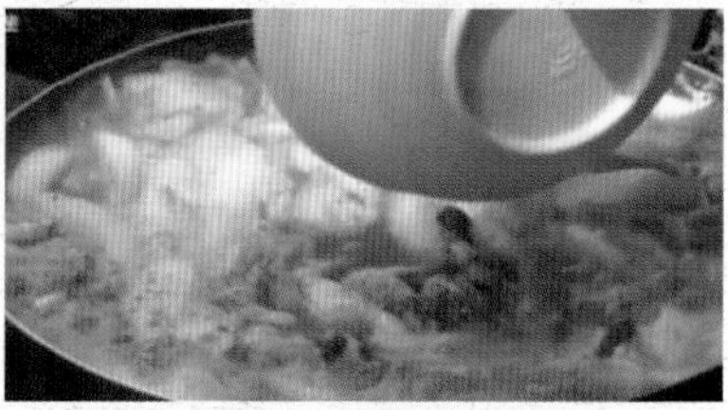
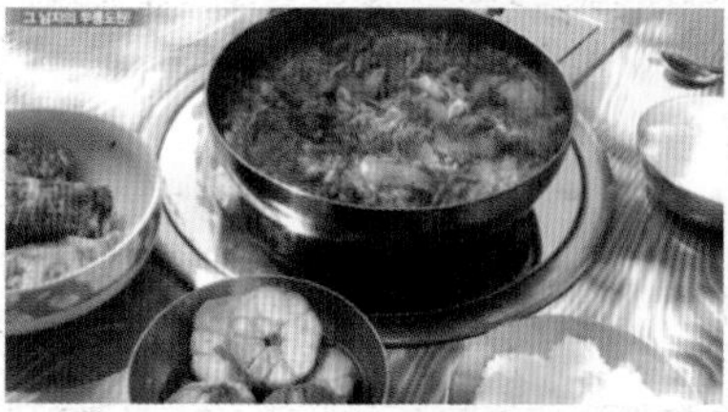
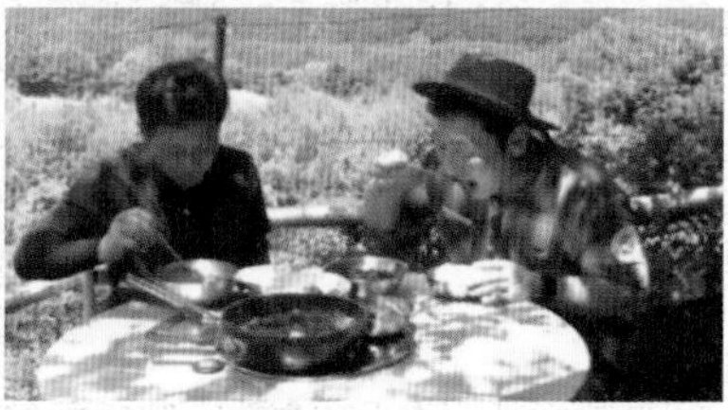

- 민물새우를 씻어주고 끓는 물에 넣는다.
- 호박, 양파, 대파를 먹기 좋은 크기로 썰어 넣는다.
- 양념으로 고춧가루 한 숟갈, 고추장 듬뿍 한 숟갈, 된장도 듬뿍 한 숟갈 넣어 섞고 냄비에 풀어 넣어준 후 팔팔 끓인다.

완성된 민물새우 매운탕으로 이열치열을 즐긴다. 이열치열 끼니라곤 라면과 누룽지가 전부였던 산골살이가 이젠 제법 풍성해진 느낌이다. 그리고 저수지에서 민물새우를 발견했을 때의 기쁨은 말 할 수 없을 만큼 기뻤다. 자연이 준 갖가지 선물로 산골밥상이 조금씩 풍성해지고 있다.

"처음부터 생각도 안 하고 왔어요. 그냥 여기가 좋아서. 내가 좋으니까요. 그리고 내가 하고 싶은 건 해야 돼요."

도시살이의 갑갑함으로부터 그를 한순간에 해방시켜 준 이곳에 오기 전, 그는 어떤 삶을 살아 왔을까.

어린 시절, 송이버섯이 잘 나는 동네에 살며 용돈을 모아 병아리 10마리를 키웠다. 그렇게 키운 병아리가 닭이 되면 팔아서 강아지를 사고, 강아지를 팔아 염소를 사며 돈 버는 능력을 키워갔다.

하고 싶은 것은 꼭 해야 했고, 괜찮다 싶은 건 다 해봤던 자연인이다. 만화방의 오락기계 렌탈 구조도 1980년 초반에 일찍 시작할 정도로 사업수완이 좋았다. 그 능력을 살리기 위해 회사를 그만두고 양품점을 시작했던 자연인.

돈을 버는 데 있어선 타고난 배짱과 추진력이 있었다. 덕분에 손대는 일마다 승승장구 했다. 사업을 더 키워보고 싶은 욕심에 당시 호황을 누리던 섬유가공 공장을 차렸다. 탁월한 사업수완과 밤낮없이 뛰는 성실함까지 갖춘 덕에, 자영업자들이 줄줄이 도산했던 IMF위기까지 비켜갈 수 있었다.

"그때는 내 나이에 버는 거치고 돈을 많이 벌었어요.
그래서 1997년도에 섬유공장을 시작했죠.
안전하고 내 일을 완벽하게 만들려고요."

하지만 2000년도에 위기가 찾아 왔다. 외국으로 수출하던 섬유가 조금씩 유행이 지나버렸고 때문에 적자가 나기 시작했다. 투자한 게 아까워서라도 1년이 넘도록 다시 경기가 좋아지기만을 기다릴 수밖에 없었다. 그러나 경기는 원하는 대로 흘러가지 않았다.

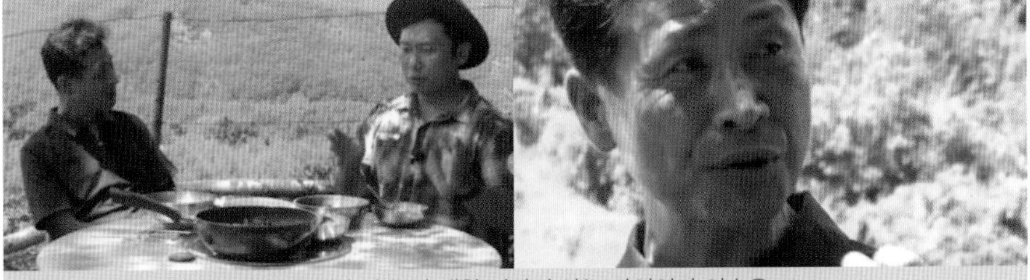

산에 오기 전 도시 생활 이야기 하는 자연인과 이승윤

"너무 힘들다 보니까 스트레스가 쌓여서 그런지,
구안와사가 와서 얼굴 한쪽이 마비가 됐어요."

남부럽지 않게 살아왔던 그와 가족. 하지만 부도 후, 갓 대학생이 된 아들은 등록금이 없어 군대 입대했고, 한창 사춘기였던 딸과는 단칸방에서 석유 한 드럼으로 겨울을 나야 했다. 경제적, 정신적으로 인생의 가장 큰 절망이 찾아왔지만, 자식들에게 좋은 옷, 좋은 음식, 좋은 집, 내주는 것을 삶의 가장 큰 낙으로 여기며 살아온 자연인이었다.

반평생 사장님 소리만 듣던 그가 밑바닥부터 다시 시작하는 건 쉽지 않은 일이었다. 하지만 6년이 넘게 성실히 땀 흘려 번 돈으로 그는 두 아이의 대학 학자금을 마련하고 뒷바라지까지 마칠 수 있었다. 어깨의 짐을 조금 덜게 되자 호롱불 밑에서도 행복했던 고향 산골의 품이 그리워졌다.

"여기 들어오기 전에 섬유공장 운영할 때는 실제로 일요일이고
쉬어본 적이 없어요. 아무래도 안전사고도 날 수 있고 불안해서
잠을 깊이 못 자요. 하지만 지금은 편하고, 마음이 편하니까 좋고,
자유로워서 좋고, 걱정이 없어서 좋아요."

이곳엔 콸콸 쏟아지는 물도 전기도 없지만 괜찮다는 자연인. 자연 안에서 자연 그대로의 행복을 찾기 위해 공들인 시간이 그에겐 난생 처음 느껴보는 살맛나는 시간이다.

남은 일생을 산에서 살기로 결심한 그는 오늘도 작은 행복을 찾는다. 탈수 현상 방지를 위해 간장을 마신다. 조금 특이하지만 자연인의 오랜 노하우가 담긴 비법이다.

### ◉ 자연인 꿀팁

〈탈수 현상 방지하기〉

: 조선간장에 물을 조금 부어 염분 섭취하기

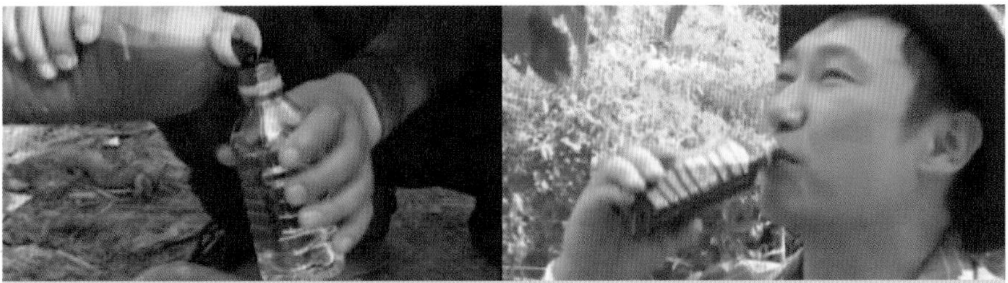

산에 가기 전 조선간장으로 염분 섭취하는 자연인과 이승윤

염분 섭취도 하고 단단히 채비를 마치고 이제 그의 놀이터로 향해본다. 산을 오를 때면, 그 길에 팍팍했던 현실을 하나 둘 떨쳐내고, 송이버

섯과 토끼를 찾아 산을 누비던, 그 시절 산골소년으로 돌아간다. 그리고 그의 금과 같은 물맛을 책임지고, 먹을거리가 되는 약초까지 얻으며 더욱 풍성하게 누비는 자연 놀이터. 생명의 기운을 찾아 조금씩 오르다 보면 이맘때 만날 수 있는 것들도 점점 늘어난다.

## 자연인 천연 먹을거리 보감

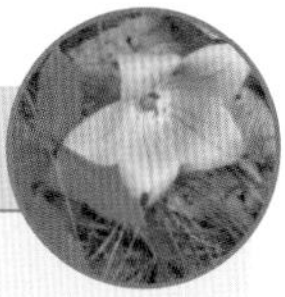

**도라지의 효능**

기관지에 좋은 도라지에는 사포닌 성분이 많아 혈당 강하 작용을 한다. 또한 가래 삭힘, 콜레스테롤 저하에도 효능이 있고, 섬유소질이 많고 비타민과 무기질이 풍부해 면역력 강화, 항염 작용 등에 효과가 있다.

**복용 방법**

- 껍질을 벗기지 않은 채 신문지에 싸서 서늘하고 통풍이 잘되는 곳에 보관한다.
- 도라지와 배즙으로 탕으로 달여 하루 2~3번 복용한다.
- 도라지를 깨끗이 씻어 껍질 제거 후 데쳐 먹거나, 작게 썰어 요리에 더해 먹는다.

## ◉ 자연인 꿀팁

〈송이가 나는 토질 모습〉

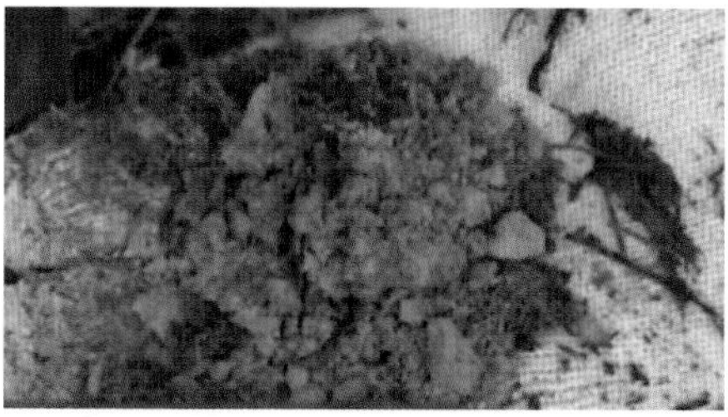

송이버섯은 배수가 잘되고 유기물이 적게 쌓인 은밀한 곳에서 서식한다. 토질은 산성을 지닌 능선이나 척박한 땅에서 자란다.

## 자연인 천연 먹을거리 보감

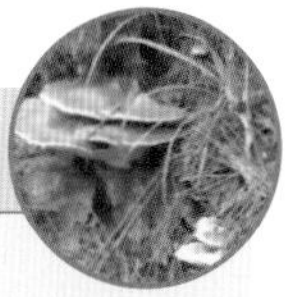

### 영지버섯의 효능

현대의 불로초로 불리는 영지버섯. 십장생의 하나로 칼륨, 칼슘, 인 등이 풍부하고 불포화지방산이 많아 성인병 예방에 효과가 뛰어나다. 게다가 심혈관질환, 면역력 강화, 간기능 개선, 호흡기 질환 등에도 효능이 있다. 또한 저칼로리에 식이섬유소가 풍부하여 변비를 개선하고 비만을 예방한다.

### 복용 방법

- 영지버섯을 끓는 물에 30분 이상 불린 후 손으로 조각을 낸다. 후에 물 2L를 붓고 기호에 따라 쓴맛 제거를 위해 감초나 대추를 함께 넣어 달여 마신다.
- 영지버섯 달인 물을 1일 3회, 1회 100cc씩 마신다.

## 자연인 천연 먹을거리 보감

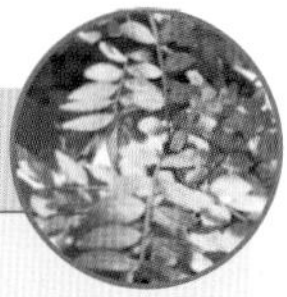

### 산초의 효능

특유의 향과 매운맛을 가진 산초. 약재로 주로 사용되는 산초는 리모넨 게라니올, 산쇼올 성분 등이 있어 천연 진통제 작용을 한다. 또한 강력한 살균과 해독작용을 하며 이뇨작용을 촉진시켜 신장 기능 개선에 도움이 되고, 각종 피부염, 소화 촉진과 변비 완화에 효능이 있다.

### 복용 방법

- 산초를 깨끗이 씻어 물기를 제거하고, 설탕과 1:1로 버무려 3개월 숙성 후 효소로 복용한다.
- 산초와 식초, 물을 1:1:1로 넣고 끓여 피부에 바르거나 음식에 넣어 섭취한다.
- 산초 20g과 물 2L를 약불에 1시간 끓여 차로 복용한다.
- 소량의 독이 있어 섭취량을 줄이고, 임신중이거나 모유수유 중인 경우 섭취하지 않는 것이 좋다.
- 위출혈이 있는 사람은 가급적 삼가는 것이 좋다.

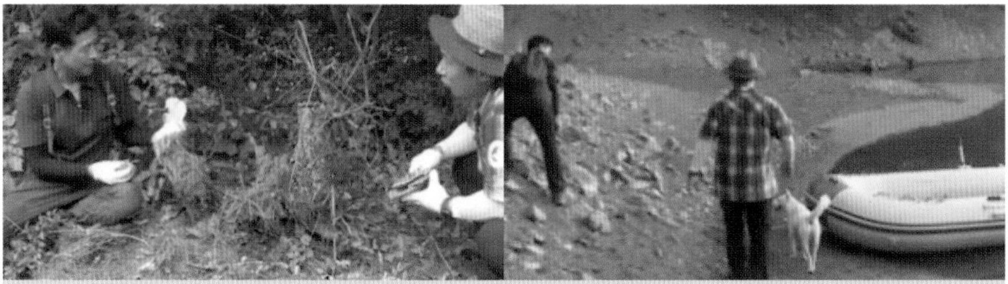

산에서 약초를 캐고 저녁 식사를 위해 던져놓은 통발을 건지러 가는 자연인과 이승윤

자기 몸을 돌보는 건 사치로 여기며 살아왔던 그에게 병마가 찾아온다. 그의 건강이 회복되는데 도움을 준 건 자연 속에서 얻은 여유와 청정의 보약들이었다. 몸에 맞는 약초가 지천이니 그가 살기에 딱 좋은 고향 산골이다. 즐거운 산행을 마치고, 낮에 던져뒀던 통발을 건지러 저수지로 향한다. 자연인의 보트는 산을 오갈 때, 빠른 발이 되어 주기도 하고, 귀한 양식을 얻게 도와주는 요긴한 존재다. 그리고 이곳에서 평화로운 해질녘을 보는 건, 오직 자연인만이 누릴 수 있는 특권이다.

낮에 민물새우가 많이 잡혔던 통발엔 또 뭐가 들어있을까? 건져 올린 통발에서 팔팔 뛰는 미꾸라지들이다. 오늘 수확이 꽤 쏠쏠하니 저녁 밥상이 풍성할 것 같다. 어느 새 날이 저물고, 청정의 자연에서 갓 잡아 올린 미꾸라지로 서둘러 저녁식사 준비를 시작한다.

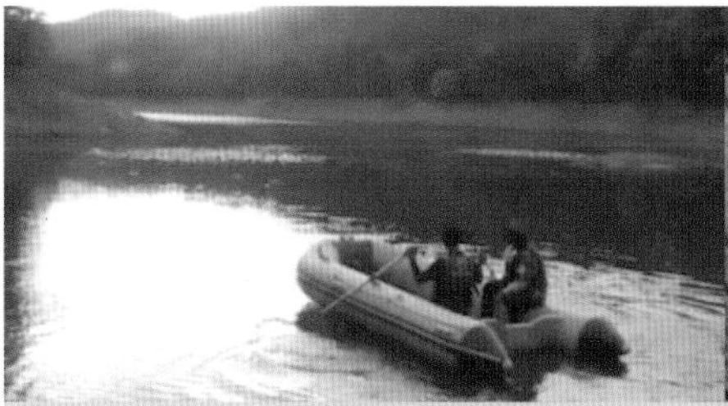

해질녘 저수지에서 바라보는 자연 노을

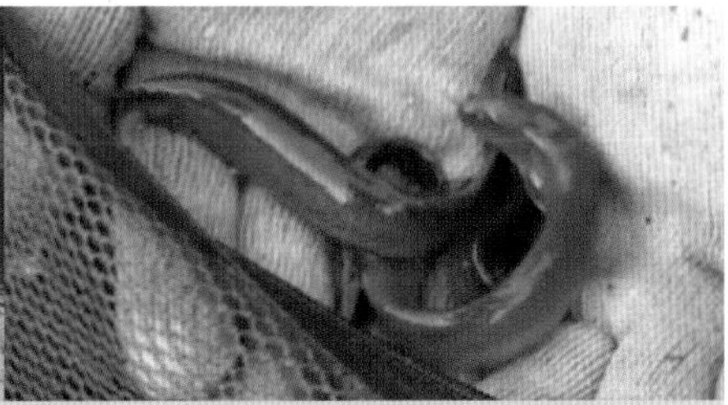

저녁 식사 재료가 되는 미꾸라지

자연인 레시피 02

# 미꾸라지 조림

원기회복에 탁월한 미꾸라지로 먹는 자연인표 미꾸라지 조림. 이열치열은 물론 보양식으로 지친 하루의 피로를 채워준다. 자연인이 특별히 챙겨먹는 영양밥에 아낌없이 모든 재료가 듬뿍 들어간 자연인만의 영양식이다.

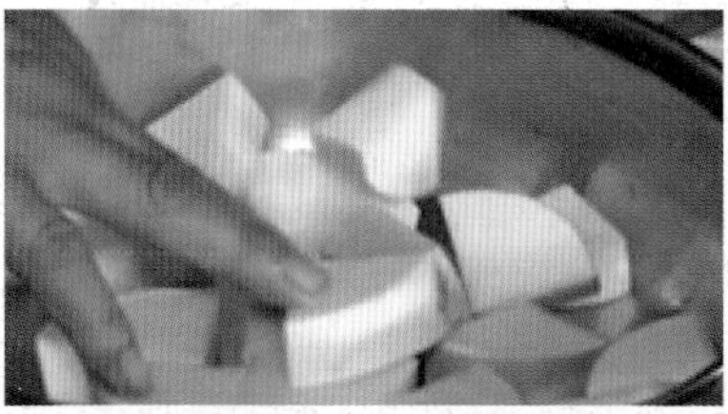

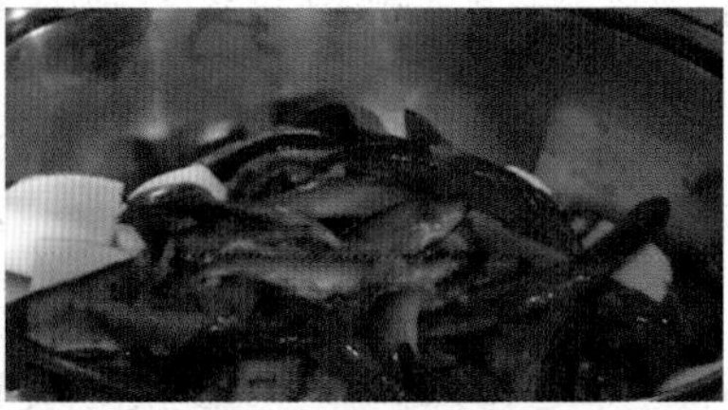

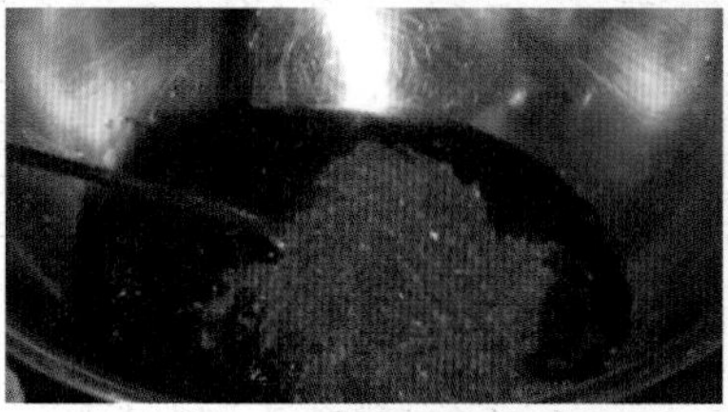

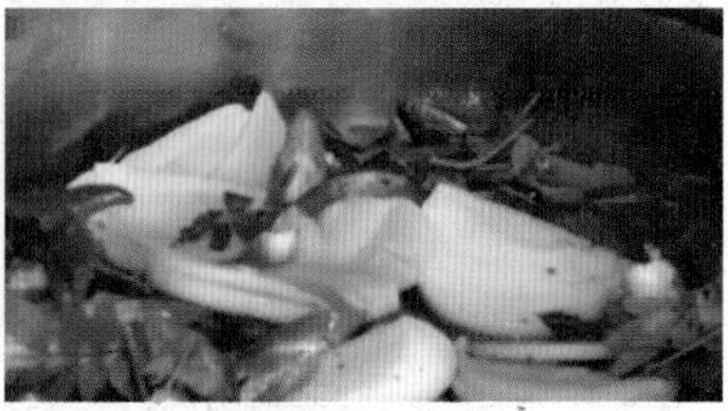

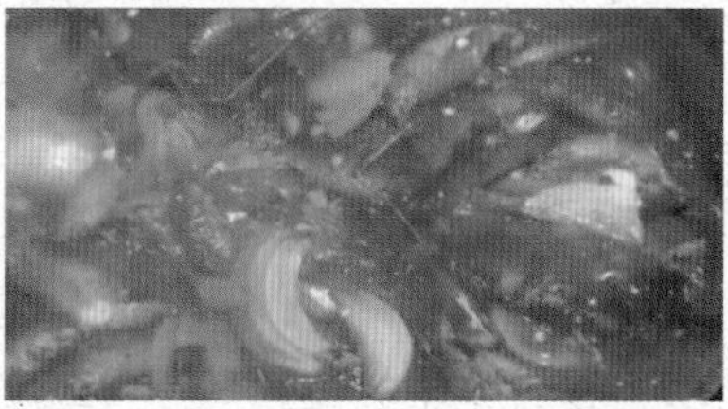

- 미꾸라지에 굵은 소금을 뿌려 20분 간 해감하고 물에 씻어준다.
- 된장, 고추장, 고춧가루, 간장을 1:1:1:1 비율로 듬뿍 넣어 섞는다.
- 냄비에 무 큼직하게 썰고 바닥에 깔고, 미꾸라지를 통째로 넣는다.
- 양념을 풀고 산초와 양파, 고추를 썰어 넣고 조린다.

자연인 레시피 02

# 꾸지뽕 밥

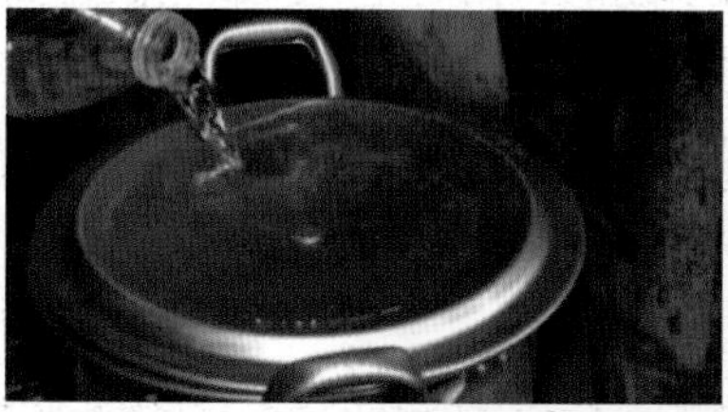

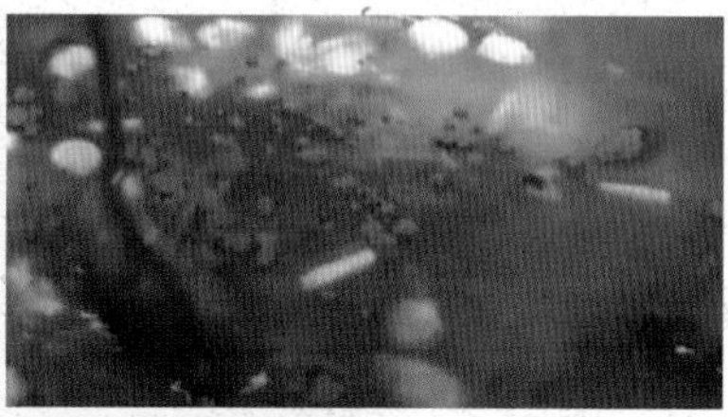

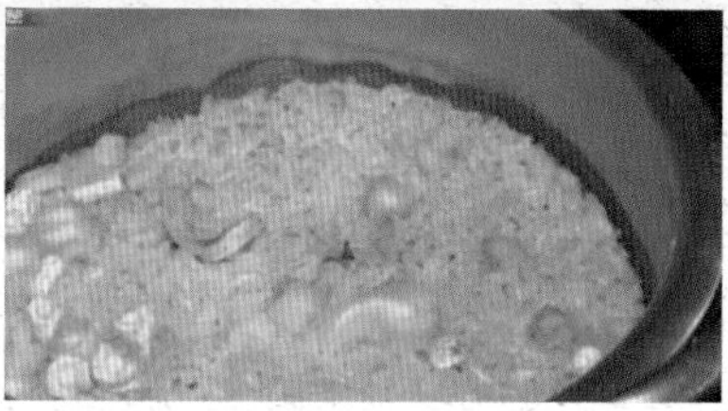

- 쌀을 씻고 도라지를 얇게 썰어 쌀 위에 올린다.
- 그 위로 꾸지뽕 분말을 조금 뿌린다.
- 뚜껑을 거꾸로 뒤집어서 그 위에 물을 붓는다.
- 물이 다 닳으면 뜸을 들인 후 먹는다.

√자연인 꿀팁

<냄비 밥하기>

: 냄비 뚜껑을 뒤집어서 그 위에 물을 부어주면 일반 솥에서 한 것과 같아진다.
뚜껑이 얇기 때문에 위에 물을 올리면 뚜껑이 무거워져 냄비 윗부분의 밥이 잘 익는다.

오늘처럼 땀 많이 흘린 날, 몸에 기운을 불어넣고 피로를 푸는데 자연인표 건강만점 특식이 제격이다. 막바지 여름에 즐기는 별미다. 이 산에 살아 자연인은 건강을 챙기며 산다. 약도 되고 건강에도 좋아 자꾸만 손이 가는 든든한 한 상이다. 함께하여 더 맛이 나고 흥도 나는 한 끼 식사다.

"산에서는 이게 아주 귀한 거죠."

그에게는 이렇게 맛있는 음식을 해 먹이며 밥상 앞에 둘러앉아 행복한 웃음을 나누던, 소중한 존재들이 있다. 바로 힘든 지난날을 함께 견뎌 준 아이들이다. 남매가 초등학교 때 아내와 헤어진 후, 아이들을 홀

## 자연인 천연 먹을거리 보감

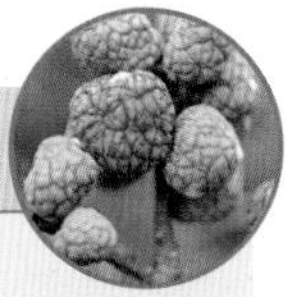

**꾸지뽕나무의 효능**

성질이 따뜻하고 맛이 달아 독이 없고 에스트로겐이 함유되어 있어 여성들의 질환에 좋은 약으로 기록되는 꾸지뽕나무. '여성의 묘약'이라 불릴 정도로 각종 부인병에 효능이 뛰어나다. 잎을 물에 달여 차로 복용하면 효능이 5배 이상 강하다. 또한 신경통, 관절염, 피부염, 타박상 등에도 효능이 있고 고혈압, 간 기능 개선 등 노화 및 암 예방에도 효과적이다.

**복용 방법**

- 잎은 떡을 만드는 재료로 활용 가능하며 차나 장아찌로 담가 먹는다.
- 열매는 설탕과 1:1로 섞어 숙성시킨 후 효소로 먹는다.
- 잎을 말려 분말로 만들어 밥을 지을 때 넣어먹는다.

로 키워왔던 자연인. 그 빈자리를 채우기 위해서라도 더 열심히 살았지만, 아이들을 볼 때면 늘 미안함에 속이 쓰렸다.

"아무래도 아버지가 하는 게 엄마가 하는 것보다 소홀한 점이 많겠죠. 그럼에도 어려운 환경에서 한 번도 나한테 속상하게 한 거 없어요."

불평 한 번 없이, 묵묵히 자라준 고맙고 미안한 아이들. 이제는 남부럽지 않게 각자의 자리에서 당당히 살고 있다. 자연의 품에 안긴 지금도 행복을 가꿔가는 힘이 되는 존재. 세상 무엇과도 바꿀 수 없는 보물들이 있어 그의 인생은 더 반짝반짝 빛이 난다.

## 2일차

늘 좋은 꿈을 꾸게 만드는 산골. 아침햇살이 드리우자마자 자연인은 텃밭으로 향한다. 뭔가 준비할 것이 있어 이곳을 찾은 것 같은데. 철마다 자연의 선물로 산골살이의 참맛을 누릴 수 있게 해주는 이 텃밭. 이곳은 그가 정성스럽게 가꾸는 또 하나의 보물 같

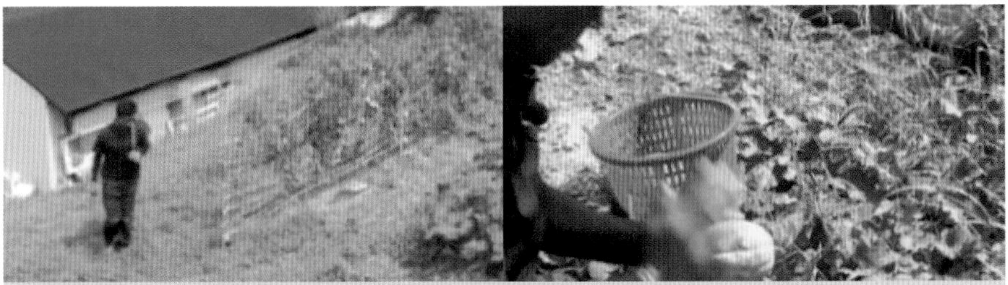
오늘도 밥상에 오를 건강하고 다채로운 재료들을 키우는 자연인의 텃밭

은 곳이다.

사실 이 텃밭을 처음 일굴 땐, 풀이 너무 많아 베어버려 1년간 수확도 하지 못하는 우여곡절이 있었다. 하지만 산골살이 베테랑이 된 지금은 사시사철 빛나는 생명들로 늘 활기를 얻는다.

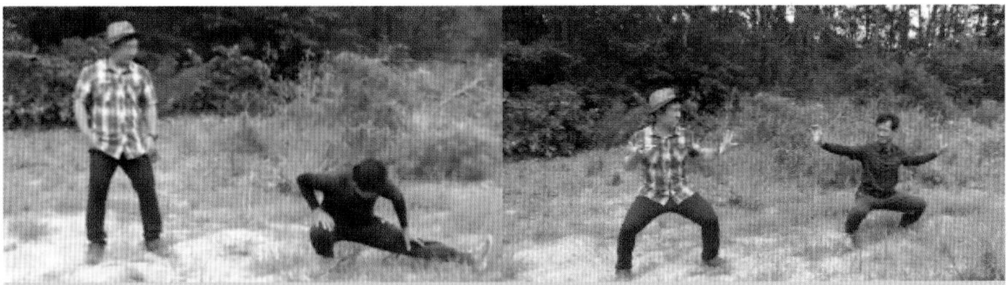
스트레칭하며 잠들어 있던 세포들을 깨워 상쾌한 아침을 맞이한다.

당도 높은 과즙과 다채로움으로 한상을 채워줄 재료들은 잠시 천연 냉장고에 시원하게 보관한다. 나무들이 내뿜는 피톤치드로 그저 숨만 쉬어도 건강해질 것 같은 이곳에서, 매일 1시간씩 체력관리를 한다.

정말 나이가 무색할 만큼 유연하다. 20대 시절 쿵푸를 하던 친구를 동경해 시작했던 자연인의 실력이 녹슬지 않았다. 한바탕 대련으로 아침부터 숲이 후끈 달아오른 것 같다. 운동으로 몸의 기운을 깨웠으니, 산에 온 이듬해부터 조금씩 심어뒀다는 아로니아로 아직 깨지 않은 세포들을 깨운다.

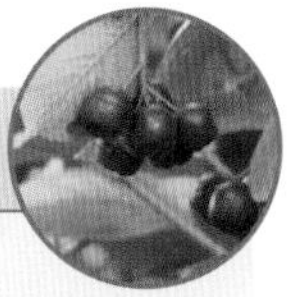

## 자연인 천연 먹을거리 보감

**아로니아의 효능**

오늘날 세계 10대 슈퍼푸드 중 하나로 알려진 아로니아. 아로니아에는 안토시아닌과 폴리페놀 카테킨이 다량 함유되어 있어 노화방지에 탁월하다. 게다가 암세포가 스스로 자멸하게 하는 효능이 있어 암환자에게도 좋다.

**복용 방법**

- 아로니아는 하루 20~30알 섭취하는 것이 적당하다.
- 열매는 분말, 원액, 차로 다양하게 섭취한다.
- 아로니아는 꼭지를 떼지 않고 용기나 지퍼백에 넣어 냉장, 냉동 보관하는 것이 좋다.

매일 아침 꾸준히 챙겨먹으며 건강을 관리하고 있는 자연인. 이맘때가 딱 제철이라 맛이 가장 좋다고 한다. 그리고 특히 위암수술을 했던 자연인의 몸을 돌보는데도 좋고, 요즘 같은 도시에 있는 자녀들에게 챙겨 보내주기도 한다.

아침 운동에, 비타민C 충전까지 했으니 출출해진 배를 채울 시간이

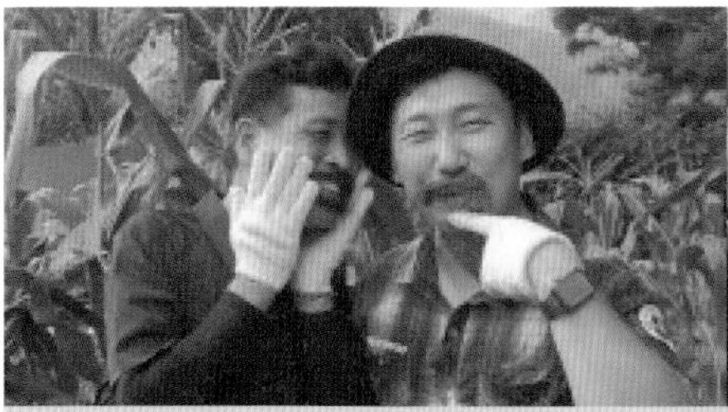

옥수수 밭에서 장난치는 자연인과 이승윤

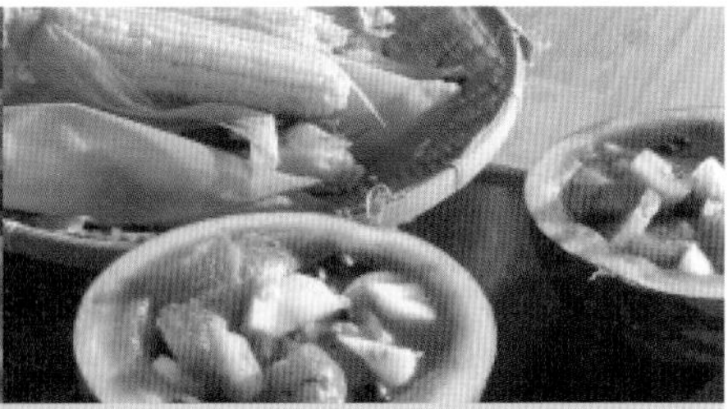

간단한 화채와 풍년인 찰옥수수 한 끼

다. 자연인 텃밭에서 딴 수박, 참외와 얼마 심지는 않았지만, 늘 풍년인 옥수수로 늦여름 별미인 화채로 시원한 아침을 시작한다.

자연인의 마음만큼 과일들은 빛깔이 곱다. 덕분에 눈까지 호강한다. 톡 쏘는 사이다 대신 들어간 아로니아 발효액과, 달콤한 국물이 일품인 화채에 갓 쪄낸 찰옥수수의 조합은 이 계절 만큼 훌륭한 별미가 또 있을까 싶다. 소박해도 자연인의 정성이 듬뿍 들어간 식탁이 정겹고, 마음까지 행복해지는 음식이 따로 없다.

시원하게 하루를 열고, 또 불을 피우고 지핀다. 딸 혼사를 앞두고 산

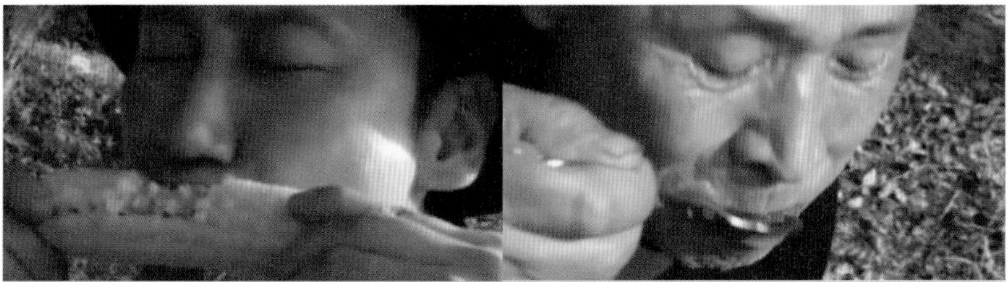

찰옥수수 하모니카를 부는 이승윤과 시원 달콤한 화채를 먹는 자연인

골에서도 부쩍 분주해졌다. 일을 할 때도 늘 옆자리에 태우고 다니며 금이야 옥이야 키운 딸이, 곧 시집을 가기 때문이다.

"딸내미 결혼 하는데 사위하고 딸내미하고
하나씩 선물해 주려고요. 사위가 예쁘니까요."

아깝고 아쉽고, 또 아깝지만 그래도 누구보다 행복해야 할 '내 딸'이니까. 32년 동안 품었던 그 사랑을 오늘 물들여 보려 한다. 햇살이랑 바람도 좋은 게 염색하기 딱 좋은 날이다. 아로니아는 8월의 색이 제일 예뻐서 지금이 딱 적기라고 한다.

## 자연 생활 TIP

### 아로니아 천연 염색

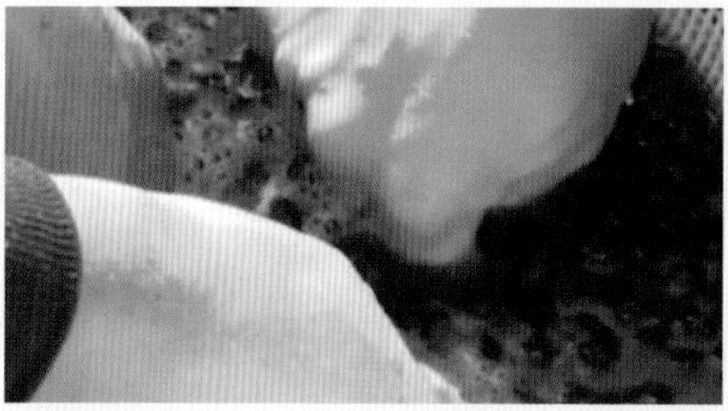
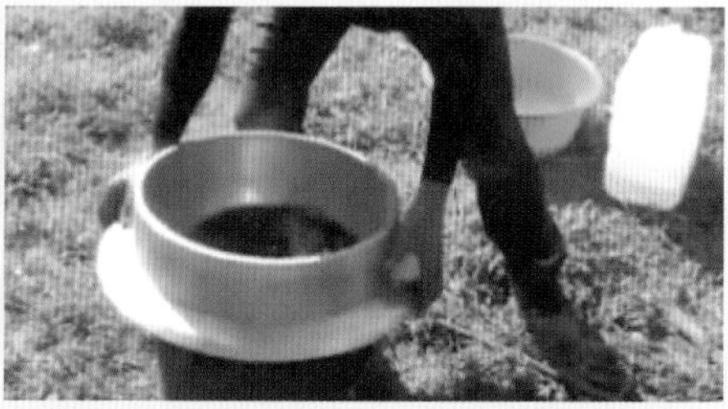
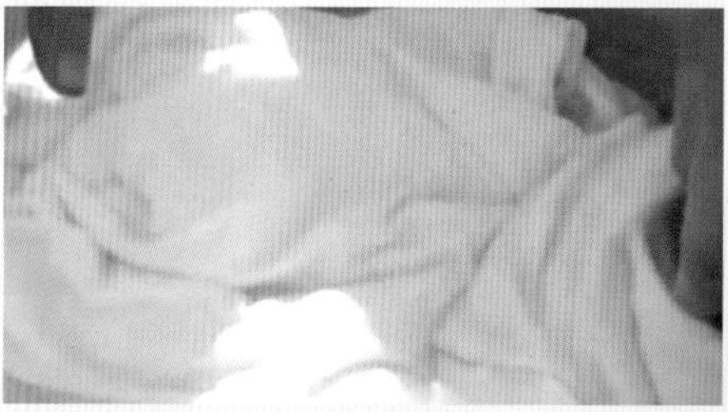
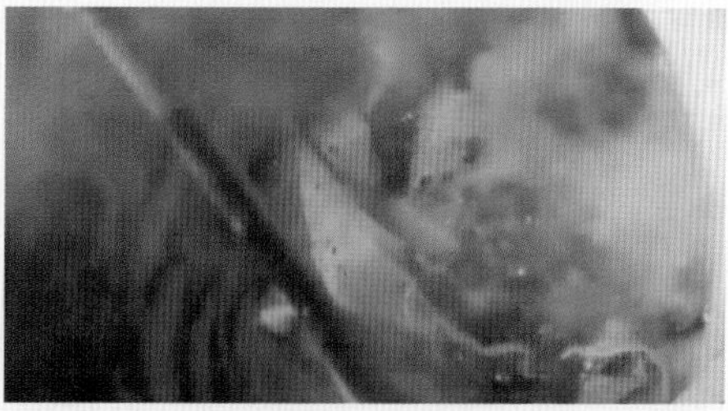
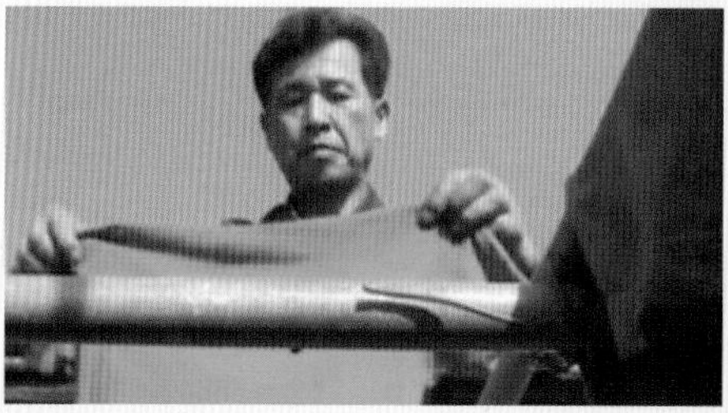
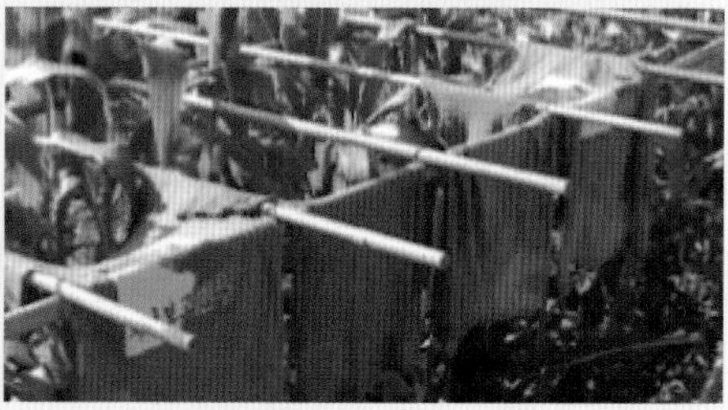

- 아로니아를 채에 받치고 손으로 주물러 즙을 내준다.
- 즙이 다 짜지면 한소끔 끓인다.
- 물을 받아놓은 통에 백반을 넣고 옷을 주물러 염료 투입이 잘되도록 한다.
- 아로니아 즙이 끓으면 백반 물에 적신 옷을 넣고 골고루 염색시킨다.
- 색이 입혀진 옷은 양지바른 곳에 3시간 이상 말린다.

세상 단 하나뿐인 아로니아 천연빛 티셔츠이다. 오직 우리 자연인만이 줄 수 있는 귀한 선물이다. 딸과 사위에겐 신혼여행 떠날 때 전해줄 계획이다.

딸이 기뻐할 모습을 상상하며 천연 염색을 끝내고, 통나무를 옮기는 자연인. 앞으로 찾아오는 가족이 한명 더 늘어날 테니 미뤄왔던 집 보수를 한다. 텃밭으로 가는 길목에 계단을 만든다. 폭우나 태풍에도 끄떡없도록 튼튼하게 고정해 줄 예정이다.

### ◉ 자연인 꿀팁

〈계단 보수하기〉

1. 곡괭이로 땅을 파서 통나무를 묻는다.
2. 통나무 양쪽 끝에 말뚝을 박아 고정한다.

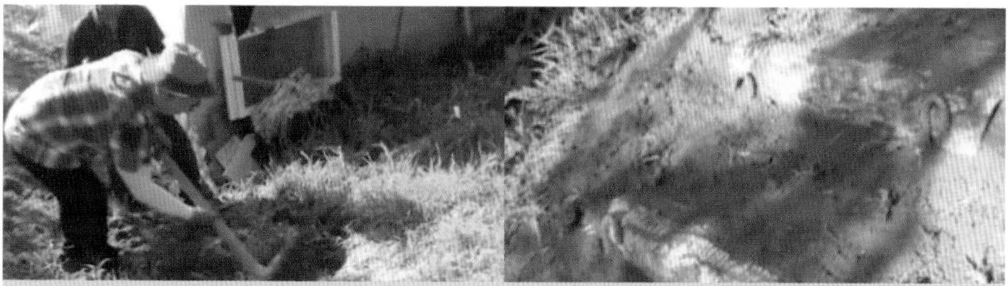

자연인과 이승윤이 함께 해 시간이 배로 들 계단 보수 작업이 쉽게 끝난다

행복을 위해 분주히 할 일도 많은 것이 자연인의 삶이다. 그간 자연인 혼자 이곳을 일구며 해왔던 모든 일들이 참 쉽지 않았을 것이다. 오늘도 만만치 않은 작업이지만, 자연인의 소중한 터전인 만큼 그야말로 든든하고 단단한 버팀목이 되어줄 것이다.

어느 새 산골의 하루가 저물어 간다. 서둘러 저녁식사 준비에 들어간다.

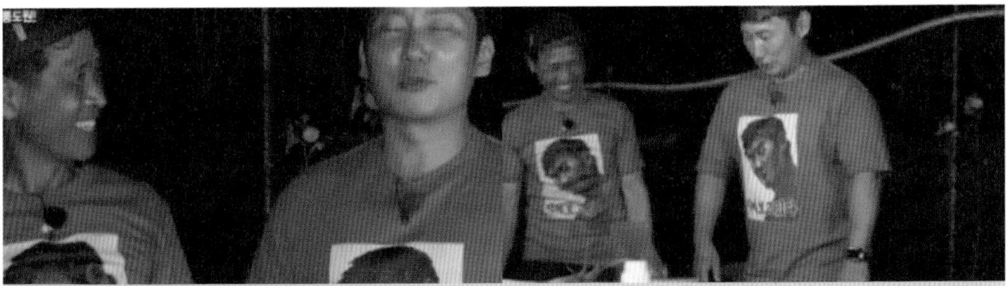

천연 염색한 커플 옷을 입고 저녁 준비하는 자연인과 이승윤

자연인 레시피
03

# 꾸지뽕 수제비

자연인이 빼먹지 않고 식사 때마다 챙기는 꾸지뽕 가루이다. 건강 때문에 밀가루 음식을 한때 멀리 했지만, 이제는 맛과 건강까지 챙기는 꾸지뽕 가루로 수제비를 만들어 먹기도 한다. 딸과 아들도 좋아해서 가끔 해주곤 하였다, 사위에게도 맛보이고 싶을 만큼 자신 있는 메뉴이다.

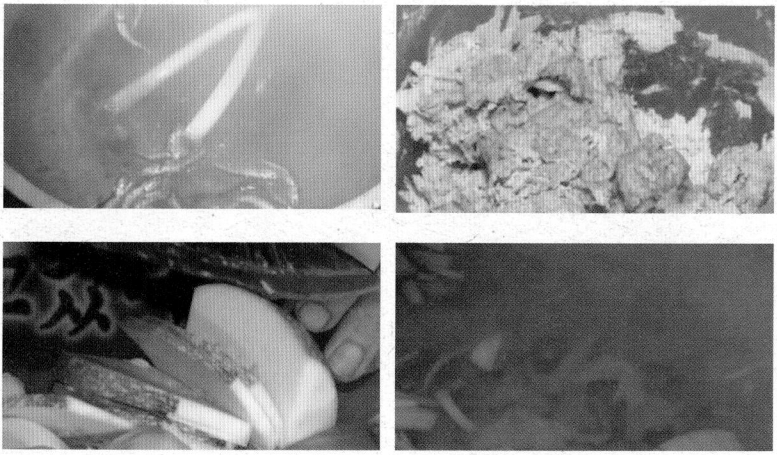

- 표고버섯 뿌리와 통멸치, 파뿌리를 넣어 육수를 우려낸다.
- 밀가루에 꾸지뽕 가루를 넣어 수제비 반죽을 만든다.
- 감자와 호박, 고추 등 채소를 큼직하게 썰어 육수에 넣는다.
- 육수가 끓으면 수제비 반죽을 뜯어 넣고 끓인다.

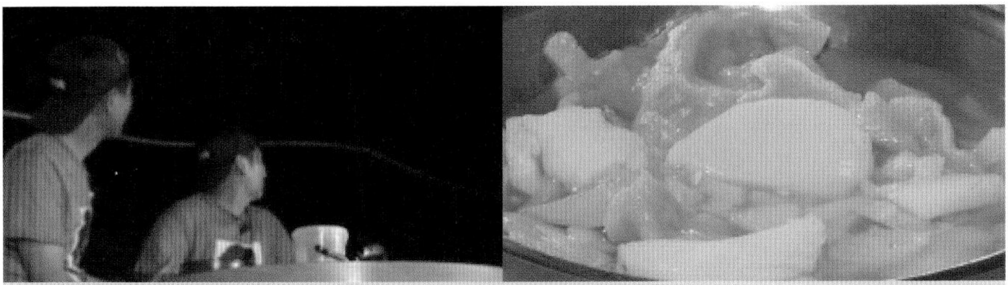
풀벌레 소리 들으며 수제비가 끓기를 기다리며 잠깐의 여유를 만끽 후 꾸지뽕 수제비를 맛본다.

이 분위기 좋은 저녁에 자연인만의 비법을 더한 특식까지. 보기만 해도 쫄깃함이 느껴진다.

"도시에 살 때는 마음의 여유가 없어서 그런지 달도 안 보이고 별도 안 보였는데, 여기 오니까 별도 보이고 달도 보이고 정말 좋아요."

부족할 것도 넘칠 것도 없는 자연을 닮은 삶. 그는 이곳에서 또 어떤 행복을 꿈꾸고 있을까.

"여기는 잃는 게 없고 다 얻는 거잖아요. 그러니까 행복하죠. 가장 행복한 시간은 오늘, 이 시간이에요."

새소리, 바람소리에 위로 받았던 시간. 강철과도 같은 기운을 내뿜으며 그만의 왕국을 세운 산 사나이. 그 어떤 것에도 굴하지 않고 자신만의 길을 걸어간 그에게 자연은 비할 수 없는 행복을 선물한다.

# 자연인 에필로그

아득한 절망의 터널만 이어질 것 같았던 시간도

참 묵묵히 걸어왔습니다.

그 뚝심으로 일군 그만의 무릉도원에서,

자연인은 오늘도 행복한 내일을 만들어가고 있죠.

자연의 품에서 다시 시작된 살맛나는 인생

그 어느 때보다 빛나는 그의 두 번째 인생길에

언제나 뜨겁고 가슴 벅찬 설렘이 함께 하기를 바랍니다.

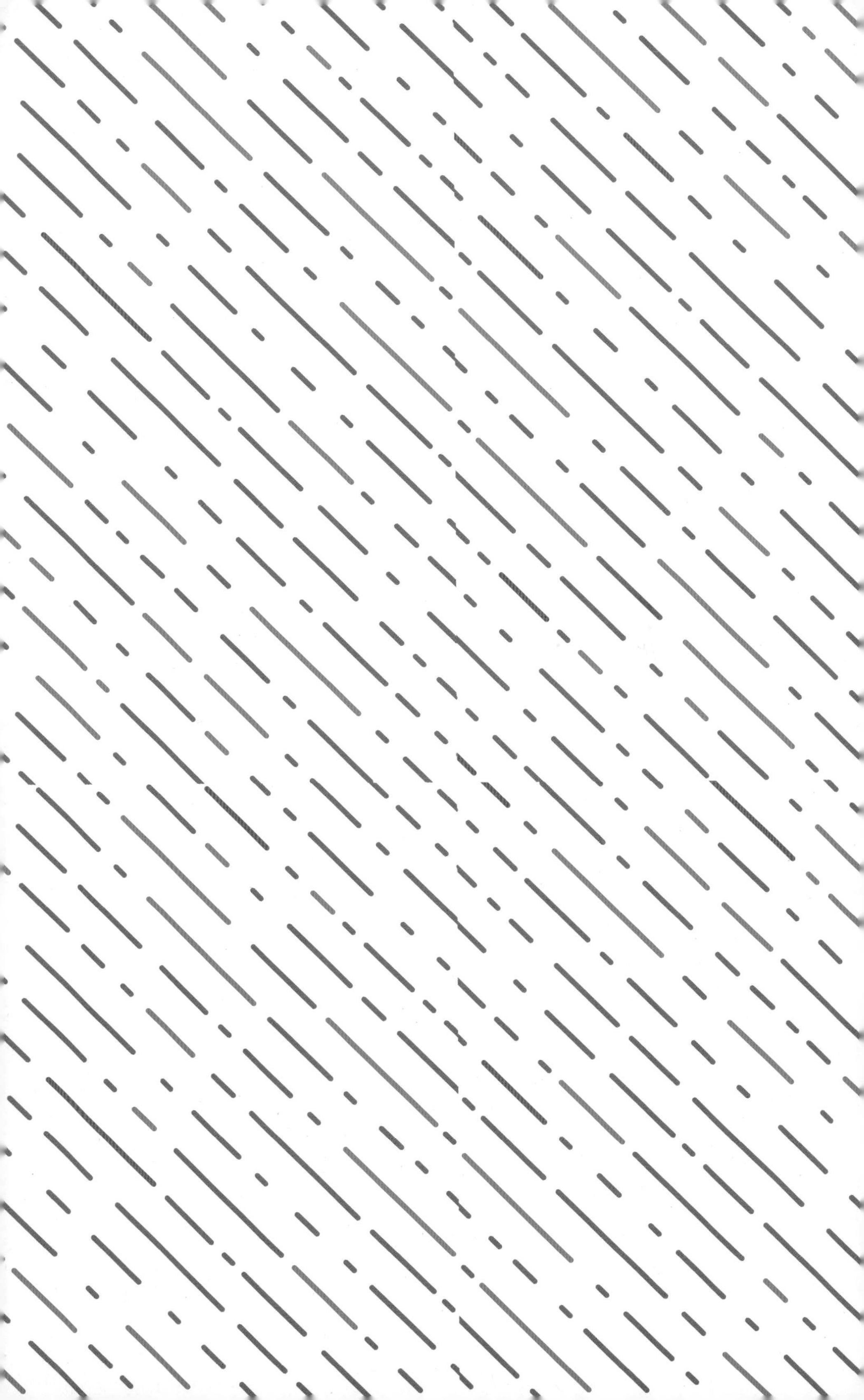